高职高专化工类专业课“十二五”规划教材

药 物 分 析

YAO WU FEN XI

主　编　金文进

副主编　常蔓丽

中国环境出版社·北京

内容简介：

本教材以药物分析的方法和原理为主线，按分析岗位、分析检验工作和质检人员的能力、知识和素质要求，形成书的知识框架。按照药物检验岗位的设置及药品检验工作的基本程序，共设计了七个模块，分别为药物分析基本常识、药物鉴别、药物检查、药物分析有关计算、药物制剂分析、典型药物分析和药物分析与新药开发。其中第七模块为课外阅读模块，主要是针对有些学生将来可能从事研发岗位工作的需要，重点介绍药物分析在药品研发和申报中的任务。每个模块设有项目，每个项目通过工作任务来构成，每个任务在编排上将知识准备与任务实施或案例相互配套，并有相应的知识拓展或知识链接供参考，既可扩大学生的知识面，也可供心有余力的学生学习。每个模块后有相应的习题，习题也是注重理论与实践技能结合，适合于教、学、做一体化的教学模式。

本教材可作为高职高专工业分析专业、现代分析测试专业以及药物分析技术专业、药物管理、药物经营等相关专业的学生教材，也可作为药品企业在职人员培训教材及从事药品企业生产、药品质量监督与检验技术人员的参考用书。

图书在版编目（CIP）数据

药物分析/金文进主编. —北京：中国环境出版社，2015.1
ISBN 978-7-5111-2183-7

Ⅰ. ①药… Ⅱ. ①金… Ⅲ. ①药物分析—高等学校—教材 Ⅳ. ①R917

中国版本图书馆 CIP 数据核字（2014）第 306955 号

出 版 人 王新程
责任编辑 黄 颖 殷玉婷
责任校对 尹 芳
封面设计 金 喆

出版发行 中国环境出版社
（100062 北京市东城区广渠门内大街 16 号）
网 址：http://www.cesp.com.cn
电子邮箱：bjgl@cesp.com.cn
联系电话：010-67112765（编辑管理部）
010-67175507（科技标准图书出版中心）
发行热线：010-67125803，010-67113405（传真）

印 刷 北京中科印刷有限公司
经 销 各地新华书店
版 次 2015 年 1 月第 1 版
印 次 2015 年 1 月第 1 次印刷
开 本 787×1092 1/16
印 张 14
字 数 332 千字
定 价 39.00 元

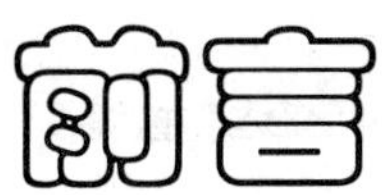

《药物分析》是高职高专工业分析与检验专业、现代分析测试专业及药物分析技术专业的专业课之一。为适应当前高职高专院校人才培养的要求，根据药品行业对药品检验的要求和课程标准，结合甘肃工业职业技术学院教学实情，通过调研，在与行业专家共同探讨的基础上，编写了本教材。

本教材以药物分析的方法和原理为主线，按分析岗位、分析检验工作和质检人员的能力、知识和素质要求，形成本书的知识框架。按照药物检验岗位的设置及药品检验工作的基本程序，共设计了七个模块，其中第七模块为课外阅读模块，主要是针对部分学生将来可能从事研发岗位工作的需要，重点介绍药物分析在药品研发和申报中的任务。每个模块设有项目，每个项目通过工作任务来构成，每个任务在编排上将知识准备与任务实施或案例相互配套，并有相应的知识拓展或知识链接供学生参考，既可扩大学生的知识面，也可供心有余力的学生学习。每个模块后有相应的习题，习题也是注重理论与实践技能结合，适合于教、学、做一体化的教学模式。

本教材按照工学结合人才培养模式的要求，以工作过程为导向，以真实而典型的药品检验项目为载体，以药品检测任务为驱动，全面跟踪中高级药品检验工职业标准所必需的知识、技能，解构了传统的学科体系课程内容，把知识点任务化，所有任务来源于工作岗位，每个任务按实际工作完整的训练来培养学生的职业素质，目的是使学生尽快将理论知识转化为技能。教材体系与结构既遵循“来源于岗位，服务与岗位”的循环式设计理念，又注重教材的理论完整性，以使学生具备一定的可持续发展能力。教材阐述简明扼要、通俗易懂，重点在于运用基本理论解决岗位中的实际问题，突出分析方法在药品检验中的具体应用，并体现了科学性、先进性、实用性、实践性，理论知识与案例、实训环节的紧密结合，将理论知识的讲解渗透在实践实训过程中。教材编写以《中华人民共和国药典》(以下简称《中国药典》) 2005 年和 2010 年的方法为依据，使学生掌握药品企业检验岗位的实际工作技能，实现与用人单位的零距离对接。

本教材由甘肃工业职业技术学院金文进担任主编并统稿，常蔓丽任副主编，甘肃省天水市药品检验检测中心工程师赵爱萍担任主审，甘肃省天水市药品检验检测中心以及天水市质监局各位专家在编写过程中也提出了非常宝贵的意见。编写过程中还借鉴了兄弟院校出版的教材以及《中国药典》2010 年版的相关知识，并且得到了甘肃工业职业技术学院化工学院各位领导以及工业分析专业教学团队的大力支持和帮助，在此一并致以诚挚的谢意。

本教材可作为高职高专工业分析专业、现代分析测试专业及药物分析技术专业、药物管理、药物经营等相关专业的学生教材，也可作为药品企业在职人员培训教材及从事药品企业生产、药品质量监督与检验技术人员的参考用书。

由于水平有限，如有疏漏之处敬请各位专家、同行和读者批评、指正。

编　者

2015 年 1 月

目录

模块一　药物分析基本常识 1
项目一　药物质量标准 1
任务一　掌握《中国药典》的体例和结构 1
任务二　能熟练应用《中国药典》指导药品检验工作 7
查阅《中国药典》 15
项目二　药物分析的基本方法 15
任务一　学会用化学法分析药物 16
实训一　永停终点法测定盐酸普鲁卡因注射液含量 24
任务二　学会利用仪器法分析药物 25
实训二　紫外吸收光谱法鉴别布洛芬 34
任务三　学会用物理检验法分析药物 34
实训三　二甲硅油相对密度的测定 47
任务四　学会用生物检定技术分析药物 48
实训四　葡萄糖微生物限度检查（平皿法） 53
任务五　分析方法的验证 54
目标检测 60

模块二　药物的鉴别 63
项目　药物的鉴别 63
任务一　药物鉴别的目的及特点 63
任务二　药物的鉴别 64
实训五　常用药物一般鉴别 68
目标检测 70

模块三　药物的检查 72
项目　杂质的检查 72
任务一　一般杂质的检查方法 72
实训六　葡萄糖一般杂质的检查 90
任务二　特殊杂质的检查 92
实训七　药物的特殊杂质检查 95
目标检测 96

模块四 药物分析有关计算 98
项目一 定性分析有关的计算 98
任务一 杂质限量的计算 98
练习 杂质限量的计算 100
项目二 定量分析有关计算 100
任务一 原料药含量计算 101
练习 原料药含量计算 104
任务二 制剂含量计算 104
实训八 气相色谱法测定维生素 E 的含量 107
目标检测 109

模块五 药物制剂分析 111
项目一 制药用水的分析 111
任务一 饮用水的分析 111
任务二 纯化水的分析 114
实训九 自来水硬度分析 116
项目二 一般制剂分析 118
任务一 片剂的分析 118
实训十 对乙酰胺基酚片溶出度的测定 124
任务二 注射剂的分析 125
实训十一 注射用青霉素钠的鉴别和含量测定 130
项目三 中药制剂的分析 132
任务一 中药制剂分析特点 132
任务二 中药制剂的分析 136
案例 六味地黄丸的质量分析 139
目标检测 141

模块六 典型药物分析 143
项目一 芳酸及其酯类药物分析 143
任务一 芳酸及其酯类药物结构与性质 143
任务二 芳酸及其酯类药物的质量分析 145
项目二 胺类药物分析 149
任务一 胺类药物的结构与性质 149
任务二 芳胺类药物的质量分析 152
项目三 磺胺类药物分析 155
任务一 胺类药物结构与性质 155
任务二 磺胺类药物的质量分析 156
项目四 巴比妥类药物分析 158
任务一 巴比妥类药物结构与性质 158
任务二 巴比妥类药物质量分析 159

项目五 杂环类药物分析 163
任务一 杂环类药物结构与性质 163
任务二 杂环类药物质量分析 166
项目六 生物碱类药物分析 168
任务一 生物碱类药物结构与性质 168
任务二 生物碱类药物质量分析 171
项目七 甾体激素类药物分析 174
任务一 体激素类药物结构与性质 174
任务二 甾体激素类药物质量分析 176
项目八 维生素类药物的分析 178
任务一 维生素 A 的分析 178
任务二 维生素 C 的分析 182
任务三 维生素 E 的分析 185
项目九 抗生素类药物分析 188
任务一 抗生素类药物结构与性质 188
任务二 抗生素类药物常用的分析 192
目标检测 196

模块七 药物分析与新药开发 198
任务一 有关新药开发的知识 198
任务二 新药申报 201
目标检测 204

附录一 常用缓冲液及其配制 205

附录二 指示剂与指示液 206

附录三 常用试剂标准滴定溶液和制备 208

参考文献 216

模块一

药物分析基本常识

项目一　药物质量标准

项目分析

随着社会保障体系的发展和人们医疗保健常识的不断提高，人们对药品的质量更加关注，对于药品的质量要求也越来越高。药物分析的主要任务是根据药品质量标准的规定及药品生产管理规范的有关规定，全面控制药品生产质量，保证药品质量的安全性和有效性。只要有药品的生产、销售和使用，就必须要有药品质量标准的监测和保证。

学习目标

【知识目标】

1．掌握药品质量标准的主要内容及《中国药典》的体例和结构；

2．明确药品检验工作的基本程序及其内涵要求；

3．了解常用国外药典的名称、英文缩写及概况；

4．了解化验室基本组成及相关管理要求。

【能力目标】

1．能熟练应用《中国药典》指导药品检验工作；

2．学会取样量的确定及取样方法、各种检验记录和检验报告的正确书写及化验室常规管理要求。

学习情境

任务一　掌握《中国药典》的体例和结构

【任务分析】

《中国药典》现行版由凡例、正文、附录和索引四部分组成。正文是药典的主要内容，记载药品或药剂的质量标准，其主要内容包括中文名、汉语拼音名、英文名、结构式、分子式和分子量、性状、鉴别、检查、含量测定、类别、贮藏及制剂等。要会利用药典进行药品分析，就必须掌握药典基础知识，掌握药典体例及结构，会查找相关药物信息，并在实验室完成其具体检验工作。

【知识准备】

一、药物分析的性质与任务

（一）药物分析的性质

药物是指用于预防、治疗、诊断人的疾病，有目的地调节人体生理功能并能按规定有适应证或者功能主治、用法和用量的物质。

药物分析是研究检测药物的性状、鉴定药物的化学组成、检查药物的杂质限量以及测定药物组分含量的原理和方法的一门应用型学科，它是药学科学领域中的一门重要分支。所采用的方法主要有化学分析法、仪器分析法、生物化学法、物理常数法。

（二）药物分析的任务

药物分析研究的对象是药物，它包括化学结构已经明确的天然药物和合成药物及其制剂，也包括合成药物的原料、中间体和副产品以及药物的降解产物和体内代谢产物等。

药物分析的主要任务就是根据药品质量标准的规定及药品生产管理规范的有关规定，全面控制药品生产质量，保证药品的安全性和有效性。

二、制订药品质量标准的目的和意义

药品的特殊性决定了对其进行质量控制的重要性。由于不同厂家生产工艺、技术水平及设备条件、运输与贮存条件的差异等都会影响到药品质量，所以国家必须制订对药品有强制执行力的统一的质量标准，即药品质量标准。药品质量标准是国家有关部门对药品质量、规格及检验方法所作的技术规定，是进行药物分析的依据。

药品质量标准是药品现代化生产和质量管理的重要组成部分；是药品生产、经营、使用和行政、技术监督和管理各部门应共同遵循的法定技术依据；也是药品生产和临床用药水平的重要标志；对保证药品质量，保障人们用药的安全、有效和维护人们身体健康起着极其重要的作用。制订并贯彻统一的药品标准，对医药科学技术、生产管理、经济效益和社会效益都会产生良好的影响。

药品质量标准通常由药品研究试制单位提出草案，经药品监督管理部门审批，在批准生产的同时，颁布法定质量标准。凡经过国家药品监督管理部门批准生产的药品，都必须有其法定的质量标准，不符合这个标准的药品不准生产、销售和使用。我国已经形成了以《中华人民共和国药典》（以下简称《中国药典》）和《中华人民共和国食品药品监督管理局标准》（以下简称《局颁标准》）为主体的国家药品质量标准体系，具有法律效力，同时还有《临床研究用药品质量标准》《暂行或试行药品质量标准》及《企业标准》。

药品质量标准不是一成不变的，随着科学技术的发展和生产工艺的改进，药品质量标准也将相应提高。

三、制订药品质量标准的原则

药品的质量标准与药品总是同时产生的，是药品研发、生产、经营及临床应用等的综合效果。在进行新药的研究时，除了对新药的生产工艺、药理和药效等方面进行研究外，还要对新药的质量控制方法进行系统的研究，并在此基础上制订药品质量标准，制订药品质量标准主要应遵循以下原则：① 充分考虑药品的安全性和有效性；② 检测项目、分析方法和限度要合理可行；③ 从生产、流通及使用各个环节考察影响药品质量的因素；④ 制剂质量标准与原料

药质量标准要有关联性。

四、药品质量标准的主要内容

药品质量标准的主要内容有名称、性状、鉴别、检查、含量测定、类别和贮藏等。

（一）名称

药品质量标准中药品的名称包括中文名、汉语拼音名和英文名三种。

中文名称是按照“中国药品通用名称”（Chinese Approved Drug Names，CADN）推荐的名称以及命名原则命名的，是药品的法定名称；英文名称应尽量采用世界卫生组织制订的“国际非专利药品名”（International Nonproprietary Name for Pharmaceutical Substances，INN），INN中未包含的可采用其他合适的英文名称。

药物的中文名称应尽量与英文名称对应，可采用音译、意译或音意合译，一般以音译为主。

（二）性状

药品的性状是药品质量标准的重要表征之一，主要包括药品的外观、臭味、溶解度、一般稳定性及物理常数等。

1．外观与臭味

药品的外观是对药品的色泽和外表的感观规定，具有一定的鉴别意义，可以在一定程度上反映药物的内在质量。臭味是药品本身所固有的。

2．溶解度

溶解度是药品的一种物理性质。各药品项下选用的部分溶剂及其在该溶剂中的溶解性能，可供精制或配制溶液时参考。《中国药典》中药物的溶解性用术语来表示，如“极易溶解”、“易溶”、“溶解”、“略溶”、“微溶”、“极微溶解”、“几乎不溶或不溶”等，《中国药典》凡例中对以上术语有明确的规定。

3．物理常数

物理常数是药物的物质常数，具有鉴别意义，也能反映药物的纯杂程度，是评价药品质量的重要指标。《中国药典》在附录中收载的物理常数有相对密度、馏程、熔点、凝固点、旋光度、折光率、黏度、pH 等。

（三）鉴别

鉴别是指用规定的方法对药物的真伪进行判断，是控制药品质量的重要环节。鉴别必须是对每个具体药品能准确无误地做出正确判断，选用的方法应准确、灵敏、简便、快速，主要依据该药品的化学结构和理化性质。

（四）检查

《中国药典》凡例中规定检查项下包括有效性、均一性、纯度要求和安全性四个方面的内容。有效性的检查是以动物试验为基础，最终以临床疗效来评价的。一般是针对某些药品的特殊药效需要进行的特定项目的检查，如对抗酸药品需检查“制酸力”，主要控制除真伪、纯度和有效成分含量等因素以外其他可能影响疗效的因素。

均一性主要是指制剂的均匀程度，如片剂等固体制剂的“重量差异”及“含量均匀度”检查等。

纯度检查是药品检查项下的主要内容，是对药物中的杂质进行检查。其内容详见本书模块三。

安全性检查的目的是在正常用药的情况下，保证用药的安全。如“热原检查”、“毒性检查”、“过敏试验”、“升降压物质检查”等。

（五）含量测定

含量测定主要是针对药品中有效成分含量的测定，是保证药品安全有效的重要手段。常用的含量测定方法有理化方法和生物学方法，使用理化方法测定药物的含量，称为“含量测定”，测定结果一般用含量百分率（%）来表示。生物学方法包括生物检定法和微生物检定法，是根据药物对生物或微生物作用的强度来测定含量的方法，常称为“效价测定”，测定结果通常用“效价（国际单位 IU）”来表示。对于测定方法的选择，除应要求方法的准确性与简便性外，还应强调测定结果的重现性，含量测定必须在鉴别无误、杂质检查合格的基础上进行。

（六）类别

药品的类别是指按药品的主要作用、主要用途或学科划分的类别。如解热镇痛药、抗生素等。

（七）贮藏

贮藏项下规定的贮藏条件，是根据药物的稳定性，对药品包装和贮存的基本要求，以避免或减缓药品在正常贮存期内的变质。

课堂互动

查阅文献举例说明药品质量标准起草说明应包括哪些内容？

五、药典概述

（一）《中国药典》基本知识

《中华人民共和国药典》（以下简称《中国药典》），其英文名称是 Chinese Pharmacopoeia（ChP），不同版本以其后括号内的年份来表示。《中国药典》由国家药典委员会编制，是记载药品质量标准的法典，是国家监督、管理药品质量的法定技术指标，具有法律约束力。自新中国成立后发布第一部《中国药典》（1953 年版）以来，大致五年更新一版，迄今为止已出版了 8 版。《中国药典》（2005 年版）首次分为三部：第一部收载药材及饮片、植物油脂和提取物、成方制剂和单味制剂等；第二部收载化学药品、抗生素、生化药品、放射性药品以及药用辅料等；第三部收载生物制品。本版药典收载品种增加幅度较大，共收载 3 214 种，其中新增加 525 种；对附录进行了较大的增补及修订工作；大力推进了现代分析测试手段的应用，如第二部品种中采用高效液相色谱法的品种有 848 种（次），较《中国药典》（2000 年版）增加 566 种（次）；对药品的安全性更加重视，如原料药增加残留溶剂检查的品种达 24 种。

《中国药典》现行版由凡例、正文、附录和索引四部分组成。

凡例是药典总的说明，是为解释和使用《中国药典》，正确进行质量检定的基本原则，并对正文品种、附录及质量检定有关的共性问题加以规定。如规定本版药典使用的滴定液和试液的浓度，以 mol/L（摩尔/升）表示，其浓度要求精密标定的滴定液用“XXX 滴定液（YYY mol/L）”表示；若作其他用途不需精密标定其浓度时，用“YYY mol/L XXX 溶液”表示，以示区别。溶液后标示的“（1→10）”等符号，是指固体溶质 1.0 g 或液体溶质 1.0 ml 加溶剂使成 10 ml 的溶液；未指明用何种溶剂时，均指水溶液；两种或两种以上液体的混合物，名称间用半字线“-”隔开；其后括号内所示的“:”符号，系指各液体混合时的体积（重量）比例。标准品、对照品是指用于鉴别、检查、含量测定的标准物质。标准品是指用于生物检定、抗生素或生化药品中含量或效价测定的标准物质，按效价单位（或μg）计，以国际标准品进行标定；对照品除另有规定外，均按干燥品（或无水物）进行计算后使用。“精密称定”是指称取重量应准确至所取重量的1‰；“称定”是指称取重量应准确至所取重量的1%；“精密量取”是指量取体积的准确度应符合国家标准中对该体积移液管的精密度要求；“量取”是指可用量筒或按照量取体积的有效数位选用量具。取用量为“约”若干时，是指取用量不得超过规定量的±10%。除另有规定外，“恒重”是指供试品经连续两次干燥或炽灼后称重的差异在0.3 mg以下的重量。“空白试验”是指试验中不加供试品，或以等量的溶剂替代供试品溶液，按供试品溶液同样方法和步骤操作。

正文是药典的主要内容，记载药品或制剂的质量标准，其内容主要包括中文名、汉语拼音名、英文名、结构式、分子式和分子量、性状、鉴别、检查、含量测定、类别、贮藏及制剂等。

附录部分包括制剂通则，药材取样法、药材检定及炮制通则，一般鉴别试验，分光光度法、色谱法、电位滴定法、电泳法等仪器分析方法，相对密度等物理常数测定法，各种杂质检查法，崩解时限，溶出度、含量均匀度、最低装量等检查法，抗生素微生物、异常毒性、热原、无菌、微生物限度、过敏反应等检查法，放射性药物检定法，各种生物制品检查测定方法，各种试药、试液、缓冲溶液、对照品等的配制方法等。附录中还收录了药物分析试验指导原则。

《中国药典》现行版第一部的索引采用“中文索引”、“汉语拼音索引”、“拉丁名索引”和“拉丁学名索引”。第二部和第三部采用“中文索引”和“英文索引”。利用索引和药典正文前的“品名目次”相配合，可快速查询有关药物品种的质量标准。

（二）常用的国外药典简介

1．美国药典

美国药典（The United States Pharmacopoeia），最新版本是第31版，缩写为USP（31），与美国国家处方集（National Formulation，NF）第26版合并出版[USP（31）-NF（26）]，主要由凡例（General Notices）、正文（Monographs）、附录（Appendices General Chapter，Reagents，Tables）和索引（Index）组成。对于在美国制造和销售的药物和相关产品而言，USP-NF是唯一由美国食品及药品管理局（FDA）强制执行的法定标准。此外，对于制药和质量控制所必需的规范，例如，测试、程序和合格标准，USP-NF还可以作为明确的操作指导。

知识链接

美国药典官方网站：http: //www. pharmacopoeia.org.uk/

2．英国药典

英国药典（British Pharmacopoeia，BP），最新版本为《英国药典》（2008年版），由五卷组成，包括3 100个专论、测试方法、红外光谱参考、补充资料及包含欧洲药典5.8在内的欧洲药典内容。英国药典不仅为读者提供了药用和成药配方标准，而且也向读者展示了许多明确分类并可参照的欧洲药典专著。

知识链接

英国药典官方网站：http: //www. pharmacopoeia.org.uk/

3．日本药局方

日本药典名称为《日本药局方》，英文缩写为JP，最新版本为《日本药局方15改正版》，它由两部组成，共一册。第一部收载凡例、制剂总则、一般试验方法、医药品各论（主要为化学药品、抗生素、放射性药品及制剂）；第二部收载通则、生药总则、制剂总则、一般试验方法、医药品各论（主要为生药、生物制品、调剂用附加剂）等。日本药局方的索引有药物的日文名索引、英文名索引和拉丁名索引三种，其中拉丁名索引用于生药品种。

4．欧洲药典

欧洲药典（European Pharmacopoeia，Ph．Eur）是欧洲药品质量控制标准，由欧洲药典委员会编制，2007 年 7 月出版的欧洲药典第 6 版分为两部，此外，欧洲药典委员会还根据例会决议进行非累积性增补，一年 3 次。欧洲药典的基本组成有凡例、通用分析方法、常用含量测定方法、正文等。欧盟成员国和欧盟内部法定欧洲药典 5 版失效期是 2007 年 12 月 31 日。

【任务实施】

案例 以异戊巴比妥为例说明药典中质量标准正文的主要内容

异戊巴比妥

YiwμbAbituo

Amobarbital

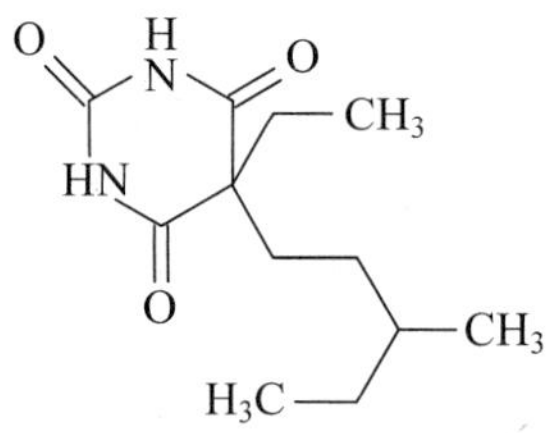

$C_{11}H_{18}N_2O_3$ 226.28

本品为 5-乙基-5-(3-甲基丁基)-2,4,6(1*H*,3*H*,5*H*)-嘧啶三酮。按干燥品计算，含 $C_{11}H_{18}N_2O_3$ 不得少于 98.5%。

【性状】本品为白色结晶性粉末；无臭，味苦。

本品在乙醇或乙醚中易溶，在三氯甲烷中溶解，在水中极微溶解；在氢氧化钠或碳酸钠溶液中溶解。

熔点 本品的熔点为 155～158.5℃（《中国约典》附录Ⅵ C）。

【鉴别】（1）本品显丙二酰脲类的鉴别反应（《中国药典》附录III）。

（2）本品的红外光吸收图谱应与对照的图谱（光谱集 163 图）一致。

【检查】碱性溶液的澄清度 取本品 1.0 g，加氢氧化钠溶液 10 ml 溶解后，溶液应澄清。

氯化物 取本品约 0.30 g，加水 30 ml，煮沸 2 min，放冷，滤过，自滤器上添加水适量使滤液成 50 ml，摇匀，分取 25 ml，依法检查（《中国药典》附录Ⅷ A），与标准氯化钠溶液 7.0 ml 制成的对照液比较，不得更浓（0.047%）。

干燥失重 取本品，在 105℃干燥至恒重，减失重量不得超过 1.0%（《中国药典》附录Ⅷ L）。

炽灼残渣 不得超过 0.1%（《中国药典》附录Ⅷ N）。

【含量测定】取本品约 0.2 g，精密称定，加甲醇 40 ml 使溶解，再加新制的 3%无水碳酸钠溶液 15 ml，照电位滴定法（《中国药典》附录Ⅷ A），用硝酸银滴定液（0.1 mol/L）滴定。每 1 ml 硝酸银滴定液（0.1 mol/L）相当于 22.63 mg 的 $C_{11}H_{18}N_2O_3$。

【类别】催眠药、抗惊厥药。

【贮藏】密封保存。

【制剂】异戊巴比妥片。

任务二　能熟练应用《中国药典》指导药品检验工作

【任务分析】

药品检验工作是药品质量控制的重要组成部分，其根本目的就是保证人们用药的安全、有效。药物分析工作者必须具备严谨求实和一丝不苟的工作态度，必须具有熟练、正确的操作技能和良好的工作作风，应遵守药品质量检验工作的基本程序，从而保证药品检验工作的公正性与可靠性。

【知识准备】

一、药品检验工作的基本要求

药品检验工作是通过检验对药品的质量做出公正的、科学的、准确的评价和判定，维护消费者、生产企业和国家的利益。党和国家对用药安全的高度重视，人民群众的殷切希望，使药品监督工作面临新的挑战和考验，同时，对药品检验工作也提出了新的更高的要求。首先，确保公正是对药品检验工作最基本的要求，也是药品检验人员必须具备的职业道德，药品检验人员必须严格按照药品质量法规和药品检验标准进行操作，一切按规章制度办事，坚持原则，依据检验结果客观、实事求是地做出判定；其次，药品检验人员必须不断提高自身的业务水平，以高度的责任心和科学的态度对待检验工作，严格执行各种管理制度和检验标准操作规程，必须确保提供的检验数据真实、可信、准确；最后，要履行好药品技术监督检验的法定职能，以认真负责的工作态度、科学严谨的工作作风和准确无误的工作结果，树立起工作的权威。

二、药品检验工作的基本程序

药品检验工作是按照药品质量标准对药品进行检验、比较和判定的，所以，作为药品检验人员首先要熟悉和掌握检验标准及有关规定，明确检验目的和指标要求及判定原则。

（一）取样

为确保检验结果的科学性、真实性和代表性，取样必须坚持随机、客观、均匀、合理的原则。药品生产企业抽取的样品包括进厂的原辅料、中间体及产品。取样时必须填写取样记录，内容主要包括品名、日期、规格、批号、数量、来源、编号、必要的取样说明、取样人签字等，取样由专人负责。

1．取样量

取样时应根据被取样品的特性按批进行。若批总件数（原料：袋；中间体：桶、锅；产品：箱、袋、盒、桶等）为 x，则当 $x \leqslant 3$ 时，每件取样；当 $3 < x \leqslant 300$ 时，按 $\sqrt{x}+1$ 随机取样；当 $x > 300$ 时，按 $\sqrt{x}/2+1$ 随机取样。一次取样量最少可供 3 次检验用量，同时还应保证留样观察的用量。

2．取样方法

（1）原辅料取样时，应将被取物料外包装清洁干净后移至与配料室洁净级别相当的取样室或其他场所进行取样，以免被取物料被污染。

（2）固体样品用取样器或其他适宜的工具从袋（桶、箱）口一边斜插至对边袋（桶、箱）深约 3/4 处抽取均匀样品。取样数较少时，应选取中心点和周边 4 个抽样点，自上往下垂直抽取样品。

（3）液体样品用两端开口、长度和粗细适宜的玻璃管，慢慢插入液体中，使管内外液面保持同一水平，插至底部时，封闭上端开口，提出抽样管，抽取全液位样品。

（4）所取样品经混合或振摇均匀后（必要时进行粉碎）用“四分法”缩分样品，直至缩分到所需样品量为止。

（5）将所取样品按规定的数量分装两瓶，贴上标签或留样证，一瓶供检验用，另一瓶作为留样保存。

（6）制剂样品和包装材料随机抽取规定的数量即可。

（7）针剂澄明度检查，按取样规定每盘随机抽取若干，全部混匀再随机抽取。

（8）外包装按包装件 50%全检。

（9）取样后应及时将打开的包装容器重新扎口或封口，同时在包装容器上贴上取样证，并填写取样记录。

3．注意事项

（1）取样器具、设备必须清洁干燥，且不与被取物料起化学反应，应注意由于取样工具不洁而引起的交叉污染。抽取供细菌检查用的样品时，取样器具还需按规定消毒灭菌。

（2）盛放样品的容器必须清洁、干燥、密封。盛放遇光不稳定样品和菌检样品的容器应分别使用不透光容器和无菌容器。

（3）取样必须由质检人员进行，取样人必须对所取样品的代表性负责，不得委托岗位生产人员或其他非专业人员代抽取。

（4）取样者必须熟悉被取物料的特性、安全操作的有关知识及处理方法。抽取有毒有害样品时，应穿戴适宜的保护用品。

（5）进入洁净区取样时，应按符合洁净区的有关规定进出。

（6）取样后要尽快检验。如一次检验不合格，除另有规定外，应加大取样数量，从两倍数量的包装中进行检验。重新取样时，也应符合本标准规定的要求。

（7）易变质的原辅料，贮存期超过规定期限时，领用前要重新取样检验。抽取的检验样品按检验过程分为待检、在检和已检 3 种状态。

4．药材取样

药材取样法是指选取供检定用药材样品的方法，取样的代表性直接影响到检定结果的正确性，因此，必须重视取样的各个环节。

（1）取样前应注意品名、产地、规格等级及包件式样是否一致，检查包装的完整性、清洁程度以及有无水迹、霉变或其他物质污染等情况，详细记录。凡有异常情况的包件，应单独检验。

（2）从同批药材包件中抽取检定用样品，原则是：药材总包件数在 100 件以下的，取样 5 件；100～1 000 件，按 5%取样；超过 1 000 件，超过部分按 1%取样；不足 5 件的，逐件取样；贵重药材，不论包件多少均逐件取样。

（3）对破碎的、粉末状的或大小在 1 cm 以下的药材，可用采样器（探子）抽取样品，每一包件至少在不同部位抽取 2～3 份样品。包件少的抽取总量应不少于实验用量的 3 倍。包件多的，每一包件的取样量一般按下列规定：一般药材 100～500 g；粉末状药材 25 g；贵重药材 5～10 g；个体大的药材，根据实际情况抽取代表性的样品。

如药材个体较大时，可在包件不同部位（包件大的应从 10 cm 以下的深处）分别抽取。

（4）将所取样品混合拌匀，即为总样品。对个体较小的药材，应摊成正方形，依对角线划“×”字，使分为4等份，取用对角2份，再如上操作。反复数次后至最后剩余的量足够完成所有必要的试验以及留样数为止，此为平均样品。个体大的药材，可用其他适当方法取平均样品。平均样品的量一般不得少于试验所需量的3倍数，即1/3供化验室分析用，另1/3供复核用，其余1/3则为留样保存，保存期至少1年。

质检部门由专人负责样品的接收、登记工作，接收样品时要检查样品是否符合抽样记录单上的内容，做好接收记录，将样品分类存放并附有状态标签。

（二）检验

检验员接到检验样品后，依据检验标准操作规程进行检验。

1．鉴别

鉴别是药品检验工作的首要任务，只有在鉴别无误的情况下，进行药物的杂质检查和含量测定工作才有意义。鉴别首先是药品性状的观测及物理常数的测定，其次是依据药物的结构特征、理化性质采用灵敏度高、专属性强的反应对药品的真伪进行判断。不能将药品的某一个鉴别试验作为判断该药品真伪的唯一依据，鉴别试验往往是一组试验项目综合评价得出的结论。

2．检查

检查包括纯度检查和其他项目的检查、主要是按药品质量标准规定的项目进行“限度检查”。

3．含量测定

药品的含量测定是指对药品中有效成分的含量进行测定，包括理化方法和生物学检测方法。

（三）检验记录及检验报告

1．检验记录

检验人员在检验过程中必须做好原始记录，因为检验记录是出具检验报告的依据，是进行科学研究和技术总结的原始资料。检验记录必须做到真实、完整、清晰。检验记录包括品名、规格、批号（流水号）、数量、来源、检验依据、取样日期、报告日期、检验项目、试验现象、试验数据、计算、结果判断及检验人员签字等。应及时做检验记录，严禁事后补记或转抄，检验记录不得任意涂改，若需要更改，必须用斜线将涂改部分划掉，并在旁边签上涂改者的名字或盖印章，涂改地方要保证清晰可见，以便日后有据可查。分析数据与计算结果中的有效数位应符合“有效数字和数值的修订及其运算”中的规定。检验记录应保存至药品有效期后1年。

2．检验报告

（1）检验报告单主要内容包括物料名称、规格、流水号或批号、数量、生产单位、取样日期、检验日期、检验依据、检验结果、检验人、复核人、质检部负责人签字等。

（2）检验报告是对药品质量检验的定论，要依法做出明确、肯定的判断。

（3）检验报告单上必须有检验者、复核者、部门主任签字或签章以及质检部签章方可有效。

（4）检验报告单结果中有效数字与法定标准规定要一致。

（5）检验报告单字迹要清晰，色调一致，书写正确。

（四）结果判定与复检

将检验结果同质量标准相比较，判定是否符合质量标准的要求，进而对整批产品质量做出结论。

1．检验原始记录和检验报告，除检验人自查外，还必须经第二人进行复核。检验报告还必须交化验室主任或由其委托指定的人员进行审核。

2. 复核人主要复核原始记录和检验报告的结果是否一致，双平行试验结果是否在允许误差范围内。压限和不合格指标是否已经复验、指标是否漏检、是否异常数据、判断结果是否准确等。

3. 复核、审核接受后，复核人、审核人均应在原始记录或检验报告上签字，并对复核和审核结果负全部责任。凡属计算错误等，应由复核者负责；凡属判断错误等，应由审核人负责；凡属原始数据错误等，应由检验者本人负责。

4. 对原始记录和检验报告上查出的差错，由复核人、审核人提出，告知检验者本人，并由更正人签章。

5. 检验报告经检验人、复核人、审核人三级签章，并由审核人加盖质量管理部章后，方可外报。

6. 凡符合以下情况之一者，必须由检验人进行复验：

① 平行试验结果误差超过规定的允许范围内的；② 检验结果指标压限或不合格的；③ 复核人或审核人提出有必要对某项指标进行复验的；④ 技术标准中有复验要求的；⑤ 原辅料超过贮存期限的。

对抽样检验的品种，复验时应加大一倍取样数，重新抽样检验。如原样检验和复验结果不一致时，除技术标准中另有规定外，应查找原因，排除客观因素，使原检验人与复验人的结果在误差允许范围内，以二人（或多人）的平均值为最终结论。

7. 平行试验结果的误差允许范围，规定为：

① 中和法、碘量法、配位滴定法、非水滴定法，相对偏差不得超过 0.3%。

② 直接重量法的相对偏差不得超过 0.5%。

③ 比色法、分光光度法、高效液相色谱法，相对偏差不得超过 1.5%。

三、药品质量管理规范

药品是一种特殊的商品，《中华人民共和国药品管理法》明确规定：“药品必须符合国家药品标准”。但是要确保药品的质量能符合药品质量标准的要求，对药品存在的各个环节加强管理是必不可少的、鉴于药品质量的控制涉及药物的研制、生产、供应、临床以及检验等诸多环节，需要多方面、多科学的密切配合这一特殊性，我国陆续公布了对药品质量控制的全过程具有指导性作用的法令性文件。

1.《药品非临床研究质量管理规范》（GLP）

该文件主要针对为申请药品注册而进行的非临床药品安全性评价，旨在提高非临床研究的质量，确保实验材料的真实性、完整性和可靠性。

2.《药品生产管理规范》（GMP）

该文件是用于药品制剂生产的全过程、原料药生产中影响成品质量的关键工序，是药品生产和质量管理的基本准则。其中的“质量管理”一章详细而明确地规定了药品生产企业的质量管理部门所负责的药品生产全过程的质量管理和检验的职能。

3.《药品临床试验管理规范》（GCP）

该文件的目的是保证药品临床试验的规范、科学和可靠以及志愿受试者和病人的安全和权利。为此，国家食品药品监督管理局规定：凡申请新药临床试验基地的单位必须符合 GCP 的要求。

4.《药品经营质量管理规范》（GSP）

该文件是为了保证经销药品的质量，保护用户、消费者的合法权益和人们用药安全有效而制定的。要求药品供应部门保证药品在运输、贮存和销售过程中的质量和效力。

知识拓展

当我国的企业正在为跨过 GMP 门槛松口气时，却发现发达国家已经在推行 cGMP 的概念。当大家在议论 cGMP 的时候，美国 FDA（美国食品药品监督管理局）却又推出了药品质量监管的风向标 QbD（质量源于设计）。

我国目前执行的 GMP 是参考 WHO（世界卫生组织）制定的适用于发展中国家的规范，偏重于对生产硬件的要求;而美国、欧洲和日本等国家执行的 cGMP，也叫动态药品生产管理规范，侧重软件管理。QbD 是 cGMP 的基本组成部分，是科学的、基于风险的、全面主动的药物开发方法。从产品概念到工业化均精心设计，确保药品质量安全、有效、稳定。

GLP、GMP、GCP、GSP 4 个科学管理规范的执行，加强了药品的全面质量控制，有利于加速我国医药产业的发展，提高了我国药业的国际竞争力。

除了药品研究、生产、供应和临床各环节的科学管理外，有关药品检验工作本身的质量管理更应该重视，《分析质量管理》（AQC）就是用于检验分析结果质量的法令性文件。

四、药品生产企业质量管理简介

药品的质量是靠设计赋予、生产过程保障、检验结果来体现，药品生产过程中的质量监控是药品生产企业必须重视的问题，虽然药品检验只是一种监督手段，并且是一种事后的监督检查，但是药品质量检验是生产企业质量控制（Quality Control，QC）和质量保证（Quality Assurance，QA）体系的主体。

（一）药品生产企业质量管理机构设置情况

药品生产企业必须有一个独立的、强有力的质量管理部门。质量管理部门组织机构如图 1-1 所示。

（二）化验室的基本设施与管理

1. 化验室基本设施

由于各企业生产品种的不同，化验室设置略有差别，主要包括以下几个部分：天平室、标准溶液室、理化检验室、仪器室、无菌室、无菌检查准备室、洗涮室、留样观察室、高温加热室、中药标本室、试剂室、包材检验室、资料室、更衣室、办公室等。

2. 化验室工作总则

（1）检验人员在检验过程中必须做到

① 必须熟练掌握自己所检验的产品的检验标准与标准操作程序；② 在检验操作中，必须严格执行检验标准操作规程，检验每个项目都必须认真操作，所有检验数据应该真实记录，实事求是地反映产品质量，不得弄虚作假；③ 必须具有书面授权，方可更改操作程序。

（2）检验记录

① 所有记录必须用黑色签字笔或蓝黑墨水笔书写，字迹清楚、端正完整；② 按规定更改错误并签上更改人姓名；③ 仔细做好记录并核对后签上记录者的姓名，然后交复核者复核并签名。

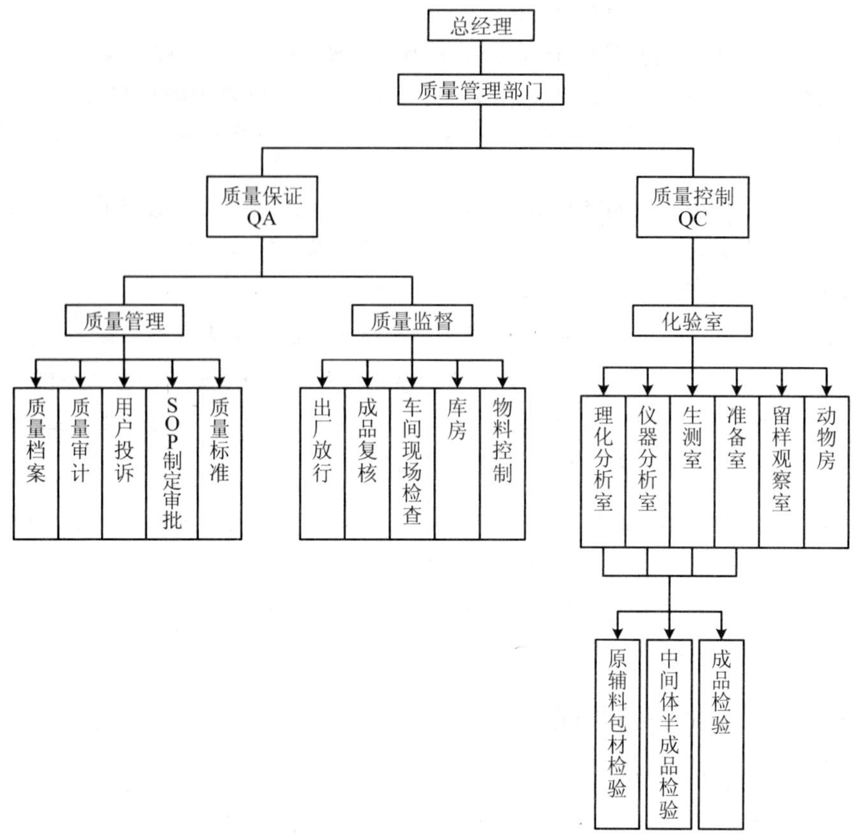

图 1-1 质量管理部门组织机构

（3）检验报告单的书写与复核

① 检验报告单所有文字必须用黑色签字笔或蓝黑墨水笔书写，字迹清楚、端正完整；② 不得修改或涂写；③ 仔细核对记录，并签上检验者姓名，然后交复核者复核并签名；④ QC 负责人应认真审核实验记录并签字。⑤ 检验报告单上必须有检验者、复核者、QC 负责人的签字，盖上质量管理部章方有效。

（4）进厂原料同一品种、所有批号都必须做全检

① 原辅料、中间体、成品检验必须由复核者认真做好复核工作；② 计量器具仪器必须按规定进行校正；③ 成品检验后包装应撕碎后丢弃，或将瓶贴、盒贴撕下后，再进行处理。

（5）注意用电安全

3．检验与测试的管理规定

（1）产品的检验与测试必须严格执行企业标准中规定的取样规程和检验规程。

（2）检验人员必须经过培训，并考试合格方能承担检验工作。对产品、原料的检验人员和大型精密仪器的使用人员应相对稳定。

（3）更换标准溶液或主要化学试剂（不同批号），要用已知结果的样品进行对照，确认无误后方可使用。

（4）不准使用过期、批号不清或没有标签的试剂、药品和溶液。

（5）所用仪器、药品和溶液必须符合标准规定。

（6）在计算结果时必须将检验用量器、温度计和标准溶液的补正值或校正值对分析结果

进行补正或校正。

（7）进行分析检验工作必须做平行样试验，平行测定结果绝对值之差在允许范围内时，方可以其平均值报出结果。报出结果必须经过复查和审查。复查和审查的内容应包括取样记录、计算、数据处理及分析情况等。

（8）在检验测试过程中发现的异常现象（颜色异常、结果偏高或过低等）或操作有误时，必须及时报告并进行复检。

（9）凡检验与测试结论不合格时，应第二次取样复检，并在复检前对第一次检验取样、分析、操作及所用的仪器、药品等做细致检查。第二次复检要严格按检验规程细心操作。

（10）凡检验与测试的样品必须按规定留样。

4．分析仪器使用、维护、保养及保管制度

（1）仪器由专人负责保管，每台仪器应制定标准操作规程。

（2）使用仪器应严格执行标准操作程序，使用完毕后，应将仪器各开关依次关好、复原，附件（如吸收池等）应洗净放好，并按规定登记。

（3）各部门之间借用仪器，应通过保管人员，并严格遵守仪器所规定的操作程序。

（4）仪器设备必须严格按照规定的范围使用，不能超量程超功能使用。

（5）仪器设备在操作过程中如有不正常现象必须立即停止使用，并报告部门主管，等故障排除后，方能使用，原实验数据无效。严禁带故障工作。

（6）每台仪器均应设仪器登记卡及使用说明书等有关资料，每次维修应及时记录维修时间、仪器故障和修理结果、修理人。

（7）精密仪器应定期进行校验，记录结果。新购仪器应随时填卡，以便掌握性能。经检定不合格的仪器设备，应及时维修，修理后经检定合格或复核合格方能投入使用。

（8）所有仪器设备均应贴有合格（绿）、准用（黄）、停用（红）三色标签。

（9）发现仪器有故障或损坏时，应关闭电源，及时向保管人员和部门主管报告，并填写维修单交维修组决定修理办法，待维修的仪器设备不得使用。

（10）仪器设备维修应做好记录并归档保存。

（11）仪器设备使用后应及时清理，保持整洁，及时调换受潮的干燥剂。

5．化学试剂的贮存与管理

（1）化学试剂应贮存于阴凉避光的专用化学试剂贮藏室内，分类存放，由专人负责。

（2）操作区内的橱柜中及操作台上，只允许存放规定数量的化学试剂。

（3）各种试剂应包装完好，封口紧密，标签完整，内容书写清晰，贮存条件明确。

（4）危险品应贮存于专室或专柜中。

（5）在室温易挥发的挥发性固体或液体必须放在冰箱里贮存。

6．有毒化学物质的使用、贮存和处理

（1）贮存、使用有毒品必须有两个人同时执行，一是化验室负责人，二是分析人员，并且做到专柜、专账、双锁、专人保管。

（2）化学有毒品须经保管员按领取单单独发放，取出所需用量的化学有毒品后，剩下的必须放回原处，双人用专用封签封口。保管员必须在专门的账目上做好记录，并签上使用者的姓名。

（3）检验人员在使用时，化验室负责人应全程监督。

（4）易挥发、易溶的有毒物质的清除必须首先于密封容器中集中存放，再向上级提出清除建议。

（5）在有毒化学品的检测试验过程中要注意安全，必要时要戴上橡胶手套、防护目镜和穿上防护服，在使用特殊的有毒物时，必须穿上橡胶鞋、戴上防毒面具等。

（6）当试验完毕，剩余的有毒物以及它们的反应产物必须经初步处理后倾入安全可靠的封闭的容器里，然后集中统一处理。剩余的化学有毒物和它们的反应物严禁倒入下水道。

7．试剂、试药、标准品、对照品的管理规定

（1）有计划地购进试剂、试药（含基准物质），购买前作购物计划，报供应部门。

（2）试剂、试药由供应部门采购，QC 领用后，必须分类定位放置。

（3）对某些用量较大的试剂、试药，根据使用情况，制订用量计划，报供应部门，供应部门制订最低库存量和最高库存量并及时购买。

（4）对照品、标准品由质量管理部根据生产综合计划制订购买计划，派专人到省市药检所或中国药品生物制品检定所购买。

（5）对照品、标准品和基准物质应有使用登记，双人双锁保管。

（6）未经管理人员同意，外部人员不得擅自拿走试剂。

（7）标准品、对照品、基准物质由保管员发放，同时填写发放记录。

8．滴定液管理办法

（1）滴定液的配制

① 滴定液配制有直接法和间接法，除另有规定外，均应按《中国药典》规定进行配制和标定；② 配制滴定液所用的水应为纯化水或去离子水；③ 配制时应将滴定液充分振摇，使固体溶质全部溶解；④ 滴定液浓度的名义值与标定值应明显标出，其浓度校正因数 F 应在 1.000～1.050，否则应加水或加溶质重新调整；⑤ 直接法配制的滴定液，其所用试剂应为基准试剂，并经干燥至恒重，所用容量瓶均应经过校验；⑥ 配制浓度较低的滴定液时，可用较高浓度的滴定液定量稀释而得；⑦ 滴定液应由专人负责保管。

（2）滴定液的标定和复标

① 滴定液应按规定程序进行标定，由第二人进行复标，其相对偏差不得大于 0.1%；② 标定和复标的份数均不得少于 3 份，标定所得的平均值和复标所得的平均值之间的相对偏差不得超过 0.15%，如果标定和复标结果满足误差限度要求，则以标定和复标结果两者的算术平均值作为结果，否则，应重新标定或复标；③ 滴定液浓度的校正因数 F 精确至 4 位有效数字。

（3）滴定液的保存

① 滴定液一般用磨口瓶保存，以防止溶液蒸发和异物进入，特殊滴定液应按其化学性质采用不同的保存方法；② 盛放滴定液的容器上应及时贴上标签，注明滴定液名称、浓度、浓度校正因数 F、标化日期、室温、标定人、复标人和失效期，待标的滴定液应贴上待标标志，并与已标定完成的滴定液分区存放；③ 滴定液应避光保存；④ 除另有规定外，滴定液的存放和使用期限为 3 个月，超过期限或当室温与标定的温度差 10℃以上时，均应进行重新标定和复标后使用。

（4）滴定液的领发

① 滴定液由标定人员发放；② 滴定液领发时，领用人员应核对滴定液的名称、浓度是否与所需的完全一致，滴定液的存放期限是否在有效期内等；发放人员则应检查领用人员盛放滴定液的容器是否洗涤干净并已沥干（盛放原滴定液的容器凭标签可不必洗涤），如容器来不及沥干，可用少量滴定液洗涤 3 次，经双方检查核对无误后，方可发放；③ 领用完毕，由标定

人员签发滴定液标签，经双方复核无误后贴好，同时，领用人和发放人在滴定液领发记录上签名。

（5）滴定液的使用

① 滴定液使用前必须摇匀，滴定管用少量滴定液洗涤 3 次，滴定完毕，应将滴定管中剩余的滴定液放尽，并用水洗沥干，再用清洁液、纯化水或去离子水洗净，沥干，备用；② 滴定管校正值和温度校正值引入计算；③ 使用新的滴定液时，应密切注意观察是否与原滴定液一致，如发现异常时，应向标定人员提出复查；④ 使用过程中发现滴定液出现浑浊、变色等异常情况或超过使用期限的，应立即停用。

9．水质监护管理办法

对工艺用水的水质建立定期检查制度，饮用水每月检查部分项目 1 次；每年委托防疫站或自来水公司全面检查 1 次。锅炉软化水，每周监督检查部分项目 1 次，每年全面检查 1 次。纯化水每 2 h 监督检查部分项目 1 次，每 2 周全项检查 1 次。注射用水每 2 h 监督检查部分项目 1 次，每周全项检查 1 次。

10．洁净区的检测

我国 GMP 对药厂洁净区的规范是以空气的洁净度为控制指标。空气洁净度主要由空气中的悬浮粒子和微生物数来体现，微生物主要指沉降菌和浮游菌。此外还需通过净化空气调节系统控制环境的温度、湿度、压差、噪声、新鲜空气量等。因此药厂洁净区的检测主要包括：

（1）空气中的悬浮粒子、沉降菌和浮游菌的检测；

（2）温度、湿度、空调系统的检测。

【任务实施】

查阅《中国药典》

① 查阅文献举例说明《药品质量标准起草说明》应包括哪些内容；

② 若要对阿司匹林进行质量分析，请写出分析步骤及检验报告。

项目二　药物分析的基本方法

项目分析

要完成一份药物样品的检验工作，必须明确药物分析的基本方法，按照药物分析的规程，进行药物的鉴别、检查和含量测定，但无论是对哪个环节进行分析，其基本的方法主要为化学分析法、仪器分析、物理分析法及生物分析法。本模块在归纳总结常见分析方法的基础上，介绍了常见分析方法在《中国药典》现行版中的应用，通过本模块的学习，为理解和掌握后续药物的鉴别、检查和含量测定等打下坚实的基础。

学习目标

【知识目标】

1．掌握药物分析常用方法的基本原理及分析方法；

2．熟悉主要分析方法在使用中的注意事项。

【能力目标】

1．能根据药物熟练选择分析方法；

2．掌握一些药物分析方法的基本操作及方法。

学习情境

任务一 学会用化学法分析药物

【任务分析】

药物分析离不开化学分析法。化学分析包括重量分析和滴定分析（或容量分析法）。药物的鉴别和检查是根据药物与化学试剂在一定条件下发生化学反应所产生的颜色、沉淀、气体、荧光等现象来鉴别药物真伪或检查有无杂质。一般用重量分析法（具体见模块二和模块三）。化学鉴别和检查要注意试验进行的条件。影响鉴别和检查反应的因素主要有：发生化学反应时溶液的浓度、溶液的温度、溶液的酸碱度、反应时间和共存的干扰物质等。同时要注意反应的灵敏性和专属性。药物的含量测定中，当被测药物组分含量大于1%时采用化学分析法。本任务主要是学会化学法在药物含量测定中的应用。

一、重量分析法

（一）基本原理

重量分析法是以质量为测定值的定量分析方法，测定时，通常是称取一定重量的供试品，然后用适当的方法将被测组分与试样中其他组分分离，称定被测组分或其他组分的重量，最后根据称量结果计算被测组分含量。

（二）应用

由于供试品中被测组分的性质不同，采用的分析方法也不同。根据分离方法的不同，重量分析法一般分为挥发法、萃取法和沉淀法。

1．挥发法

为直接挥发法和间接挥发法。直接挥发法是利用加热等方法使供试样品中的挥发性组分逸出，用适宜的吸收剂使其全部被吸收，以称量吸收剂的增重来计算该组分含量的方法；间接挥发法是利用加热等方法使供试样品中某种挥发性组分挥发以后，称量其残渣，由样品所减少的重量测定该挥发组分含量的方法。

2．萃取法

萃取法（又称提取重量法）系采用不相混溶的两种溶剂，将被测组分从一种溶剂萃取到另一种溶剂中来，然后将萃取液中溶剂蒸去，干燥至恒重，称量萃取出的干燥物的重量，根据萃取物的重量，计算被测组分的百分含量。

3．沉淀法

沉淀法是利用沉淀反应，将被测组分转化为难溶物，以沉淀形式从溶液中分离出来并转化为称量形式，最后称定其重量进行测定的方法。

重量分析对低含量组分的测定误差较大。一般适用于含量大于1%的组分测定。

案例 1 苯妥英钠的含量测定

取本品约 0.3 g，精密称定，加水 50 ml 溶解后，加稀盐酸 10 ml，摇匀，用乙醚振摇提取 5 次，第一次 100 ml，以后每次各 25 ml，合并乙醚液，用水洗涤 2 次，每次 5 ml，合并洗液，用乙醚 10 ml 振摇提取，合并前后两次得到的乙醚液，置 105℃恒重的蒸发皿中，低温蒸去乙醚，并在 105℃干燥至恒重，精密称定，所得残渣重量与 1.087 相乘，即得供试品中含有 $C_{15}H_{11}N_2NaO_2$ 的重量。

解析：（1）本法为重量法中的萃取法。

（2）本法的称量形式为苯妥英 $C_{15}H_{12}N_2O_2$，而测定组分为苯妥英钠 $C_{15}H_{11}N_2NaO_2$，因此对结果须进行换算：

$$W' = \frac{M_{C_{15}H_{11}N_2NaO_2}}{M_{C_{15}H_{12}N_2O_2}} \times W = F \times W \qquad (1\text{-}1)$$

$$含量（\%）= \frac{W'}{m} \times 100\% = \frac{F \times W}{m} \times 100\% \qquad (1\text{-}2)$$

式中，$F = \frac{M_{C_{15}H_{11}N_2NaO_2}}{M_{C_{15}H_{12}N_2O_2}} = \frac{274}{252} = 1.087$，$F$ 为换算因子；W'为测定组分 $C_{15}H_{11}N_2NaO_2$ 的重量，g；W 为称量形式 $C_{15}H_{12}N_2O_2$ 的重量，g；m 为样品重，g。

二、滴定分析法

滴定分析法是将一种已知准确浓度溶液（滴定液）滴加到待测物质的溶液中，直到化学反应按计量关系完全作用为止，然后根据所用滴定液的浓度和体积计算出待测物质含量的一种分析方法，又称“容量分析法”。滴定分析按化学反应类型不同分为酸碱滴定法、氧化还原滴定法、配位滴定法、沉淀滴定法等。

（一）酸碱滴定法

1．基本原理

酸碱滴定法又称为中和法，是以酸、碱中和反应为基础的滴定分析法。该滴定法一般以酸（碱）性滴定液滴定被测物质，以酸碱指示液或仪器指示终点，根据酸（碱）滴定液的浓度和消耗的体积，计算出被测物质含量。

2．应用

按照滴定方式的不同，其操作方法可分为：

（1）直接滴定法 $C \cdot K_a$（或 K_b）$\geqslant 10^{-8}$ 的弱酸（或碱）都可用碱（或酸）滴定液直接滴定。精密称取供试品适量，置于锥形瓶中，加入适当的溶剂使其溶解，加指示液数滴，用碱酸滴定液滴定至规定的突变颜色为终点。

（2）剩余滴定法 若药物难溶于水或有其他原因不宜采用直接滴定法时，可采用剩余滴定法。即精密称取供试品适量，置于锥形瓶中，加入适当的溶剂使其溶解，精密加入定量过量的酸（碱）滴定液待反应完全后，加指示液数滴，再用碱（酸）滴定液滴定加入的过量酸（碱）滴定液至规定的突变颜色即为终点。

案例 2 非洛贝特含量测定

取本品约 2 g，精密称定，加中性乙醇 10 ml，微温溶解，加酚酞指示液数滴，用乙醇制氢氧化钾滴定液（0.1 mol/L）滴定至微红色，精密加入乙醇制氢氧化钾滴定液（0.5 mol/L）25 ml，加热回流 30 min，用 10 ml 水冲洗冷凝管，放冷。加酚酞指示液约 1 ml，用盐酸滴定液（0.5 mol/L）滴定至红色消失，并将滴定的结果用空白试验校正。每 1 ml 乙醇制氢氧化钾滴定液（0.5 mol/L）相当于 180.4 mg 的 $C_{20}H_{21}ClO_4$。

解析：①非诺贝特结构

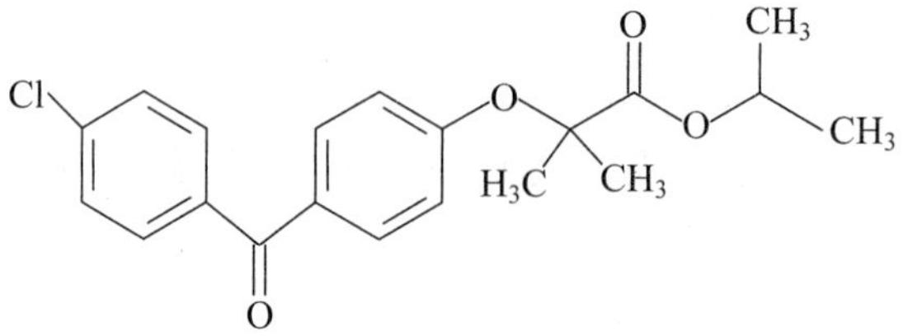

Cl O CH₃ O CH₃ H₃C CH₃ O

②非诺贝特分子结构中不含酸性基团，不能用直接酸碱滴定法测定，但非诺贝特含酯键，可在碱性溶液中定性水解，故可用剩余滴定法测定含量。此法可用于其他酯类药物测定。

③方法中“用乙醇制氢氧化钾滴定液（0.1 mol/L）滴定至微红色”是为了中和非诺贝特中其他酸性杂质。

（二）氧化还原滴定法

氧化还原滴定法是建立在氧化还原反应基础上的一种滴定分析方法。根据所应用的氧化剂或还原剂的不同，氧化还原滴定法有高锰酸钾法、重铬酸钾法、碘量法、铈量法、溴量法和亚硝酸钠法。

1．碘量法

（1）基本原理

碘量法是以碘的氧化性或 I^-的还原性进行的氧化还原滴定分析方法。根据滴定方式的不同，碘量法分为直接碘量法和间接碘量法，间接碘量法又可分为置换碘量法和剩余碘量法两种。

① 直接碘量法：直接碘量法是用碘滴定液直接滴定的方法。用于测定具有较强还原性的药物，I_2 作为氧化剂氧化被测定的药物，本身被还原为 I^-，可用淀粉指示液指示终点，化学计量点后，溶液中稍过量的碘有多余 I_2，与淀粉结合显蓝色；还可以利用碘自身的颜色指示终点，化学计量点后，溶液中稍过量的碘显黄色而指示终点。

② 剩余碘量法：剩余碘量法是在供试品中先加入一定量、过量的碘滴定液，待 I_2 与测定组分反应完全后，再用硫代硫酸钠滴定液滴定剩余的碘，根据与药物作用的碘的量来计算药物含量。

③ 置换碘量法：置换碘量法主要用于强氧化剂的测定，如 $K_2Cr_2O_7$、H_2O_2 等。在供试品溶液中加入碘化钾，氧化剂将碘化钾氧化成碘，碘再用硫代硫酸钠滴定，用淀粉作指示剂。如《中国药典》硫代硫酸钠滴定液的标定采用置换碘量法。

（2）应用

碘量法的测定范围广泛，可测定强还原性物质和强氧化性物质，如维生素 C、安乃近和葡萄糖等。使用碘量法应注意：溶液酸度的控制、指示剂加入的时机，防止碘挥发和被空气氧化等。

案例 3 安乃近注射液含量测定

精密量取本品 10 ml，置 100 ml 容量瓶中，加乙醇 80 ml，再加水稀释至刻度，摇匀，立即精密量取 10 ml，置锥形瓶中，加乙醇 2 ml、水 6.5 ml 与甲醛溶液 0.5 ml。放置 1 min，加盐酸溶液（9→1 000）1.0 ml，摇匀，用碘滴定液（0.05 mol/L）滴定（控制滴定速度为 3～5 ml/min），至溶液所显的浅黄色在 30 s 内不褪。每 1 ml 碘滴定液（0.05 mol/L）相当于 17.57 mg 的 $C_{13}H_{16}NaO_4S \cdot H_2O$。

解：

①安乃近的结构：

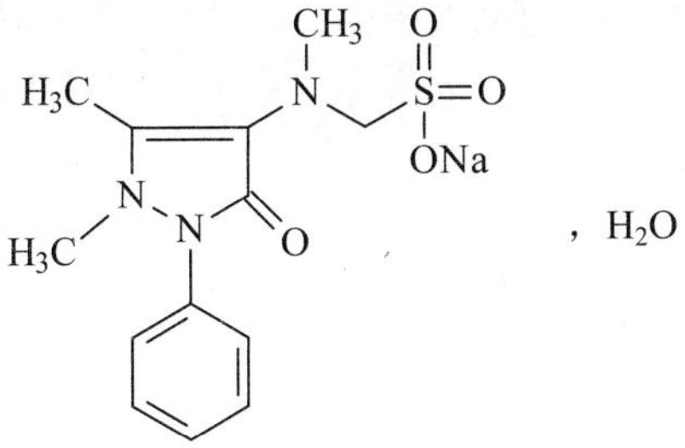

②本法为直接碘量法。

③安乃近容易被氧化，在注射剂中常加入抗氧剂，加入甲醛的目的是为了消除抗氧剂的干扰。

2．溴量法

（1）基本原理

溴量法是以溴的氧化作用和溴代作用为基础的滴定法。由于溴溶液易挥发，浓度不稳定，难以操作，因此常用溴酸钾和溴化钾的混合溶液代替溴溶液进行分析测定。滴定时先将上述混合液加到被测的酸性溶液中，$KBrO_3$ 与 KBr 在酸性溶液中反应生成 Br_2，待生成的 Br_2 与被测物反应完成后，向溶液中加入过量 KI 与剩余的 Br_2 作用，置换出化学计量的 I_2，再用 $Na_2S_2O_3$ 滴定液滴定 I_2，以淀粉为指示剂，最后根据溴溶液的加入量和 $Na_2S_2O_3$ 滴定液用量计算被测物的含量。

（2）应用

溴量法主要用来测定能和 Br_2 发生溴代反应或能被溴氧化的药物的含量。如司可巴比妥钠、依他尼酸、盐酸去氧肾上腺素等的含量测定。

案例 4　依他尼酸含量测定

取本品约 0.15 g，精密称定，置碘量瓶中，加冰醋酸 40 ml 溶解后，精密加溴滴定液（0.05 mol/L）25 ml，盐酸 3 ml，立即密塞，摇匀，在暗处放置 1 h。注意微开瓶塞，加碘化钾试液 10 ml，立即密塞，摇匀，再加水 100 ml，用硫代硫酸钠滴定液（0.1 mol/L）滴定，至近终点时，加淀粉指示液 2 ml，继续滴定至蓝色消失，并将滴定的结果用空白试验校正。每 1 ml 溴滴定液（0.05 mol/L）相当于 15.16 mg 的 $C_{13}H_{12}Cl_2O_4$。

3．铈量法

（1）基本原理

铈量法是一种应用硫酸铈作为滴定液的氧化还原滴定法。使用邻二氮菲指示液指示终点。化学计量点后，指示剂中 Fe^{2+}被氧化成 Fe^{3+}，生成邻二氮菲铁显淡蓝色而指示终点。

（2）应用

硫酸铈的氧化性比高锰酸钾弱，《中国药典》采用铈量法测定硝苯地平、葡萄糖酸亚铁及其制剂、硫酸亚铁片的含量。

因 Ce^{4+}容易水解，所以铈量法要求在酸性溶液中进行，为了避免水中的 O_2 氧化 Fe^{2+}而干扰测定须使用新沸过的冷水溶解样品。

案例 5　硝苯地平含量测定

取本品约 0.4 g，精密称定，加无水乙醇 50 ml，微温使溶解，加高氯酸溶液（取 70%高氯酸

8.5 ml，加水至 100 ml）50 ml，邻二氮菲指示液 3 滴，立即用硫酸铈滴定液（0.1 mol/L）滴定，至近终点时，在水浴中加热至 50℃左右，继续缓缓滴至橙红色消失，并将滴定的结果用空白试验校正。每 1 ml 硫酸铈滴定液（0.1 mol/L）相当于 17.32 mg 的 $C_{17}H_{18}N_2O_6$。

解析：①硝苯地平能在酸性条件下被氧化。②本法为直接滴定法。

4．亚硝酸钠滴定法

（1）基本原理

亚硝酸钠滴定法是利用亚硝酸钠在盐酸存在下可与具有芳香第一胺的化合物发生重氮化反应，定量生成重氮盐，根据滴定时消耗亚硝酸钠的量来计算药物含量的方法。《中国药典》采用永停滴定法指示终点。

（2）应用

对于含有芳香第一胺或水解后能生成芳香第一胺的化合物，可选用亚硝酸钠法测定。

本法受滴定条件的影响很大，主要的滴定条件有：

① 加入过量的盐酸：加入过量的盐酸可加快反应的速度，重氮盐在酸性溶液中稳定，同时可防止偶氮氨基化合物的形成。② 在室温条件（10～30℃）下滴定：温度太高，可使亚硝酸逸失；温度过低，反应的速度太慢。③ 滴定时加入溴化钾作为催化剂，以加快滴定反应的速度。④ 滴定的方式：插入铂-铂电极后，将滴定管尖端插入液面下约 2/3 处，一次将大部分亚硝酸钠滴定液在搅拌下迅速加入，在近终点时，将滴定管尖端提出液面，用少量水淋洗尖端，洗液并入溶液中，再缓缓滴定至终点。将滴定管尖端插入液面下滴定是为了避免 HNO_2 的逸失。近终点时，药物浓度极稀，滴定反应的速度变慢，所以应缓缓滴定。若使用自动永停终点仪，则直接将滴定管尖端和电极插入液面下，在磁力搅拌器搅拌下由仪器自动滴定。⑤ 指示终点的方法：《中国药典》采用永停滴定法指示终点。终点前，溶液中无 HNO_2，线路无电流通过，化学计量点后，溶液中有微量 HNO_2 存在，电极即起氧化还原反应，电路中有电流通过，使电流计指针突然偏转，不再恢复，即为终点。若用自动永停终点仪则可通过指示灯指示终点，终点时仪器指示灯亮，并发出蜂鸣声。电极反应如下：

$$\text{阳极} \quad NO + H_2O \longrightarrow HNO_2 + H^+ + e$$

$$\text{阴极} \quad HNO_2 + H^+ + e \longrightarrow NO + H_2O$$

案例 6 盐酸克仑特罗含量测定

取本品约 0.25 g，精密称定，置 100 ml 烧杯中，加盐酸溶液（1→2）25 ml 使溶解，再加水 25 ml，按照永停滴定法，用亚硝酸钠滴定液（0.05 mol/L）滴定，每 1 ml 亚硝酸钠滴定液（0.05 mol/L）相当于 15.68 mg 的 $C_{12}H_{18}Cl_2N_2O \cdot HCl$。

解析：

①盐酸克仑特罗结构

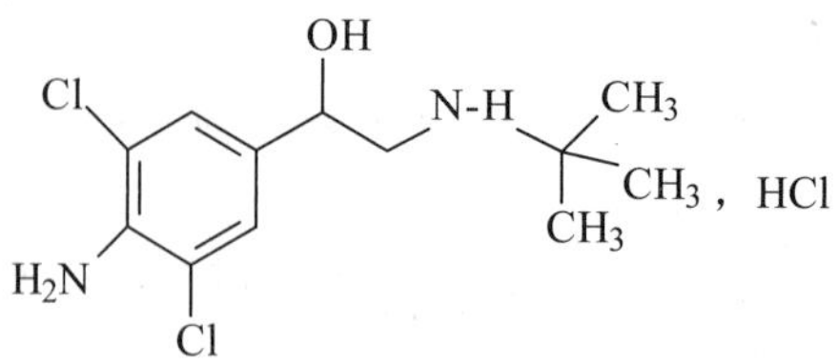

②结构中含有芳香第一胺结构，故可用亚硝酸钠滴定法。

（三）沉淀滴定法

1．基本原理

沉淀滴定法是以沉淀反应为基础的滴定分析法。目前应用较广的是银量法。

2．应用

沉淀滴定法可用于无机卤化物以及能与 Ag^+或 SCN^-形成沉淀的离子的测定。如氯化钾、氯化钠及其制剂、碘酊中碘化钾的含量测定以及巴比妥类药物的含量测定。

按所用的指示剂不同，银量法又分为铬酸钾法、铁铵矾指示剂法和吸附指示剂法，也可采用电位滴定判断终点。药典中常用吸附指示剂法和电位滴定法。

（1）吸附指示剂法　用硝酸银滴定液滴定，吸附指示剂确定终点。常用的吸附指示剂有荧光黄。如氯化钠注射液的含量测定。

（2）电位滴定法　电位滴定时用银电极为指示电极，饱和甘汞电极为参比电极，分次滴加硝酸银滴定液，记录电位按电位滴定法判断终点。银电极在使用前须用稀硝酸浸泡 1～2 min，再用水冲洗干净。如用银量法测定巴比妥类药物的含量。

课堂互动

氯化钠注射液的含量测定中加入糊精的目的是什么？

案例 7　氯化钠注射液含量的测定

精密量取氯化钠注射液（规格 10 ml，90 mg）10 ml，加水 40 ml、2%糊精溶液 5 ml、荧光黄指示液 5～8 滴，用硝酸银滴定液（0.1 mol/L）滴至出现粉红色即为终点。药典规定每 1 ml 硝酸银滴定液（0.1 mol/L）相当于 5.844 mg 的氯化钠。

（四）配位滴定法

1．基本原理

配位滴定法是以配位反应为基础的滴定分析方法。应用最广泛的是以乙二胺四乙酸为配位剂，用金属指示剂指示终点，金属指示剂本身是一种配合剂，在一定条件下，它能与金属离子形成有色配合物，当滴定到达终点时，稍过量的 EDTA 与分钟反应使 In 游离出来，显示它自身的颜色，从而指示终点。

滴定时　$m + In \rightleftharpoons m - In$

　　　　颜色 2　　颜色 1

滴定中　$m + EDTA \rightleftharpoons m - EDTA$

滴定终点　$m - In + EDTA \rightleftharpoons m - EDTA + In$

　　　　颜色 1　　颜色 2

2．应用

本法主要用于金属离子的测定。

（1）直接滴定法　绝大部分金属离子与 EDTA 的配位反应能满足滴定要求，可采用直接滴定法滴定，如钙盐、镁盐、锌盐、铁盐和铜盐等及其制剂。

（2）剩余滴定法　有的金属离子虽能和 EDTA 形成稳定的配合物，但无恰当的指示剂，或与 EDTA 配合反应慢，不宜直接滴定。此种情况下可采用剩余滴定法，即于供试溶液中先加入一定量、过量的 EDTA 滴定液，使反应完全后，用标准金属离子溶液回滴，同时做空白试验进行校正，如铝盐及其制剂。

控制酸度是配位滴定最关键的滴定条件，这是因为酸度不但影响配位化合物的稳定性，而且影响金属指示剂的解离，从而影响它的颜色，因此，滴定须在一定的酸度下进行。为排除其他金属离子的干扰，常加入三乙醇胺等掩蔽试剂。

课堂互动

氢氯化铝片含量测定为哪种滴定方式？操作过程中过滤的目的是什么？

案例 8 氢氧化铝片含量测定

取本品 10 片，精密称定，研细，精密称取适量（约相当于氢氧化铝片 0.6 g），加盐酸与水各 10 ml，溶解后，放冷至室温，滤过，滤液置 250 ml 容量瓶中，滤器用水洗涤，洗液并入容量瓶中，用水稀释至刻度，摇匀，精密量取 25 ml，加氨水中和至恰析出沉淀，再滴加盐酸至沉淀恰溶解为止，加醋酸-醋酸铵缓冲液（pH=6.0）10 ml，再精密加乙二胺四乙酸二钠滴定液（0.05 mol/L）25 ml，煮沸 3～5 min，放冷至室温，加二甲酚橙指示液 1 ml，用锌滴定液（0.05 mol/L）滴定，至溶液由黄色变为红色，并将滴定的结果用空白试验校正。每 1 ml 的乙二胺四乙酸二钠滴定液（0.05 mol/L）相当于 2.549 mg 的氢氧化铝。

（五）非水溶液滴定法

1．基本原理

非水溶液滴定法是在非水溶剂中进行滴定的滴定分析方法。以非水溶剂作为滴定介质，不仅能增大有机化合物的溶解度，而且能改变物质的化学性质（例如，酸碱性及其强度），使在水中不能进行完全的滴定反应能够顺利进行，从而扩大了滴定分析的应用范围。本法在药典含量测定方法中仅用于酸碱非水溶液滴定。

2．应用

非水溶液滴定法，主要用来测定有机碱及其氢卤酸盐以及磷酸盐、硫酸盐或有机酸盐以及有机酸碱金属盐类药物的含量，也用于测定某些有机弱酸的含量。

（1）第一法（非水碱量法） 非水碱量法是用高氯酸滴定液（0.1 mol/L）滴定碱性药物，主要用于含氮碱性有机药物及其氢卤酸盐、硫酸盐、磷酸盐或有机酸盐的测定。这类药物碱性比较弱，一般在水溶液中不能直接滴定，使用冰醋酸作溶剂，可提高药物的表观碱强度，从而能被测定。

① 有机弱碱的测定：有机弱碱如胺类、生物碱类等，只要其在水溶液中的 $K_b \geqslant 10^{-10}$ 都能在冰醋酸介质中用高氯酸滴定液进行定量测定。如肾上腺素、地西泮的含量测定。对 $K_b < 10^{-10}$ 的极弱碱，需使用冰醋酸-醋酐的混合溶液为介质，且随着醋酐用量的增加，滴定范围显著增大。

② 有机酸碱金属盐的滴定：由于有机酸的酸性较弱，其共轭碱（有机酸根）在冰醋酸中显较强的碱性，故可用高氯酸滴定液直接滴定。

③ 有机碱的氢卤酸盐的滴定：大多数有机碱均难溶于水，且不太稳定，故常将有机碱与酸成盐后做药用，所用酸大多为氢卤酸，如盐酸麻黄碱、氢溴酸东莨菪碱等。由于氢卤酸的酸性较强，可使滴定反应进行不完全，所以当用高氯酸滴定时应先加入一定量醋酸汞冰醋酸溶液，使形成难电离的卤化汞，将氢卤酸盐转化成可测定的醋酸盐，然后用高氯酸滴定，其用量按醋酸汞与氢卤酸的摩尔比（1∶2）计算，可稍过量，一般加 3～5 ml 以消除氢卤酸的干扰，反应式如下：

$$2B \cdot HX + Hg(Ac)_2 \ == \ 2B \cdot HAc + HgX_2$$

如盐酸利多卡因、盐酸氯丙嗪的含量测定。

④ 有机碱的硫酸盐的滴定　由于硫酸的酸性强，用非水碱量法测定有机碱的硫酸盐时，只能滴定至 HSO_4^- 的程度，即在滴定过程中，SO_4^{2-} 作为共轭碱，只能吸收一个 H^+成 HSO_4^-。如硫酸阿托品和硫酸奎宁的含量测定。

⑤ 有机碱的硝酸盐的滴定　此类药物滴定的产物为硝酸，可氧化破坏指示剂，因此只能用电位法指示终点。如硝酸士的宁的含量测定。

⑥ 有机碱的有机酸盐的滴定　如马来酸氯苯那敏（扑尔敏）、重酒石酸去甲肾上腺素等药物都属于有机碱的有机酸盐，其通式为 B・HA。冰醋酸或冰醋酸-醋酐混合溶剂，能增强有机碱的有机酸盐的碱性，因此可以结晶紫为指示剂，用高氯酸滴定液来滴定。

（2）第二法（非水酸量法）　本法是用碱滴定液如甲醇钠滴定液（0.1 mol/L）或氢氧化四丁基铵滴定液（0.1 mol/L）在碱性溶剂中滴定酸性药物。对弱酸或极弱酸若以碱性溶剂乙二胺或偶极亲质子溶剂二甲基甲酰胺为溶剂可以提高酸的表观酸强度，使其可以被滴定。主要用于极弱的酸如酚类、酰亚胺类药物含量的测定。

滴定应在密闭装置中进行，应注意防止溶剂和滴定液吸收空气中的二氧化碳和湿气以及滴定液中溶剂的挥发。装置中需要通气的部位应连接硅胶及钠石灰管以吸收水蒸汽和二氧化碳。

案例 9　盐酸金刚烷胺含量测定

取本品约 0.12 g，精密称定，加冰醋酸 30 ml 与醋酸汞试液 5 ml 溶解后，加结晶紫指示液 2 滴，用高氯酸滴定液（0.1 mol/L）滴定至溶液显蓝色，并将滴定的结果用空白试验校正，每 1 ml 高氯酸滴定液（0.1 mol/L）相当于 18.77 mg 的 $C_{10}H_{17}N \cdot HCl$。

解析：

①盐酸金刚烷胺的结构

NH_2

，HCl

②盐酸金刚烷胺为有机碱的氢卤酸盐，加入醋酸汞是为了排除氢卤酸干扰。

③由于冰醋酸的膨胀系数较大，所以若滴定样品和标定高氯酸滴定液时的温度差别超过 10℃时，应重新标定，若未超过 10℃时，则应对温度引起体积的改变进行校正。

$$N_1 = \frac{N_0}{1 + 0.0011\ (t_1 - t_0)} \qquad (1\text{-}3)$$

式中，0.001 1 为冰醋酸的膨胀系数；t_0 为标定高氯酸滴定液时的温度；t_1 为滴定样品时的温度；N_0 为 t_0 时高氯酸滴定液的浓度；N_1 为 t_1 时高氯酸滴定液的浓度。

【任务实施】

实训一　永停终点法测定盐酸普鲁卡因注射液含量

一、目的要求

1. 掌握永停终点法测定盐酸普鲁卡因注射液含量的原理及操作方法。
2. 掌握盐酸普鲁卡因注射液含量的计算方法。

二、测定原理

分子结构中具有芳伯氨基的药物如盐酸普鲁卡因、苯佐卡因以及水解后具有芳伯氨基的药物如对乙酰氨基酚，在酸性溶液中可与亚硝酸钠反应，生成重氮盐，因而可用亚硝酸钠滴定法测定含量。

$$Ar—NHCOR + H_2O \longrightarrow Ar—NH_2 + RCOOH$$

$$Ar—NH_2 + NaNO_2 + 2HCl \longrightarrow Ar—N_2^+ + NaCl + 2H_2O$$

在滴定终点到达之前，电极上无电解反应发生，所以溶液中仅有很少或无电流通过，电流计指针不动或偏转后又立刻恢复至原点附近。理论终点后稍过量的亚硝酸钠滴定溶液滴入溶液时，由于在电极上有电解反应发生，所以溶液中有电流通过，电流计指针突然偏转，并且在1 min 内不恢复至原点，此即为滴定终点。电极反应为

阴极反应　$HNO_2 + H^+ + e \longrightarrow NO + H_2O$

阳极反应　$NO + H_2O \longrightarrow HNO_2 + H^+ + e$

三、仪器与试液配制

1. 仪器

1.5V 干电池，滑线电阻，灵敏检流计，260 型铂电极两支，电磁搅拌器，滴定管及各种容器。

2. 试液配制

（1）溴化钾：分析纯

（2）亚硝酸钠滴定溶液（0.05 mol/L）的配制与标定：取亚硝酸钠约 3.6 g，加无水碳酸钠 0.05 g，加水适量使溶解成 1 000 ml，作为滴定溶液，摇匀后待标定。

取在 120℃干燥至恒重的基准对氨基苯磺酸约 0.25 g，精密称定，加水 30 ml 及浓氨水 3 ml，溶解后加盐酸（1→2）20 ml，搅拌，在 30℃以下用亚硝酸钠滴定溶液迅速滴定，采用永停终点法确定终点，至电流计指针持续 1 min 不恢复。1 mmol 亚硝酸钠相当于 173.2 mg 对氨基苯磺酸，计算出亚硝酸钠滴定溶液的浓度。

（3）盐酸普鲁卡因注射液供试品规格为 0.1 g/10 ml。

四、实验步骤

精密量取规格为 0.1 g/10 ml 的盐酸普鲁卡因注射液 10 ml 于 200 ml 烧杯中，加水使成 120 ml，加入盐酸 5 ml，溴化钾 1 g，放入搅拌子。将烧杯放在电磁搅拌器上，将滴定管的尖

端插入液面下，在滴定池中，插入一对 260 型铂电极，将其与永停滴定仪连接，调节滑线电阻，使加于电极上的电压约为 50 mV，检流计的灵敏度为 10-9*A*/格。

开动电磁搅拌器，在 15～20℃用亚硝酸钠滴定溶液（0.05 mol/L）滴定，观察记录电流计指针读数，当电流计指针突然偏转 1 min 不再恢复时，即为终点。记录所用亚硝酸钠滴定溶液的体积 V。并做空白试验，空白试验消耗的体积记为 V_0。每 1 ml 亚硝酸钠滴定溶液（0.05 mol/L）相当于 13.64 mg 的 $C_{13}H_{20}N_2O_2 \cdot HCl$，计算本品标示量，重复测定 3 次，求出平均值。计算公式如下。

$$\text{标示量（\%）}=\frac{\left(V-V_0\right)\times T\times F\times 10^{-3}\times \overline{W}}{m\times S}$$

式中，V 为供试品消耗滴定液的体积，ml；V_0 为空白试验消耗滴定液的体积，ml；T 为滴定度，mg/ml；F 为高氯酸滴定液浓度校正因数；m 为供试品取样量，g；S 为标示量，g/ml。

五、说明

1．采用永停终点法确定终点时，在滴定刚开始及距终点较远时，电流计的指针不偏转或有偏转但立即又回到原点或原点附近。当滴定接近终点时，每加 1 滴亚硝酸钠滴定溶液都有较大的偏转，并且回到原点的速度减慢，但在 1 min 内指针不能回到原点或原点附近。因此在终点附近应慢慢滴加滴定剂。

2．为防止亚硝酸逸失，滴定管尖端必须插入液面下 2/3 处。

3．铂电极易钝化，每次用前应用新鲜配制的含少量氧化铁的硝酸煮沸浸洗。

六、思考题

实验中每 1 ml 亚硝酸钠滴定溶液（0.05 mol/L）相当于 13.64 mg 的 $C_{13}H_{20}N_2O_2 \cdot HCl$ 是怎样得出的？

任务二　学会利用仪器法分析药物

【任务分析】

仪器分析法包括电化学分析法、分光光度法和色谱法。随着仪器和检测技术的快速发展，仪器分析法的准确度和精密度越来越高，其专属性也较强，尤其是先分离后测定的色谱法对组分复杂、干扰成分较多、难以用化学方法分析的品种，更显优势。《中国药典》现行版中，现代分析技术得到进一步扩大应用，利用各种色谱法、光度法进行药物鉴别、检查及含量测定的品种越来越多。所以，必须学会基本的仪器分析操作技术。

【知识准备】

一、分光光度法

分光光度法是通过测定物质在特定波长处或一定波长范围内的吸光度或发光强度，对该物质进行定性或定量分析的方法。包括紫外-可见分光光度法、红外分光光度法、原子吸收分光光度法、荧光分析法和火焰光度法。本书介绍在药物定性和定量分析中常涉及的紫外-可见分光光度法、红外分光光度法。

（一）**紫外–可见分光光度法**（UV）

1．基本原理

单色光辐射穿过被测物质溶液时，在一定的浓度范围内被该物质吸收的量与该物质的浓度和液层的厚度成正比（朗伯-比尔定律），其关系如下式：

$$A = \lg\frac{1}{T} = ECL \tag{1-4}$$

式中，A 为吸光度；T 为透光率；E 为吸收系数，常用的表示方法是 $E_{1cm}^{1\%}$，其物理意义为当溶液浓度为 1%，g/ml，液层厚度为 1 cm 时的吸光度值；C 为 100 ml 溶液中所含被测物质的重量（按干燥品或无水物计算），g；L 为液层厚度，cm。

朗伯-比尔定律是紫外分光光度法分析的依据，物质对光的选择性吸收波长以及相应的吸收系数是该物质的物理常数。

2．测定方法及注意事项

有机化合物分析结构中如含有共轭体系、芳香环等发色基团，均可在紫外区（200～400 nm）或可见光区（400～760 nm）产生吸收。很多药物在可见光区本身并没有吸收，但在一定的条件下加入显色试剂或经过处理显色后，能对可见光产生吸收。

（1）测定方法

① 定性分析方法

比较吸光度法　有些药物的吸收峰比较多，但各峰对应的吸光度的比值是一定的，所以比较吸光度比值的一致性可作为药物鉴别的依据。如《中国药典》中硝西泮的鉴别：硝西泮加无水乙醇制成每 1 ml 约含 8μg 的溶液，在 220 nm、260 nm 与 310 nm 波长处有最大吸收，规定 260 nm 与 310 nm 波长处的吸光度的比值应为 1.45～1.65。利用紫外-可见分光光度法检查杂质限量，通常是采用检查杂质吸光度的方法。即配制一定浓度的供试品溶液，选择在药品无吸收而杂质有吸收的波长处测定吸光度，规定测得的吸光度不得超过某一限值。如肾上腺素中间体肾上腺酮的检查，肾上腺酮在 310 nm 处有吸收，而肾上腺素在此波长处无吸收。《中国药典》规定，取本品加盐酸（9→200）制成每 1 ml 中含 2.0 mg 的溶液，在 310 nm 波长处测定，吸光度不超过 0.05，已知肾上腺酮在该波长处吸收系数（$E_{1cm}^{1\%}$）为 453，通过计算可知控制酮体的限量为 0.06%。

比较吸收系数（$E_{1cm}^{1\%}$）的一致性　不同的药物，可有相同的λ_{max}值，但因分子量不同，其 $E_{1cm}^{1\%}$ 值有明显差异。因此，$E_{1cm}^{1\%}$ 作为化合物的特性常数，常用于药物鉴别。如《中国药典》规定，贝诺酯加无水乙醇制成每 1 ml 约含 7.5μg 的溶液，在 240 nm 处有最大吸收，相应的吸收系数（$E_{1cm}^{1\%}$）应为 730～760。

比较吸收光谱特性的一致性　利用药物具有紫外吸收的特性或利用药物经化学处理后，测定其反应产物的吸收特性进行鉴别。如《中国药典》中氟胞嘧啶的鉴别：取氟胞嘧啶适量，加盐酸溶液（9→100）制成每 1 ml 约含 10μg 的溶液，在 268 nm 的波长处有最大吸收，吸光度约为 0.71。

用紫外-可见分光光度法鉴别药物时，对仪器的准确度要求很高，必须按要求严格校正合格后方可使用，样品的纯度必须达到要求才能测定。

② 定量分析方法

对照品比较法　按各品种项下的方法，分别配制供试品溶液和对照品溶液，对照品溶液中所含被测组分的量应为供试品溶液中被测成分规定量的 100% ±10%，所用溶剂也应该一致，在规定的波长处测定供试品溶液和对照品溶液的吸光度后，按下式计算供试品中被测溶液的浓度：

$$C_X = \left(A_X \big/ A_R \right) \times C_R \tag{1-5}$$

式中，C_X为供试品溶液的浓度；A_X为供试品溶液的吸光度；C_R为对照品溶液的浓度；A_R对照品溶液的吸光度。

吸收系数法 按各品种项下的方法，在规定的波长处测定其吸光度，再以该品种在规定下的吸收系数计算含量。用本法测定时，吸收系数通常应大于100，并注意仪器的校正和检定。

计算分光光度法 计算分光光度法有多种，使用时均应按各品种项下规定的方法进行。当吸光度处在吸收曲线的陡然上升或下降的部位测定时，波长的微小变化可能对测定结果造成显著影响，故对照品和供试品的测试条件应尽可能一致。计算分光光度法一般不宜用作含量的测定。

比色法 供试品本身在紫外-可见区没有强吸收，或在紫外区虽有吸收但为了避免干扰或提高灵敏度，可加入适当的显色剂显色后测定，这种方法为比色法。

用比色法测定时，由于显色时影响显色深浅的因素较多，应取供试品与对照品或标准品同时操作。除另有规定外，比色法所用的空白系指用同体积的溶剂代替对照品或供试品溶液，然后依次加入等量的相应试剂，并用同样方法处理。在规定的波长处测定对照品和供试品溶液的吸光度后，按上述对照品对照法计算供试品浓度。

（2）仪器的校正和检定

为保证测量的精密度和准确度，所用仪器应按照国家计量检定规程或《中国药典》附录（Ⅳ）规定，定期进行校正检定。包括波长、吸光度及杂散光的检定和检查等。

（3）对溶剂的要求

含有杂原子的有机溶剂，通常均具有很强的末端吸收。因此，当做溶剂使用时，它们的使用范围均不能小于截止使用波长。例如甲醇、乙醇的截止使用波长为 205 nm。另外，当溶剂不纯时，也可能增加干扰吸收。因此，在测定供试品前，应先检查所用的溶剂在供试品所用的波长附近是否符合要求，即将溶剂置 1 cm 石英吸收池中，以空气为空白（即空白光路中不置任何物质）测定其吸光度。溶剂和吸收池的吸光度：在 220～240 nm 范围内不得超过 0.40，在 241～250 nm 范围内不得超过 0.20，在 251～300 nm 范围内不得超过 0.10，在 300 nm 以上时不得超过 0.05。

3．应用

案例 10 卡马西平含量测定

取本品，精密称定，加乙醇溶解并定量稀释制成每 1 ml 中约含 10μg 的溶液。照紫外-可见分光光度法，在 285 nm 波长处测定吸光度；另取卡马西平对照品，同法测定，计算，即得。

解析：本法为对照品对照法。

（二）红外分光光度法

1．基本原理

红外分光光度法是通过测定药物在红外光区（2.5～25μm）的吸收光谱对药物进行鉴别、检查的一种方法。有机药物的组成、结构、官能团不同时，其红外光谱也不同。药物的红外光谱能反映出药物分子的结构特点，具有专属性强、准确度高、应用广的特点，是验证已知药物的有效方法。主要用于组分单一或结构明确的原料药，特别适用于用其他方法不易区分的同类药物的鉴别。如磺胺类、甾体激素类和半合成抗生素类等药物的鉴别。

用红外分光光度法鉴别药物时，《中国药典》均采用标准图谱对照法。即按规定条件测定供试品的红外吸收光谱图，将测得的红外吸收光谱图与《药品红外光谱图集》中的相应标准图谱对比，如果峰位、峰形、相对强度都一致，即为同一药物。

用红外分光光度法杂质检查时，主要用于药物中无效或低效晶型的检查。如采用红外分光光度法检查甲苯达唑中A晶型；棕榈氯霉素混悬剂中A晶型等。

2．注意事项

（1）药典各品种项下规定“应与对照的图谱（光谱集××图）一致”，系指《药品红外光谱集》第一卷（1995年版）、第二卷（2000年版）和第三卷（2005年版）的图谱。同一化合物的图谱若在不同的卷上均有记载时，则以后卷所收载的光谱为准。

（2）具有多晶型现象的固体药品，由于供测定的供试品晶型可能不同，导致绘制的光谱图与《药品红外光谱集》所收载的光谱图不一致。遇此情况，应按该药品光谱图中备注的方法或各品种项下规定的方法进行预处理后再绘制比对。如未规定药用晶型与合适的预处理方法，则可使用对照品，并采用适当的溶剂对供试品与对照品在相同条件下同时进行重结晶后，再依法测定比对。如已规定药用晶型的，则应采用相应药用晶型的对照品依法比对。

（3）由于各种型号的仪器性能不同，供试品制备时研磨程度的差异或吸水程度不同等原因，均会影响光谱的形状。因此，进行光谱比对时，应考虑各种因素可能造成的影响。

二、色谱法

利用药物及药物与杂质在吸附或分配性质上的差异可以进行定性或定量分析药物。主要通过比较色谱行为（比移值或保留时间）和检查结果是否与药品质量标准一致来验证药物真伪或有无杂质的方法。常用的有纸色谱法、薄层色谱法、高效液相色谱法和气相色谱法。

（一）薄层色谱法

主要用于药物的鉴别及检查。它是将供试品溶液点样于薄层板上，经展开、检视后所得的色谱图，与适宜的对照物按同法所得的色谱图作对比，进行药物鉴别与检查。

（二）纸色谱法

纸色谱法是以纸为载体，以纸上所含水分或其他物质为固定相，用展开剂进行展开的分配色谱。供试品经展开后，可用比移值（R_f）表示其各组分的位置，但由于影响比移值的因素较多，因而一般采用在相同实验条件下与对照物质对比以确定其异同。药品鉴别时，供试品在色谱图中所显主斑点的位置与颜色（或荧光），应与对照品在色谱图中所显示主斑点相同。

（三）高效液相色谱法

1．基本原理

高效液相色谱法是采用高压输液泵将规定的流动相泵入装有填充剂的色谱柱进行分离测定的色谱方法。供试品经进样阀注入，由流动相带动通过色谱柱，各成分在柱内被分离后，依次通过检测器，其成分情况转变为其色谱信号情况，并由记录仪，积分仪或计算机记录、显示而作为检验成分的依据。

2．测定方法及注意事项

（1）测定方法

《中国药典》中用于杂质检查和含量测定的具体方法主要有以下几种：

① 内标法加校正因子测定供试品中某个杂质或主成分含量

按各品种项下的规定，精密称（量）取对照品和内标物质，分别配成溶液，精密量取各溶液，配成校正因子测定用的对照溶液。取一定量注入仪器，记录色谱图。测量对照品和内标物质的峰面积或峰高，按下式计算校正因子：

$$校正因子（f）=\frac{A_S/C_S}{A_R/C_R} \tag{1-6}$$

式中，A_S 为内标物质的峰面积或峰高；A_R 为对照品的峰面积或峰高；C_S 为内标物质的浓度；C_R 为对照品的浓度。

再取各品种项下含有内标物质的供试品溶液，注入仪器，记录色谱图，测量供试品中待测成分（或其杂质）和内标物质的峰面积或峰高，按下式计算供试品的浓度：

$$C_X = f \times \frac{A_X}{A_S/C_S} \tag{1-7}$$

式中，C_X 为供试品（或其杂质）的浓度；A_X 为供试品（或其杂质）峰面积或峰高；A_S 为内标物质的峰面积或峰高；C_S 为内标物质的浓度；f 为校正因子。

当配制校正因子测定用的对照溶液和含有内标物质的供试品溶液，使用等量同一浓度的内标物质溶液时，则配制内标物质溶液不必精密称（量）取。

② 外标法测定供试品中某个杂质或主成分含量

按各品种项下的规定，精密称（量）取对照品和供试品，配制成溶液，分别精密量取一定量，注入仪器，记录色谱图。测量对照品溶液和供试品溶液中待测成分的峰面积（或峰高），按下式计算含量：

$$C_X = C_R \times \frac{A_X}{A_R} \tag{1-8}$$

由于微量注射器不易精确控制进样量，当采用外标法测定供试品中某杂质或主成分含量时，以定量环或自动进样器进样为好。

③ 加校正因子的主成分自身对照法

测定杂质含量时，可采用加校正因子的自身对照法。在建立方法时，按各品种项下的规定，精密称（量）取杂质对照品和待测成分对照品各适量，配制测定杂质校正因子的溶液，进样，记录色谱图，按上述①法计算杂质的校正因子，此校正因子可直接载入各品种项下，用于校正杂质的实测峰面积。这些需做校正计算的杂质，通常以主成分为参照，采用相对保留时间定位，其数值一并载入各品种项下。

测定杂质含量时，按各品种项下规定的杂质限度，将供试品溶液稀释成与杂质限度相当的溶液作为对照溶液，进样，调节检测灵敏度（以噪声水平可接受为限）或进样量（以柱子不过载为限），使对照溶液的主成分色谱峰的峰高达满量程的 10%～25%或其峰面积能准确积分[通常含量低于 0.5%的杂质，峰面积的相对标准偏差（RSD）应小于 10%；含量在 0.5%～2%的杂质，峰面积的 RSD 应小于 5%；含量大于 2%的杂质，峰面积的 RSD 应小于 2%]。然后，取供试品溶液和对照品溶液适量，分别进样，供试品溶液的记录时间，除另有规定外，应为主成分色谱峰保留时间的 2 倍，测量供试品溶液色谱图上各杂质的峰面积。分别乘以相应的校正因子后与对照溶液主成分的峰面积比较，依法计算各杂质含量。

④ 不加校正因子的主成分自身对照法

若没有杂质对照品，或当杂质峰面积与主成分峰面积相差悬殊时，可采用不加校正因子的主成分自身对照法。同上述③ 法配制对照溶液并调节检测灵敏度后，取供试品溶液和对照溶液适量，分别进样，前者的记录时间，除另有规定外，应为主成分色谱峰保留时间的 2 倍，测量供试品溶液色谱图上各杂质的峰面积并与对照溶液主成分峰面积比较，计算杂质含量。如醋酸甲地孕酮中检查有关物质即采用此法。

若供试品所含的部分杂质未与溶剂峰完全分离，则按规定先记录供试品溶液的色谱图Ⅰ，再记录等体积纯溶剂的色谱图Ⅱ。色谱图Ⅰ上杂质峰的总面积（包括溶剂峰），减去色谱图Ⅱ上的溶剂峰面积，即为总杂质峰的校正面积，然后依法计算。

⑤ 面积归一化法

由于面积归一化法测定误差大，因此本法通常只能用于粗略考察供试品中的杂质含量。除另有规定外，一般不宜用于微量杂质含量的检查。方法是测量各杂质峰的面积和色谱图上除溶剂峰以外的总色谱峰面积，计算各峰面积及其之和占总峰面积的百分率。

该法检查时，取供试品溶液进样，经高效液相色谱分离后，测定各杂质及药物的峰面积和色谱图上除溶剂峰以外的总色谱峰面积，计算各杂质峰面积及其总和占总峰面积的百分率，不得超过规定的限量。如硫酸庆大霉素中 C 组分的检查（详见《中国药典》第二版）。

（2）注意事项

① 药物鉴别时，按高效液相色谱条件进行试验，要求供试品和对照品色谱峰的保留时间一致。若检查和含量测定时，可采用和含量测定一样的色谱条件进行杂质检查。

② 对仪器的要求

所用的高效液相色谱仪器应定期检定并符合有关规定。

色谱柱：常用的色谱柱填充剂为化学键和硅胶，反相色谱系统使用非极性填充剂，以十八烷基硅烷键合硅胶最为常用，辛基硅烷键合硅胶和其他类型的硅烷键合硅胶（氰基硅烷键合相和氨基硅烷键合相等）也有使用。正相色谱系统使用极性填充剂，常用的填充剂有硅胶等。以硅胶为载体的一般键合固定相填充剂适用 pH=2～8 的流动相。当 pH 大于 8 时可使载体硅胶溶解；当 pH 小于 2 时，与硅胶相连的化学键合相易水解脱落。当色谱系统中需使用 pH 大于 8 的流动相时，应选用耐碱的填充剂，如采用高纯硅胶为载体并具有高表面覆盖度的键合硅胶、包覆聚合物填充剂、有机-无机杂化填充剂或非硅胶填充剂等；当需使用 pH 小于 2 的流动相时，应选用耐酸的填充剂，如具有大体积侧链能产生空间位阻保护作用的二异丙基或二异丁基取代十八烷基硅烷键合硅胶、有机-无机杂化填充剂等。

检测器：常用的检测器为紫外检测器。其他常见的检测器有二极管阵列检测器（DAD）、荧光检测器、示差折光检测器、蒸发光散射检测器、电化学检测器和质谱检测器等。

流动相：由于 C_{18} 链在水相环境中不易保持伸展状态，故对于十八烷基硅烷键合硅胶为固定相的反相色谱系统，流动相中有机溶剂的比例通常应不低于 5%。否则 C_{18} 链的随机卷曲将导致组分保留值变化，造成色谱系统不稳定。

各品种项下规定的条件除固定相种类、流动相组成、检测器类型不得改变外，其余如色谱柱内径、长度、固定相牌号、载体粒度、流动相流速、混合流动相各组成的比例、柱温、进样量、检测器的灵敏度等，均可适当改变，以适应具体的色谱系统并达到系统适用性试验的要求。但对某些品种，必须用特定牌号的填充剂方能满足分离要求者，可在该品种项下注明。

③ 高效液相色谱系统适用性试验

色谱系统的适用性试验通常包括理论板数、分离度、重复性和拖尾因子 4 个指标。其中，分离度和重复性是系统适用性试验中更具实用意义的参数。

按各品种项下要求对色谱系统进行适用性试验，即用规定的对照品对色谱系统进行试验，应符合要求。如达不到要求，可对色谱分离条件作适当的调整。

色谱柱的理论板数（n）：在规定的色谱条件下，注入供试品溶液或各品种项下规定的内标物质溶液，记录色谱图，量出供试品主成分峰或内标物质峰的保留时间 t_R（以分钟或长度计，下同，但应取相同单位）和半高峰宽（$W_{h/2}$）。按下式计算色谱柱的理论板数：

$$n = 5.54 \times \left(t_R / W_{h/2}\right)^2 \tag{1-9}$$

分离度（R）：无论是定性鉴别还是定量分析，均要求待测峰与其他峰、内标峰或待定的杂质对照峰之间有较好的分离度。分离度的计算公式为：

$$R = \frac{2 \times \left(t_{R2} - t_{R1}\right)}{W_1 + W_2} \tag{1-10}$$

式中，t_{R2} 为相邻两峰中后一峰的保留时间；t_{R1} 为相邻两峰中前一峰的保留时间；W_1 及 W_2 为此相邻两峰的峰宽（图 1-2）。

除另有规定外，定量分析时分离度应大于 1.5。

重复性：取各品种项下的对照溶液，连续进样 5 次，除另有规定外，其峰面积测量值的相对标准偏差应不大于 2.0%。也可按各品种校正因子测定项下，配制相当于 80%、100%、120% 的对照品溶液。加入规定量的内标溶液，配成 3 种不同浓度的溶液，分别至少进样 2 次，计算平均校正因子，其相对标准偏差应不大于 2.0%。

拖尾因子（T）：为保证分离效果和测量精度，应检查待测峰的拖尾因子是否符合各品种项下的规定。拖尾因子计算公式为：

$$T = \frac{W_{0.05h}}{2 \times d_1} \tag{1-11}$$

式中，$W_{0.05h}$ 为 5%峰高处的峰宽；d_1 为峰顶点至峰前沿之间的距离（图 1-3）。

除另有规定外，峰高法定量时 T 应在 0.95～1.05。峰面积法测定时，T 值偏离过大，也会影响小峰的检测和定量的准确度。

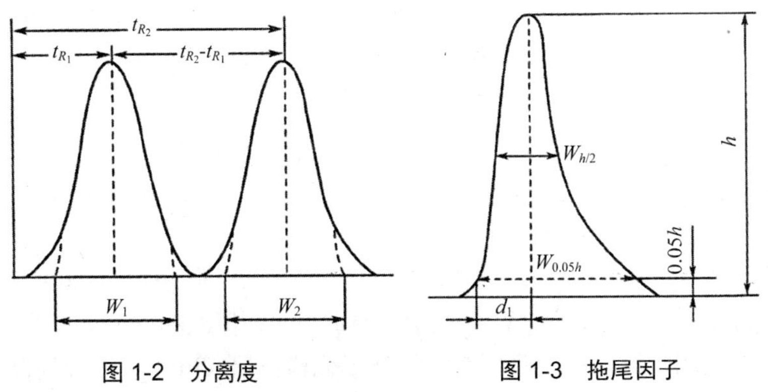

图 1-2　分离度　　图 1-3　拖尾因子

3．应用

案例 11 炔雌醇含量测定

色谱条件与系统适用性试验：用十八烷基硅烷键合硅胶为填充剂；以甲醇-水（70∶30）为流动相；检测波长为 281 nm。理论板数按炔雌醇峰计算不低于 1 000，炔雌醇峰与内标物质峰的分离度应符合要求。

内标溶液的制备：取醋酸甲地孕酮约 20 mg，精密称定，置 10 ml 容量瓶中。以无水乙醇溶解并稀释至刻度，摇匀，即得。

测定法：取本品约 40 mg，精密称定，置 5 ml 容量瓶中，以无水乙醇溶解并稀释至刻度，摇匀；精密量取该溶液与内标溶液各 2 ml，置 10 ml 容量瓶中，以甲醇稀释至刻度，摇匀，取 10μl 注入液相色谱仪，记录色谱图；另取炔雌醇对照品适量，精密称定，同法测定。按内标法以峰面积计算，即得。

解析：本法为内标加校正因子法。

（四）气相色谱法

1．基本原理

气相色谱法是采用气体为流动相（载气）流经装有填充剂的色谱柱进行分离测定的色谱方法。药物或其衍生物汽化后，被载气带入色谱柱进行分离，各组分先后进入检测器，用记录仪、积分仪或数据处理系统记录色谱信号。本方法既可用于药物鉴别检查，也可用于药物含量测定。

2．应用范围及注意事项

（1）气相色谱在《中国药典》中主要用于溶剂残留量的检查、乙醇测定、挥发性杂质检查、维生素 E 及其制剂的含量测定等，但气相色谱分析中，因在一定条件下被分析药物在色谱柱上的保留值（保留时间和保留体积）是不变的，故还可用保留值进行药物的鉴别。最常用的是以易于测定的保留时间来做鉴别。

（2）所用的气相色谱仪由载气源、进样部分、色谱柱、柱温箱、检测器和数据处理系统组成。进样部分、色谱柱和检测器的温度均在控制状态。

载气源　气相色谱法的流动相为气体，称为载气。氦气、氮气和氢气可用做载气，可由高压钢瓶或高纯度气体发生器提供，经过适当的减压装置，以一定的流速经过进样器和色谱柱，根据供试品的性质和检测器种类选择载气，除另有规定外，常用载气为氮气。

进样部分　进样方式一般可采用溶液直接进样或顶空进样。

溶液直接进样采用微量注射器、微量进样阀或有分流装置的汽化室进样。采用溶液直接进样时，进样口温度应高于柱温 30～50℃，进样量一般不超过数微升，柱径越细，进样量应越少，采用毛细管柱时，一般应分流以免过载。

顶空进样适用于固体和液体供试品中挥发性组分的分离和测定。

色谱柱　色谱柱为填充柱或毛细管柱。填充柱的材质为不锈钢或玻璃，毛细管柱的材质为玻璃或石英。

柱温箱　由于柱温箱温度的波动会影响色谱分析结果的重现性，因此柱温箱控温精度应在±1℃，且温度波动小于每小时 0.1℃。温度控制系统分为恒温和程序升温两种。

检测器　适合气相色谱法的检测器有火焰离子化检测器（FID）、热导检测器（TCD）、氮磷检测器（NPD）、火焰光度检测器（FPD）、电子捕获检测器（ECD）、质谱检测器（mS）等。除另有规定外，一般用火焰离子化检测器，用氢气作为燃气，空气作为助燃气。在使用火焰离子化检测器时，检测器温度一般应高于柱温，并不得低于 150℃，以免水汽凝结，通常为 250～350℃。

数据处理系统　分为记录仪、积分仪以及计算机工作站等。各品种项下规定的色谱条件，除检测器种类、固定液品种及特殊指定的色谱柱材料不得改变外，其余如色谱柱内径、长度、载体牌号、粒度、固定液涂布浓度、载气流速、柱温、进样量、检测器的灵敏度等均可适当改变，以适应具体品种并符合系统适用性试验的要求。一般色谱图约于 30 min 内记录完毕。

（3）系统适用性试验

除另有规定外，应按照“高效液相色谱法”项下的规定。

3．测定方法

（1）内标法加校正因子测定供试品中某个杂质或主成分含量。

（2）外标法测定供试品中某个杂质或主成分含量。

（3）面积归一化法。

（4）标准溶液加入法测定供试品中某个杂质或主成分含量。

精密称（量）取某个杂质或待测成分对照品适量，配制成适当浓度的对照品溶液，取一定量，精密加入到供试品溶液中，根据外标法或内标法测定杂质或主成分含量，再扣除加入的对照品溶液含量，即得供试液溶液中某个杂质和主成分含量。

也可按下述公式进行计算。加入对照品溶液前后校正因子应相同，即：

$$\frac{A_{is}}{A_X}=\frac{C_X+\Delta C_X}{C_X} \tag{1-12}$$

则待测组分的浓度 C_X 可通过如下公式进行计算：

$$C_X=\frac{\Delta C_X}{(A_{is}/A_X)-1} \tag{1-13}$$

式中，C_X 为供试品中组分 X 的浓度；A_X 为供试品中组分 X 的色谱峰面积；ΔC_X 为所加入的已知浓度的待测组分对照品的浓度；A_{is} 为加入对照品后组分 X 的色谱峰面积。

分光光度法荧光由于灵敏度高，专属性强，在药物的鉴别、检查和含量测定中均有应用。还可采用灵敏度高，专属性强的原子吸收光谱法测定微量元素的含量。

4．应用

案例 12　各种制剂中乙醇的含量测定（20℃）

色谱条件与系统适用性试验：用直径为 0.18～0.25 mm 的二乙烯苯-乙基乙烯苯型高分子多孔小球作为载体，柱温为 120～150℃；另外精密量取无水乙醇 4 ml、5 ml、6 ml，分别精密加入正丙醇（作为内标物质）5 ml，加水稀释成 100 ml，混匀（必要时可进一步稀释），按照气相色谱法测定。用正丙醇计算的理论板数应大于 700；乙醇和正丙醇两峰的分离度应大于 2；3 份溶液各进样 5 次，所得 15 个校正因子的相对标准偏差不得大于 2.0%。

测定法：精密量取恒温至 20℃的供试品适量（相当于乙醇 5 ml）和正丙醇 5 ml，加水稀释成 100 ml，混匀；作为供试品溶液。另外精密量取恒温至 20℃的无水乙醇和正丙醇各 5 ml，加水稀释成 100 ml，混匀；作为对照品溶液。上述两溶液必要时可进一步稀释。取对照品溶液和供试品溶液各适量，在上述色谱条件下，分别连续进样 3 次，按内标法依峰面积计算供试品的乙醇含量，取 3 次计算的平均值作为结果。

解析：本法为内标加校正因子法。

【任务实施】

实训二　紫外吸收光谱法鉴别布洛芬

一、目的要求

1．掌握利用紫外吸收光谱法鉴别布洛芬的原理和方法。

2．能熟练地操作紫外吸收光谱仪对药品进行相应的分析。

二、仪器与试液配制

1．752 型（或其他型号）紫外-可见分光光度计；100 ml 容量瓶等。

2．试液配制　氢氧化钠溶液（0.4%）：取分析纯氢氧化钠 0.4 g，加水溶解使成 100 ml，摇匀后即得。

三、实验步骤

1．绘制紫外吸收光谱

称取 25 mg 布洛芬溶于 100 ml 0.4%氢氧化钠溶液中，其浓度为 0.25 mg/ml，振摇，使溶解，放置 20 min 后，在紫外-可见分光光度计上，以 0.4%氢氧化钠溶液为参比溶液，用 1 cm 吸收池，从 220 nm 开始，每次增加 5 nm，依次测定其吸光度，测定至 300 nm。

利用上述在不同波长处测得的吸光度数据，在方格坐标纸上以吸光度 A 为纵坐标，以波长 λ 为横坐标，绘制出布洛芬的 A-λ 曲线，即得到布洛芬的吸收光谱。

2．检查最大吸收和最小吸收　根据所绘制的吸收光谱，检查在 265 nm 处是否有最大吸收，在 273 nm 处是否有次最大吸收，在 245 nm 处是否有最小吸收，在 271 nm 处是否有次最小吸收，在 259 nm 处是否有一间缝出现。

3．与布洛芬标准紫外吸收光谱图比较　将所绘制的布洛芬紫外吸收光谱与布洛芬对照品的紫外吸收光谱相对照，最后进行定性。

四、思考题

1．本实验中为什么要用 0.4%氢氧化钠溶液溶解布洛芬供试品？

2．计算本实验中布洛芬在 264 nm 处 $E_{1cm}^{1\%}$ 和 273 nm 处的 $E_{1cm}^{1\%}$ 各为多少？

任务三　学会用物理检验法分析药物

【任务分析】

物理常数是表示药物的物理性质的重要特征常数，各种药物因分子结构以及聚集状态不同，物理常数也不同。在一定条件下测定药物的物理常数，可用于判断药物的真伪，又能检查其纯度，还可用于药物含量测定。《中国药典》现行版在药品质量标准的性状项下常列有相对密度、馏程、熔点、比旋度、折光率、黏度、凝固点、吸收系数等物理常数。物理常数是反映药品真伪优劣的一个方面，所以本任务的目的就是学会结合各项物理常数来评价药品的质量。

【知识准备】

一、相对密度测定法

（一）基本原理

相对密度是指在相同的温度、压力条件下，某物质的密度与水的密度之比。除另有规定外，温度为 20℃。纯物质的相对密度在特定的条件下为不变的常数。如物质的纯度不够，则其相对密度的测定值会随着纯度的变化而变化。因此，测定药品的相对密度，可用以检查药品的纯杂程度。相对密度测定均是指液体药品的相对密度。

（二）测定方法

根据使用仪器不同，测定相对密度的方法可分为比重瓶法、韦氏比重秤法和比重计法。《中国药典》附录中收载的方法是比重瓶法、韦氏比重秤法。液体药品的相对密度，一般用比重瓶法测定，测定易挥发液体的相对密度，可用韦氏比重秤法。

1．比重瓶法

（1）取洁净、干燥并精密称定的比重瓶（图 1-4A），装满供试品（温度应低于 20℃或按各药品项下规定的温度）后，装上温度计（瓶中应无气泡）。置 20℃（或各药品项下规定的温度）的水浴中放置若干分钟（10～20 min），使内容物的温度达到 20℃（或各药品项下规定的温度），用滤纸除去溢出侧管的液体，立即盖上罩。然后将比重瓶自水浴中取出，再用滤纸将比重瓶的外面擦净，精密称定，减去比重瓶的重量，求得供试品的重量后，将供试品倾去，洗净比重瓶，装满新沸过的冷水，再照上法测得同一温度时水的重量，按下式计算即得：

$$\text{供试品的相对密度}=\frac{\text{供试品的重量}}{\text{纯化水重量}} \tag{1-14}$$

（2）取洁净、干燥并精密称定的比重瓶（图 1-4B），装满供试品（温度应低于 20℃或各药品项下规定的温度）后，插入中心有毛细孔的瓶塞，用滤纸将从塞孔溢出的液体擦干，置 20℃（或各药品项下规定的温度）恒温水浴中放置若干分钟（10～20 min），随着供试液温度的上升，过多的液体将不断从塞孔溢出，随时用滤纸将瓶塞顶端擦干，待液体不再由塞孔溢出，迅即将比重瓶自水浴中取出，照（1）法，自“再用滤纸将比重瓶的外面擦净”起，依法测定，即得。

本法优点是测得相对密度准确，而且供试品用量少。

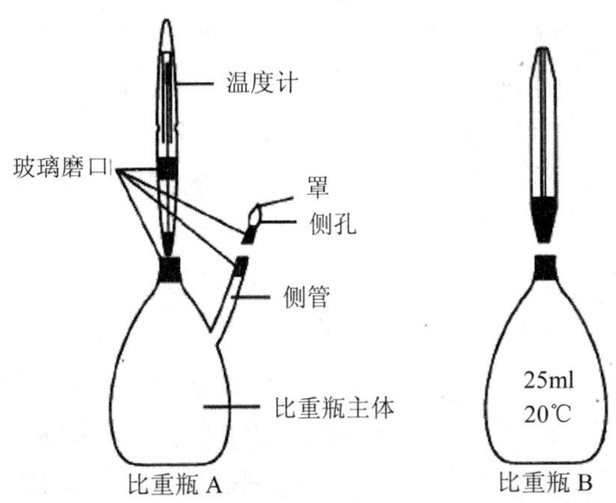

图 1-4 比重瓶

2. 韦氏（WestphAl）比重秤法

（1）韦氏比重秤原理：韦氏比重秤是依据一定体积的物体（如比重秤的玻璃锤），在各种液体中所受的浮力与该液体的相对密度成正比。

当供试品量足够测定用时，可选用此法，其测定结果准确可靠，而且操作简便迅速，在秤上可直接读得相对密度读数。

（2）韦氏比重秤构造：由支柱、横梁、玻璃锤、游码和玻璃圆筒五部分构成（图 1-5）。

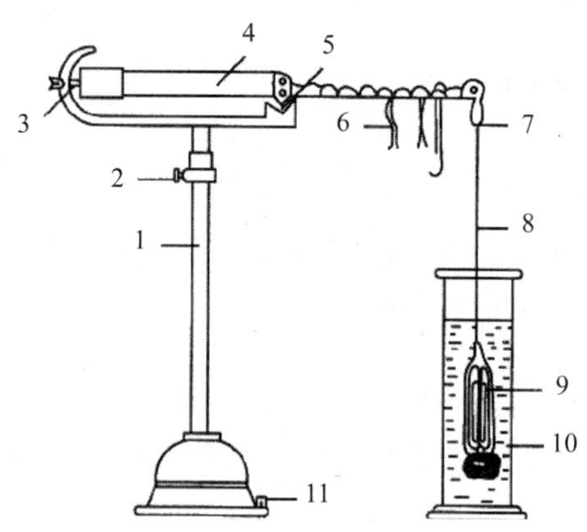

图 1-5　韦氏比重秤

1. 支架；2. 调节器；3. 指针；4. 横梁；5. 刀口；6. 游码；7. 小钩；
8. 细白金丝；9. 玻璃锤；10. 玻璃圆筒；11. 调节螺丝

① 支柱：起固定横梁的作用。支柱包括支架、调节器和指针等。

② 横梁：横梁包括指针、秤臂（横梁）、平衡螺旋、刀口、挂钩处和秤钩等。指针在横梁的最左端，当比重秤平衡时，可与固定支架左上方的另一指针对准。横梁的右半臂为挂钩处，挂钩处分为等距离的 10 等份，为 10 格，1～9 格处刻有 1～9 的字样。在第 10 格处有一秤钩，可以挂上玻璃锤及游码。

③ 玻璃锤：韦氏比重秤的主要部分为玻璃锤（有的锤内附有 10～25℃的小温度计，可以观察测定时的温度），玻璃锤具有一定的体积，当沉入水中时，恰好能排开 5 g 的水（一定温度时）。

④ 游码：游码有 4 种（5 g，500 mg，50 mg，5 mg），每种 2 个。各游码在衡量右端挂钩时，分别表示比重 1、0.1、0.01、0.001。如果安放在横梁第 6 格位置上，则分别表示比重 0.6、0.06、0.006、0.000 6。每种砝码代表的比重数值见表 1-1。

⑤ 玻璃圆筒：玻璃圆筒用于盛放水或供试品。若供试品较多时可用 50 ml 比色管代替。

（3）韦氏比重秤法的使用方法：

取 20℃时相对密度为 1 的韦氏比重秤，用新沸过的冷水将所附玻璃圆筒装至八分满，置 20℃（或各药品项下规定的温度）的水浴中，搅动玻璃圆筒内的水，调节温度至 20℃（或各药品项下规定的温度），将悬于秤端的玻璃锤浸入圆筒内的水中，秤臂右端悬挂游码于 1.000 0 处，调节秤臂左端平衡用的螺旋使平衡，然后将玻璃圆筒内的水倾去，拭干，装入供试液至相同的高度，并用同法调节温度后，再把拭干的玻璃锤浸入圆筒内的供试液中，调节秤臂上游码的数量与位置使平衡，读取数值，即得供试品的相对密度。

表 1-1　韦氏比重秤砝码代表的比重数值

游码所在位置	游码所表示的比重数值			
	5 g	500 mg	50 mg	5 mg
第 10 格	1	0.1	0.01	0.001
第 9 格	0.9	0.09	0.009	0.000 9
第 8 格	0.8	0.08	0.008	0.000 8
第 7 格	0.7	0.07	0.007	0.000 7
第 6 格	0.6	0.06	0.006	0.000 6
第 5 格	0.5	0.05	0.005	0.000 5
第 4 格	0.4	0.04	0.004	0.000 4
第 3 格	0.3	0.03	0.003	0.000 3
第 2 格	0.2	0.02	0.002	0.000 2
第 1 格	0.1	0.01	0.001	0.000 1

若该比重秤系在 4℃时相对密度为 1，则用水校正时，游码应悬挂于 0.998 2 处，并应在 20℃测得的供试品相对密度除以 0.998 2。

（三）注意事项

1．比重瓶装供试品或水时注意不要有气泡。如有气泡则应稍放置，待气泡逸去后再调节，如糖浆、甘油等黏稠液体必须小心沿壁倒入，因产生气泡很难逸去而影响测量结果。若产生气泡，必要时可以压缩空气而排除。

2．比重瓶必须洁净干燥（用前依次用重铬酸钾洗液、自来水、纯化水洗净，必要时可再用少量乙醇、乙醚干燥），操作顺序为先称量空瓶重，再装供试品称重，最后装水称重。

3．安放韦氏比重秤时，应在温度适当的室内，避免受热、冷、气流及震动的影响，并将其牢固地安装在水泥平台上，其周围不得有强烈磁流及腐蚀气体等。

4．韦氏比重秤使用前，可用内附的等重游码（大游码）校正零点，即将等重游码悬挂在秤端小钩处，调节调整螺丝，使指针与支架左上方另一指针对准，再以一定温度的水调平衡，这样可以决定比重秤是否良好。玻璃锤应全部浸入液体内。

5．采用新煮沸数分钟并冷却的水，其目的是除去水中少量的空气。

6．供试品如为油类，测定后应尽量倾出油滴，用乙醚或石油醚冲洗数次，待油类完全洗去，再用醇、水冲洗，最后用水冲洗干净，方能测定水的重量。洗瓶时不要忘记洗涤瓶塞。

（四）应用

相对密度测定法主要用于某些液体药物的鉴别和纯度判断。药物的相对密度收载在《中国药典》的性状项中。用测定的结果与《中国药典》中药物相对密度比较是否一致，以判断是否符合规定。如《中国药典》中二甲硅油要求相对密度为 0.970～0.980；乙醇要求相对密度不大于 0.812 9，即相当于含 C_2H_5OH 不少于 95.0%（ml/ml）。

二、馏程测定法

（一）基本原理

馏程是指一种液体在校正到标准压力[101.3 kPa（760 mmHg）]下蒸馏，自开始蒸馏出第 5 滴算起，至供试品仅剩 3～4 ml，或一定比例的容积蒸馏出时的温度范围。

某些液体药品，在一定的压力下具有一定的馏程，测定馏程可以区别或检查药品纯净的程度。

（二）测定方法

1．仪器装置

《中国药典》现行版馏程测定法采用的是国产 19 号标准磨口蒸馏装置一套，见图 1-6。A 为蒸馏瓶；B 为冷凝管，馏程在 130℃以下用水冷却，馏程在 130℃以上用空气冷凝管；C 为具有 0.5 ml 刻度的 25 ml 量筒；D 为分浸型具有 0.5℃刻度的温度计，预先经过校正，温度计汞球的上端与蒸馏瓶出口支管的下壁相齐。根据供试品馏程的不同，可选用不同的加热器，通常馏程在 80℃以下时用水浴（其液面始终不得超过供试品的液面），80℃以上时用直接火焰或其他电热器加热。

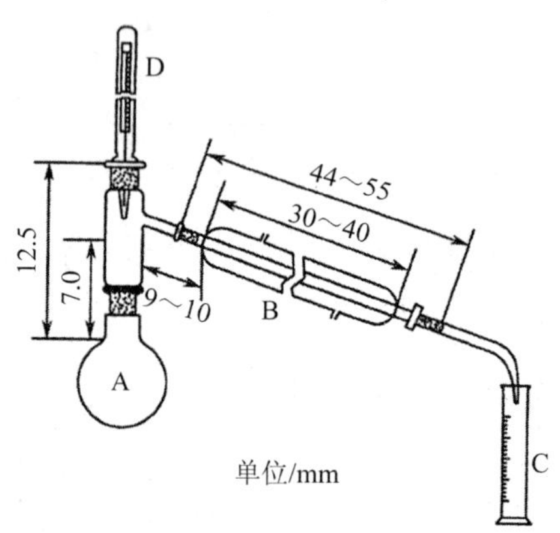

图 1-6　标准磨口蒸馏装置

A. 蒸馏瓶；B. 冷凝管；C. 刻度量筒；D. 温度计

2．测定法

取供试品 25 ml，经长颈的干燥小漏斗，转移至干燥的蒸馏瓶中，加入洁净的无釉小瓷片数片，插上带有磨口的温度计，冷凝管的下端通过接流管接以 25 ml 的量筒为接收器。如用直接火焰加热，则将蒸馏瓶置石棉板中心的小圆孔上（石棉板宽 12～15 cm，厚 0.3～0.5 cm，孔径 2.5～3.0 cm），并使蒸馏瓶壁与小圆孔边缘紧密贴合，以免汽化后的蒸汽继续受热，然后用直接火焰加热使供试品受热沸腾，调节温度，使每分钟馏出 2～3 ml，注意检读自冷凝管开始馏出第 5 滴时至供试品仅剩 3～4 ml 或一定比例的容积馏出时，温度计上所显示的温度范围，即为供试品的馏程。

（三）注意事项

1．测定时，如要求供试品在馏程范围内馏出不少于 90%时，应使用 100 ml 蒸馏瓶，并量取供试品 50 ml，接收器用 50 ml 量筒。

2．测定时，气压如在 101.3 kPa（760 mmHg）以上，每高 0.36 kPa（2.7 mmHg）应将测得的温度减去 0.1℃；如在 101.3 kPa（760 mmHg）以下，每低 0.36 kPa（2.7 mmHg）应增加 0.1℃。

3．为防止蒸馏时发生爆沸现象，在蒸馏开始前应加入一些止爆剂或用一端封闭的毛细管或洁净的小瓷片。

4．勿在通风处操作，否则影响读数，最好在室温恒温 20～25℃进行蒸馏。

5．馏出液 5 滴是指在冷凝管下端出口处算起。

6．蒸馏速度不宜过快，调节温度，使每分钟馏出 2～3 ml，火力不宜太强，以免产生过热蒸汽。开始加热至初馏点应为 5～10 min，馏出 90%至干点（即终沸点）为 3～5 min。

（四）应用

馏程测定法主要用于少数液体药物的鉴别和纯度判断。药物的馏程收载在《中国药典》的性状项中。用测定的结果与《中国药典》中药物的馏程比较是否一致，以判断是否符合规定。如《中国药典》中三氯甲烷要求馏程为 60～62℃，60℃以下馏出部分应不超过 5%（ml/ml）。

三、熔点测定法

（一）基本原理

熔点是指一种物质按规定方法测定，由固体熔化成液体的温度或熔融同时分解的温度或在熔化时初熔至全熔经历的温度范围。熔融同时分解是指某一药品在一定温度产生的气泡、上升、变色或浑浊等现象。

测定熔点的药品，应是遇热晶型不转化，其初熔点和终熔点容易分辨的药品。测定熔点可以鉴别药物，检查药物的纯杂程度。

（二）测定方法

依照供试品性质不同，测定法可以分为 3 种：测定易粉碎的固体供试品、测定不易粉碎的固体供试品、测定凡士林或其他类似物质的供试品。

1．第一法　测定易粉碎的固体供试品

取供试品适量研成细粉，除另有规定外，应按照各药品品种项下“干燥失重”的条件进行干燥，若该药品不检查干燥失重，熔点范围低限在 135℃以上、受热不分解的供试品，可采用 105℃干燥；熔点在 135℃以下的或受热分解的供试品，可在五氧化二磷干燥器中干燥过夜或用其他适宜的干燥方法干燥。

分取供试品适量，置熔点测定用毛细管中，轻击管壁或借助长短适宜的洁净玻璃管，垂直放在表面皿或其他适宜的硬质物体上，将毛细管自上口放入使自由落下，反复数次，使粉末紧密集结毛细管的熔封端，装入供试品的高度为 3 mm。另将温度计放入盛装传温液的容器中，使温度计汞球部的底端与容器的底部距离在 2.5 cm 以上（用内加热的容器，温度计的汞球与加热器上表面距离 2.5 cm 以上）。加入传温液使传温液受热后的液面浸至温度计的分浸线处。将传温液加热，待温度上升至规定的熔点低限约低 10℃时，将装有供试品的毛细管浸入传温液，贴附在温度计上（可用橡皮圈或毛细管夹固定），位置须使毛细管内的供试品刚好处在温度计汞球中部；继续加热，调节升温速度使温度每分钟上升 1.0～1.5℃，加热时须不断搅拌使传温液温度保持均匀。记录供试品在初熔至全熔时的温度，重复测定 3 次，取其平均值，即得。

初熔温度是指供试品在毛细管内开始局部液化出现明显液滴时的温度；全熔温度是指供试品全部液化时的温度。

测定熔融同时分解的供试品时，方法如上述。但调节升温速度，使每分钟上升 2.5～3.0℃。供试品开始局部液化时（或开始产生气泡时）的温度作为初熔温度；供试品固相全部液化时作为全熔温度，遇有固相消失不明显时，应以供试品分解物开始膨胀上升时的温度作为全熔温度。某些药品无法分辨初熔、全熔时，可记录其发生突变时的温度，该温度和初熔、全熔温度一样，均应在各药品项下规定的范围以内。

2．第二法　测定不易粉碎的固体药品（如脂肪、脂肪酸、石蜡、羊毛脂等）

取供试品，注意用尽可能低的温度熔融后，吸入两端开口的毛细管（同第一法，但管端不熔封）中，使供试品高约 10 mm。在 10℃或以下的冷处静置 24 h，或置冰上放冷不少于 2 h，凝固后用橡皮圈将毛细管缚在温度计上，使毛细管的供试品刚好处在温度计汞球中部。照第一法将毛细管连同温度计浸入传温液中，供试品的上端应刚好在传温液液面下约 10 mm 处。小心加热，待温度上升至规定的熔点低限低约 5℃时，调节升温速度使每分钟上升不超过 0.5℃，至供试品在毛细管中开始上升时，检读温度计上显示的温度，即得。

3．第三法　测定凡士林或其他类似物质

取供试品适量，缓缓搅拌并加热至温度达 90～92℃时，放入一平底耐热容器中，使供试品厚度达 12 mm ± 1mm，放冷至较规定的熔点上限高 8～10℃；取刻度为 0.2℃、汞球长 18～28 mm、直径 5～6 mm 的温度计（其上部预先套上软木塞，在塞子边缘开一小槽），使冷至 5℃后，擦干并小心地将温度计汞球部垂直插入上述熔融的供试品中，直至碰到容器的底部（浸没 12 mm），随即取出，直立悬置，待黏附在温度计汞球部的供试品表面浑浊，将温度计浸入 16℃以下的水中 5 min，取出，再将温度计插入一外径约为 25 mm、长 150 mm 的试管中，塞紧，使温度计悬于其中，并使温度计汞球部的底端距试管底部约 15 mm；将试管浸入约 16℃的水浴中，通过软木塞在试管口处调节试管的高度使温度计的分浸线同水面相平；加热使水浴温度以每分钟 2℃的速率升至 38℃，再以每分钟 1℃的速率升温至供试品的第一滴脱离温度计为止；检读温度计上显示的温度，即可作为供试品的近似熔点。再取供试品，照前法反复测定数次；如前后 3 次测得的熔点相差不超过 1℃，可取 3 次的平均值作为供试品的熔点；如 3 次测得的熔点相差超过 1℃，可再测定 2 次，并取 5 次的平均值作为供试品的熔点。

（三）注意事项

1．测定用毛细管

测定用毛细管简称为毛细管，由中性硬质玻璃管制成，长 9 cm 以上，内径 0.9～1.1 cm，壁厚 0.10～0.15 mm，一端熔封；当所用温度计浸入传温液在 6 cm 以上时，管长应适当增加，使露出液面 3 cm 以上。由于毛细管内装入供试品量对熔点测定结果有影响，内径大了，全熔温度会偏高 0.2～0.4℃，故毛细管的内径必须按规定选用。

2．温度计

供测定传温液温度的温度计和测定供试品熔点用的温度计都必须经过标准品校正，最好绘制校正曲线，否则测定结果不准确。《中国药典》规定用分浸型具有 0.5℃刻度的温度计，校正时温度计浸入传温液的深度应与测定供试品时浸入传温液的深度一致。

温度计的校正常用多种化学纯品的熔点以校正温度计的方法。纯化学品的熔点恒定，熔距极短。常用校正温度计的标准品见表 1-2。测得各熔点 3 次，3 次结果之间不得超过 0.5℃，取其平均值，将其熔点温度为横坐标，温度校正数值为纵坐标，可绘制得到温度计校正曲线，以后该温度计的校正值即由此曲线查得。亦可用已知熔点的标准品与供试品同时测定，以校正温度计的误差。同一支温度计出现无规律的增或减时不能使用。150℃以下的温度计校正值不超过 0.5℃，150℃以上的温度计校正值不能超过 1℃，标准温度计每年至少校正一次。

表 1-2　熔点法校正温度计的标准品

标准品名称	熔点	标准品名称	熔点
偶氮苯	68℃	苯甲酰氨基苯	163℃
二苯基乙二酮	95℃	沙洛酚	190℃
乙酰苯胺	115℃	双氰胺	210℃
非那西丁	135℃	糖精	228℃

3．传温液

应用不同传温液测定某些药物的熔点时，所得的结果不一致。因此选择传温液必须按规定使用，也可选用确知对测定结果无影响的适宜的传温液。供试品熔点在 80℃以下者，传温液用水；供试品熔点在 80℃以上者，传温液用硅油或液状石蜡。

4．供试品的使用

供试品必须研细并经干燥，才能使测定结果准确。除另有规定外，应参照各该药品项下干燥失重的温度干燥。

供试品装入熔点测定管时应尽量装紧，可用一长短适宜的洁净长玻璃管，垂直放在玻璃板或适宜的硬质物体上，将毛细管自上口放入，使自由落下，反复数次，使粉末紧密集结管底为止。若供试品为在空气中易被氧化的药品如维生素 D_2、维生素 D_3 等，在研磨与测定中易氧化变质，应按规定“迅速压碎粉末后，置熔点管中，减压熔封，依法测定”。

5．加热要求

升温速度对熔点测定结果有明显影响，所以应严格控制升温速度。一般的供试品在加热到规定的熔点尚低约 10℃时，升温以每分钟上升 15℃为宜；熔融分解的供试品，升温速度尽可能保持每分钟上升 3℃。

仪器应有调压器，要反复调节好升温速度（宜用秒表计时），再开始测定供试品。

6．熔点判断

测定熔点至少应测定 3 次，求其平均值。

供试品在熔点测定毛细管内受热出现膨胀发松，物面不平的现象俗称“发毛”；向中心聚集紧缩的现象俗称“收缩”；变软而形成软质柱的现象俗称“软化”，形成软质柱状物的同时，管壁上有时出现细微液点，即软质柱尚无液化现象俗称“出汗”。以上变化过程，均不作初熔判断。在以上几个过程后而形成的“软质柱状物”，尚无液点出现，也不能作初熔判断。供试品“发毛”、“收缩”及“软化”阶段过长，说明供试品质量较差。

熔融同时分解点的判断：熔融同时分解的药物，必须严格按《中国药典》规定的温度放入并升温，供试品开始局部液化或开始产生气泡时的温度作为初熔温度；供试品固相全部液化时，有时固相消失不明显，应以供试品分解物开始膨胀上升时的温度作为全熔温度。由于各物质熔融分解时的情况不一致，某些药品无法分辨初熔、全熔时，可记录其发生突变时的温度，该温度和初熔、全熔温度一样，均应在各药品项下规定的范围以内。

7．读数要求

测定时读取温度计（0.5～1.0℃分度）读数宜估计到 0.1℃。记录时有的采取 0.1℃及 0.2℃以下舍去，或 3 进 2 舍的办法，0.3～0.7℃写成 0.5℃，0.8℃及 0.9℃进为 1℃，也可采用四舍五入。

（四）应用

熔点测定法主要用于许多固体药物的鉴别和纯度判断。药物的熔点也收载在《中国药典》的性状项中。用测定的结果与《中国药典》中药物的熔点比较是否一致，以判断是否符合规定。如《中国药典》中十一酸睾酮要求熔点为 60～63℃；氢溴酸东莨菪碱要求熔点为 195～199℃，熔融同时分解。

四、旋光度测定法

许多有机药物结构中含有不对称手性碳原子，具有旋光现象。利用测定药物的旋光度进行药物鉴别、杂质检查和含量测定的分析方法称为旋光度测定法。旋光度测定法具有操作简便、快速等优点。

（一）**基本原理**

1．测定原理

平面偏振光通过含有某些光学活性的化合物液体或溶液时，能引起旋光现象，使偏振光的平面向左或向右旋转，旋转的度数，称为旋光度。偏振光透过长 1 dm 且每 1 ml 中含有旋光物质 1 g 的溶液，在一定波长与温度下测得的旋光度称为比旋度。比旋度为旋光物质的特性常数。因此，测定物质的比旋度可以鉴别或检查某些药品的纯杂程度，亦可用以测定某些药物的含量。

使偏振光向右旋转者（顺时针方向）为右旋，以“+”符号表示；使偏振光向左旋转者（反时针方向）为左旋，以“−”符号表示。用同法读取旋光度 3 次，取 3 次的平均数。按照下列公式计算，即得供试品的比旋度比较。

$$[\alpha]_D^t = \frac{100 \times \alpha}{L \times C} \qquad (1\text{-}15)$$

式中，$[\alpha]_D^t$ 为比旋度；α 为实验测得的旋光度值；C 为供试品溶液的浓度，g/100 ml；L 为测定管的长度，dm；D 为钠光谱的 D 线（589.3 nm）；t 为测定温度（规定测定温度为 20℃）。

2．影响旋光度测定的因素

（1）药物的化学结构：药物的化学结构不同，旋光性也不同。有些物质结构中无手性碳原子，因此无旋光性。在相同的条件下，有的旋转的角度大，有的旋转的角度小；有的呈左旋，有的呈右旋。

（2）溶液的浓度：在通常情况下，溶液的浓度越大，其旋光度也越大。在一定的浓度范围内，药物溶液的浓度和旋光度呈线性关系，所以在测定比旋度时，常要求在一定浓度的溶液中进行。

（3）溶剂：溶剂对旋光度的影响比较复杂，随溶剂与药物而有所不同。有的溶剂对药物无影响，有的溶剂影响旋光的方向及旋光度的大小，所以在测定药物的旋光度和比旋度时，应注明溶剂的名称。

（4）光线通过液层的厚度：光线通过液层的厚度越厚，旋光度越大。

（5）光的波长：波长越短，旋光度越大。

（6）温度：比旋度与温度的关系比较复杂，一般情况下，温度的影响不是很大，对于大多数的物质，在黄色钠光的情况下，温度每升高 1℃，比旋度约减少 1‰。

除另有规定外，《中国药典》中本法采用钠光谱的 D 线（589.3 nm）测定旋光度，测定管长度为 1 dm（如使用其他管长，应进行换算），测定温度为 20℃，使用读数至 0.01°并经过检定的旋光计。旋光度的测定可采用自动旋光仪和目视旋光仪进行测定。

（二）**注意事项**

（1）在测定旋光度时，应严格按照药典或文献记载的条件进行，方可获得准确的结果。

（2）测定前以溶剂作空白校正，测定后，再校正一次，以确定测定时零点有无变动；如第二次校正时发现零点有变动，应重新测定旋光度。

（3）配制溶液及测定时，应调节温度为 20℃±0.5℃（或各药品项下规定的温度）。

（4）供试溶液应不显浑浊或含有混悬的小颗粒，如有上述现象，应预先滤过，并弃去初滤液。

（三）应用

旋光度测定法主要用于药物鉴别，也用于药物的杂质检查和含量测定。

1．药物的鉴别

在规定条件下药物的比旋度是一常数，因此，药物的比旋度是进行旋光性物质鉴别的依据。通常在规定条件下测定供试品的旋光度，再计算供试品的比旋度，用测定的结果与《中国药典》中旋光性物质的比旋度比较是否一致，以判断是否符合规定。常见药物的比旅度见表1-3。

2．药物的杂质

检查某些药物本身无旋光性，而所含杂质具有旋光性，所以可通过控制供试液的旋光度大小来控制杂质的限量。

表 1-3　《中国药典》常见药物的比旋度

药物名称	比旋度	溶剂及溶液浓度
葡萄糖	+52.5°～+53.0°	10%水溶液，加氨试液 0.2 ml/100 ml
肾上腺素	–53.5°～–50.0°	20 mg/ml 盐酸溶液（9→200）
醋酸可的松	+210°～+217°	10 mg/ml 二氧六环溶液
雌二醇	+75°～+82°	10 mg/ml 二氧六环溶液
硫酸庆大霉素	+107°～+121°	50 mg/ml 水溶液
维生素 C	+20.5°～+21.5°	0.1 g/ml 水溶液

3．药物的含量测定

具有旋光性的药物，在一定浓度范围内药物的浓度与旋光度成正比，因此可用旋光度测定法对具有旋光性的药物进行含量测定。《中国药典》现行版中主要对葡萄糖注射液和葡萄糖氯化钠注射液的含量测定采用旋光度测定法。

五、折光率测定法

利用测定物质的折光率进行鉴别和含量测定的分析方法，叫折光法。折光率是物质的物理常数之一，常用于某些药物、药物合成原料、中间体或试剂的鉴别及纯度检查，也可用于某些药物的含量测定。《中国药典》中挥发油、油脂和有机溶剂药物的性状项下列有折光率一项。折光率测定法具有操作简便、快速、消耗供试品少等优点。

（一）基本原理

1．当光线自一种透明介质进入到另一种透明介质时，由于在两种不同介质中的传播速度不同，使光线在两种介质的平滑界面上发生折射，产生折射现象，见图 1-7A。根据折射定律，折光率是光线入射角的正弦与折射角的正弦之比值，且等于该光线在两种介质中速度之比。即：

$$n=\frac{\sin i}{\sin r}=\frac{v_i}{v_r} \tag{1-16}$$

式中，n 为折光率；$\sin i$ 为入射角的正弦；$\sin r$ 为折射角的正弦；v_i、v_r 为光线在两种介质中传播的速度。

《中国药典》规定，常用的折光率是指光线在空气中进行的速度与在供试品中进行速度的比值。在一定条件下 n 为常数。

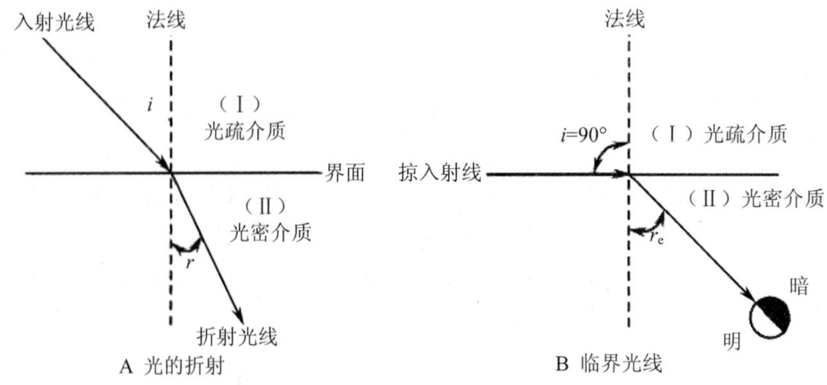

图 1-7　光的折射和临界光线

2．影响折光率测定的因素

（1）物质的性质：物质折光率的大小是由物质的性质决定的。

（2）物质的浓度：在通常情况下，溶液的浓度越大，其折光率也越大。在一定的浓度范围内，药物溶液的浓度和折光率呈线性关系，所以在测定折光率时，常要求在一定浓度的溶液中进行。

（3）温度：温度对介质折光率的影响，主要是由于温度变化伴随着密度的变化。通常情况下，温度升高，折光率降低。折光率测定需要在恒温下进行。但在实际工作中为了方便，一般采用同温度水的折光率来校正。在测定温度接近 20℃时，还可以用公式校正，即水溶液温度每增加(或减少)10℃，折光率降低(升高)0.000 1；而油溶液的折光率温度校正值为 0.000 38。不同温度下折光率的换算公式为：

$$n_D^T = n_D^T + 0.0001 \times (t - T) \qquad (1\text{-}17)$$

$$n_D^T = n_D^T + 0.00038 \times (t - T) \qquad (1\text{-}18)$$

上述公式可以得到近似计算值，当测定温度与规定温度相差不大时，计算结果较为准确；当测定温度与规定温度相差较大时，计算结果误差较大。

（4）波长：光在物质中的传播速度与光的频率有关，通常情况下，波长越短，折光率越大；反之，波长越长，折光率越小。波长对折光率的影响较大，所以在表示折光率时，要注明测定波长，通常在折光率 n 的右下角标出所用波长。

（5）压力：一般情况下，压力增加，物质的密度增加，故物质的折光率随压力升高而增加。但这种影响对气体物质影响较大，对液体物质和固体物质的影响较小，因此，通常测定液体和固体药物的折光率时，可以不考虑压力的影响。

《中国药典》现行版规定，折光率测定的波长为黄色的钠光 D 线（589.3 nm）；测定供试品相对于空气的折光率；除另有规定外，供试品温度为 20℃。

（二）注意事项

1．阿培折光计用白光为光源，是因阿培折光计结构中的补偿器能消除黄色以外的各种杂色光，因此所测得的数值，仍然相当于使用钠光 D 线时的折光率。

2．测定用的折光计须能读数至 0.000 1，测量范围 1.3～1.7，若用阿培折光计或与其相当的仪器测定，应调节温度至 20℃±0.5℃（或各品种项下规定的温度），测量后再重复读数 2 次，

3 次读数的平均值即为供试品的折光率。

3．测定前，折光计的读数应用校正用棱镜或水进行校正，水的折光率 20℃时为 1.333 0；25℃时为 1.332 5；40℃时为 1.330 5。

（三）应用

1．药物的鉴别及纯度

检查在一定条件下物质的折光率是常数，但当混有其他物质时，折光率会发生变化。故测定折光率可用以鉴别药物和检查药物的纯度。如在药物合成中，常用折光率作为原料药物或中间体的控制项目。一般采用通过在规定的实验条件下测定供试品的折光率，将实验结果与《中国药典》现行版收载的药物折光率进行比较是否一致，以判断是否符合规定。

2．含量测定

用折光率法测定药物的含量，只适用于折光率随溶液浓度升高而增大，且接近线性关系的药物。

（1）折光率因素法：本法适用于药物溶液的浓度与其折光率有较好的线性关系者的含量测定。在测定某些液体药物或制剂的浓度时，可以分别测定同温度的水的折光率和溶液的折光率，按下述公式计算供试品的含量。

$$C = \frac{(n - n_0)}{F} \tag{1-19}$$

式中，C 为供试品的含量，g/100 ml；n 为一定温度下（通常为 20℃）测得药物溶液的折光率；n_0 为同温度时溶剂的折光率；F 为折光率因素（即药物溶液浓度每增减 1%时，溶液折光率的变化）。

不同的物质，有不同的折光率因素，每种药物的折光率因素可以通过实验求得。即精密称取一定量的标准纯品，配成准确浓度的溶液，测定此溶液及同温度纯溶剂的折光率，根据下式计算 F 值：

$$F = \frac{(n - n_0)}{C} \tag{1-20}$$

由于有的物质在不同的浓度时 F 值可能不同，为了使测得的 F 值可靠，通常都围绕供试品近似浓度，配成 5～6 份已知不同浓度的标准溶液，测定其折光率及同温度溶剂的折光率，分别计算每份的 F 值，取其平均值为结果。

（2）标准曲线法：本法是先测定一系列标准溶液的折光率，以测得的折光率为纵坐标，标准溶液的浓度为横坐标，绘制折光率-浓度（n-C）曲线，再在同样条件下测出供试品的折光率，从标准曲线上查得供试品的浓度。

六、黏度测定法

（一）基本原理

黏度是指流体对流动的阻抗能力。流体分牛顿流体和非牛顿流体两类。牛顿流体流动时所需剪应力不随流速的改变而改变，纯液体和低分子物质的溶液属于此类；非牛顿流体流动时所需剪应力随流速的改变而改变，高聚物的溶液、混悬液、乳剂和表面活性剂的溶液属于此类。

《中国药典》现行版中采用动力黏度、运动黏度或特性黏数表示。液体以 1 cm/s 速度流动时，在每平方厘米平面上所需剪应力（即切向动力）的大小，称为动力黏度，以 PA·s 为单位。在相同温度下，液体的动力黏度与其密度的比值，再乘 10^{-6}，即得该液体的运动黏度，以 mm^2/s

为单位。《中国药典》现行版采用在规定条件下测定供试品在平氏黏度计中的流出时间（s）与该黏度计用已知黏度的标准液测得的黏度计常数（mm^2/s^2）相乘，即得供试品的运动黏度。溶剂的黏度（η_0）常因高聚物的溶入而增大，溶液的黏度（η）与溶剂的黏度（η_0）的比值（η/η_0）称为相对黏度（η_r），通常用乌氏黏度计中流出时间的比值（T/T_0）表示；当高聚物溶液的浓度较稀时，其相对黏度的对数值与高聚物溶液浓度的比值，即为该高聚物的特性黏数（η），根据高聚物的特性黏数可以计算其平均分子量。

（二）测定方法

1．仪器

《中国药典》现行版黏度测定时采用的仪器有：

①黏度计，平氏黏度计（图 1-8）、旋转式黏度计和乌氏黏度计（图 1-9）；②恒温水浴；③秒表；④温度计。

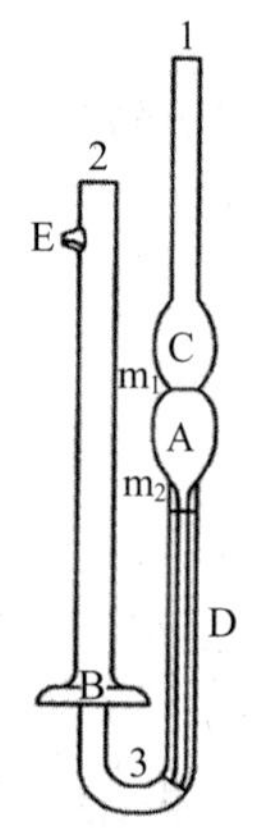

图 1-8　平氏黏度计

1. 主管；2. 宽管；3. 弯管；
A. 测定球；B. 储器；C. 缓冲球
D. 毛细管；E. 支管；m_1、m_2 为环形测定线

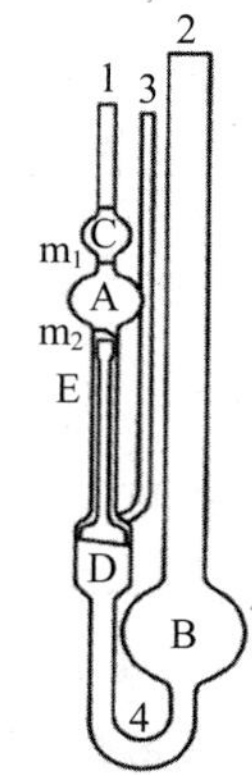

图 1-9　乌氏黏度计

1. 主管；2. 宽管；3. 侧管；4. 弯管；
A. 测定球；B. 储器；C. 缓冲球；D. 悬挂水平储器；E. 毛细管；m_1、m_2 为环形测定线

2．方法

《中国药典》现行版中黏度测定法分为第一法（平氏黏度计测定运动黏度或动力黏度）、第二法（旋转式黏度计测定动力黏度）和第三法（乌氏黏度计测定特性黏度）。

（三）注意事项

1．黏度大小随温度变化而变化，温度愈高，黏度愈小，故测定黏度应按规定温度进行。纯水在 20℃的绝对黏度（即动力黏度或黏滞系数）为 1 mPa·s。

2．测定黏度时，应按该药品项下的规定选择黏度计的毛细管内径，否则影响测定结果。

3．每支黏度计必须有黏度计常数，一般亦用已知黏度的标准油测得黏度计黏度常数。在测定油品黏度前，需将黏度计用汽油或石油醚洗净。若黏度计内有污垢时，需用重铬酸钾洗液、水或乙醇依次洗涤、烘干后应用，否则影响溶液的流速，影响计算的准确性。冲洗黏度计所用的溶剂，必须事先用垂熔玻璃漏斗滤过，以免机械杂质堵塞黏度计的毛细管。

4．注入供试品不能有气泡。

（四）应用

测定药品的黏度可以鉴别或检查药品的纯杂程度。

【任务实施】

实训三 二甲硅油相对密度的测定

参照《食品相对密度的测定》（GB/T 5009.2—2003）的方法测定。

一、目的要求

学会利用密度瓶测定药物相对密度的方法。

二、原理

在 20℃时分别测定充满同一密度瓶的水及试样的质量即可计算出相对密度，由水的质量可确定密度瓶的容积即试样的容积，根据试样的质量及体积即可计算密度。

三、仪器和试剂

附温度计的密度瓶；水浴锅；滤纸条；分析天平；蒸馏水；乙醇；乙醚。

四、分析步骤

1．把密度瓶用自来水洗净，再依次用乙醇、乙醚洗涤，烘干并冷却后，精密称二甲硅油重 m_0。

2．将密度瓶装满试样后，置 20℃水浴中浸 0.5 h，使内容物的温度达到 20℃，盖上瓶盖，并用滤纸条吸去毛细管溢出的试样，盖好小帽后取出。用滤纸小心把瓶外擦干，置天平室内 0.5 h 后称量 m_2。

3．将试样倾出，洗净密度瓶，装入煮沸 30 min 并冷却到 20℃以下的蒸馏水，按上法操作。测出同体积 20℃蒸馏水的质量 m_1。

密度瓶内不能有气泡，天平室内温度不能超过 20℃，否则不能使用此法。

五、结果计算

试样在 20℃时的相对密度计算：

$$D_{20}^{20}=\frac{m_2-m_0}{m_1-m_0}$$

$$d_4^{20}=d_{20}^{20}\times 0.998\,23$$

式中，d 为二甲硅油试样在 20℃时的相对密度；m_0 为空密度瓶的质量，g；m_1 为密度瓶和蒸馏水的质量，g；m_2 为密度瓶和二甲硅油的质量，g；0.998 23 为 20℃时蒸馏水的密度，g/ml。

计算结果表示到称量天平的精度的有效数位。

说明：① 本法适用于测定各种液体药品的相对密度，特别适合于试样量较少的场合，对挥发性试样也适用，结果准确，但操作较烦琐；② 测定较黏稠样液时，宜使用具有毛细管的密度瓶；③ 水及试样必须装满密度瓶，瓶内不得有气泡；④ 拿取已达恒温的密度瓶时，不得用手直接接触密度瓶球部，以免液体受热流出，应戴隔热手套取拿瓶颈或用工具夹取；⑤ 水浴中的水必须清洁无油污，防止瓶外壁被污染。

任务四 学会用生物检定技术分析药物

【任务分析】

药物中一些生物来源的杂质，如蛋白质或聚合物等，可能会作为抗原或半抗原导致机体的过敏反应，轻则不适，严重时导致血压下降，窒息、血管神经性水肿，甚至休克、死亡。药品检定技术是指利用生物体（微生物、细胞、离体组织或动物）对药物的特定药理、毒理作用，来测定生物药品的效价、检查药品中的有害物质以及对制剂进行微生物限度或无菌检查的技术方法。

通过对药物的无菌检查、微生物限度检查、抗生素效价的微生物检定法、生化药物效价的生物测定法及药品的安全性检查等生物检定技术的简单介绍，为今后从事药品生物检定技术工作奠定一定基础。

【知识准备】

一、无菌检查

活菌进入人体内会导致剧烈的反应，引起并发症，甚至危及生命。在药品制备或加工过程中，受药物性质的限制，有时不能进行可靠的高压、热压灭菌处理，而采取间歇灭菌、除菌过滤以及无菌操作法等技术，因此法定无菌制剂必须进行严格的无菌检查后才能用于临床。

无菌检查法系用于检查药典要求无菌的药品、医疗器具、原料、辅料及其他品种是否无菌的一种方法，可用于判断供试品是否被微生物污染。常用的无菌检查方法是将药品或材料，在严格的无菌操作条件下，接种于适合各种微生物生长的不同培养基中，置于不同的适宜温度下培养一定的时间，逐日观察微生物的生长情况，并结合阳性和阴性对照试验的结果，判断供试品是否染菌。包括薄膜过滤法和直接接种两种方法。

（一）常规技术要求

1．应在环境洁净度 10 000 级以下的局部洁净度 100 级单向流空气区域内或隔离系统中进行检查。

2．全过程应严格遵守无菌操作，防止微生物污染。

3．单向流空气区、工作台面及环境应定期按《医药工业洁净室（区）悬浮粒子、浮游菌和沉降菌的测试方法》的现行国家标准进行洁净度验证。

（二）培养基

无菌检查需按照药典规定选择适合需氧菌、厌氧菌或真菌生长的培养基，按规定处方（亦可使用商品脱水培养基）制备及灭菌，配制好的培养基避光保存于 2～25℃，试验前需做适用性检查。

1．培养基的种类

《中国药典》现行版无菌检查法规定的培养基有 7 种，包括硫乙醇酸盐流体培养基（需氧菌、厌氧菌培养基）、改良马丁培养基（真菌培养基）、选择性培养基：包括对氨基苯甲酸培养基（用于磺胺类供试品）和聚山梨酯 80 培养基（用于非水溶性供试品）、营养肉汤培养基、营养琼脂培养基、0.5%葡萄糖肉汤培养基和改良马丁琼脂培养基。

2．培养基的适用性检查

硫乙醇酸盐流体培养基及改良马丁培养基，在供试品的无菌检查进行前或检查的同时，应做适用性检查，包括无菌性检查及灵敏度检查，检查合格后方可进行无菌检查方法验证试验和供试品的无菌检查。①无菌性检查　每批培养基随机取不少于5支（瓶），培养14 d，应无菌生长。②灵敏度检查　用以证明在做药物的无菌检查时，所加的菌种能够在培养基中生长良好。适用性检查的菌种有金黄色葡萄球菌、铜绿假单胞菌、枯草芽孢杆菌、生孢梭菌、白色念珠菌和黑曲霉。

在规定的培养条件下，空白对照管不长菌，加菌培养基生长良好，判定培养基对细菌的灵敏度检查符合规定。

（三）方法验证试验

在进行药物的无菌检查前，需要先进行方法验证，以证明该方法适合于供试品的无菌检查，即需要先测定供试品是否具有抑细菌和抑真菌作用，避免假阴性结果。方法的菌种及操作同培养基灵敏度测定法。对于具有抑菌作用的供试品，可采用增加冲洗量，或增加培养基的用量，或使用中和剂或灭活剂如 β-内酰胺酶、对氨基苯甲酸，或更换滤膜品种等方法，消除供试品的抑菌作用，并重新进行方法验证。方法验证试验也可与供试品的无菌检查同时进行，进行过无菌检查方法验证的供试品，方可进行无菌检查。

（四）无菌检查法

1．检验数量及检验量

检验数量是指一次试验所用供试品最小包装容器的数量。检验量是指一次试验所用供试品总量（g 或 ml）。《中国药典》现行版在附录列出“批出厂产品最小检验数量表”、“上市抽验样品（液体制剂）的最小检验量表”和“上市抽验样品（固体制剂）的最小检验量表”，可按表中的规定取量检验。

2．对照试验

供试品在做无菌检查的同时还需作对照试验，包括阳性对照和阴性对照。

（1）阳性对照　应根据供试品特性选择阳性对照菌。无抑菌作用和抗革兰阳性菌为主的供试品，以金黄色葡萄球菌为对照菌；抗革兰阴性菌为主的供试品，以大肠埃希菌为对照菌；抗厌氧菌的供试品，以生孢梭菌为对照菌；抗真菌的供试品，以白色念珠菌为对照菌。对照菌在规定的培养条件下培养48～72 h。要求阳性对照必须长菌，且对照菌应生长良好。阳性对照试验用以证明微生物确实可在应用的试验条件下生长。

（2）阴性对照　取试验所用的相应溶剂和稀释液，同（1）法操作，作为阴性对照。用以检查试验过程中使用的溶剂、表面活性剂、灭活剂、中和剂、稀释液等对微生物生长及存活无影响。要求阴性对照必须不长菌。

3．检查方法

无菌检查方法包括薄膜过滤法和直接接种法。只要供试品性状允许，应采用薄膜过滤法。检验方法和检验条件应与验证试验的方法相同。

（五）无菌检查结果判断

1．若供试品管显澄清，或虽显浑浊但经确证无菌生长，判供试品符合规定。

2．若供试品管中任何一管显浑浊并确证有菌生长，判供试品不符合规定，除非能充分证明试验结果无效，即生长的微生物非供试品所含。

3．试验若经确认无效，需依法重试。

二、微生物限度检查

药品中的微生物数量，对判断药品被污染的程度有积极意义。细菌数越多，表明药品受到致病菌污染的可能性越大，安全性越差。多数中西药剂型属非密封品，不能做到绝对无菌，因此微生物限度成为非规定灭菌制剂保证药品质量的重要检查内容，也是综合评价药品生产各环节卫生状况的一个依据。

（一）微生物限度检查项目及制剂类型

微生物限度检查法系检查非规定灭菌制剂及其原料、辅料受到微生物污染程度的方法，检查项目包括细菌数、真菌数、酵母菌数及控制菌的检查。《中国药典》现行版第二部附录制剂通则中规定需做微生物限度检查的制剂类型有片剂、酊剂、栓剂、软膏剂、眼用制剂、气雾剂、粉雾剂、喷雾剂、膜剂、口服溶液剂、口服混悬剂、口服乳剂、散剂、耳用制剂、鼻用制剂、洗剂、冲洗剂、灌肠剂、搽剂、涂剂、涂膜剂、凝胶剂、贴剂。第一部附录制剂通则中规定需做微生物限度检查的制剂类型有丸剂、颗粒剂、片剂、锭剂、煎膏剂、胶剂、糖浆剂、贴膏剂、合剂、滴丸剂、胶囊剂、酒剂、酊剂、流浸膏剂与浸膏剂、软膏剂、露剂、茶剂、搽剂、涂剂、涂膜剂、栓剂、鼻用制剂、眼用制剂、气雾剂、喷雾剂。

（二）药品的微生物限度检验方法

微生物限度检查主要检查项目有细菌、真菌及酵母菌计数和控制菌检查。

1．细菌、真菌及酵母菌计数

细菌、真菌及酵母菌计数，检测的是药物在单位质量或体积内所存在的活菌数量，可评价生产过程中原辅料、设备、器具、工艺、环境及操作者的卫生状况。法定检查方法包括平皿法和薄膜过滤法，常用平皿法。

2．控制菌检查

控制菌检查旨在检查非规定灭菌制剂中是否存在有可疑的致病菌。《中国药典》现行版控制菌检查项目包括大肠埃希菌、大肠菌群、沙门菌、金黄色葡萄球菌、铜绿假单胞菌及梭菌。主要采用对照法。

（三）《中国药典》现行版微生物限度标准

非无菌药品的微生物限度标准是基于药品的给药途径及对患者健康潜在的危害而制订的，是药品生产、贮存、销售过程中的检验，是对原料及辅料的检验，是新药标准制订、进口药品标准复核、药品质量考察及仲裁等的依据。标准的有关内容见表 1-4。

三、抗生素效价的微生物检定法

抗生素微生物检定法是在适宜条件下，根据量反应平行线原理设计，通过检测抗生素对微生物的抑制作用，计算抗生素活性（效价）的方法。该法以抗生素的抗菌活性为指标，测定原理与临床应用一致，直接反映抗生素的医疗价值，试验灵敏度较高，供试品用量较小，对产品纯度限度要求较宽。目前大多数全生物合成的抗生素类药物仍旧沿用此法检测效价，该法亦为新发现的抗生素类药物效价测定的首选方法。《中国药典》现行版收载的抗生素微生物检定法包括两种方法，即管碟法和浊度法。

表 1-4　《中国药典》附录微生物

制剂类型	微生物限度检查项目	标准
无菌制剂及标示无菌的制剂		符合无菌检查法规定
口服给药制剂	细菌数	每 1 g 不得过 1 000 个
		每 1 ml 不得过 100 个
	真菌和酵母菌数	每 1 g 或 1 ml 不得过 100 个
	大肠埃希菌	每 1 g 或 1 ml 不得检出
	沙门菌*	每 10 g 或 10 ml 不得检出
用于手术、烧伤及严重创伤的局部给药制剂		符合无菌检查法规定
眼部给药制剂	细菌数	每 1 g 或 1 ml 不得过 10 个
	真菌数和酵母菌数	每 1 g 或 1 ml 不得检出
	金黄色葡萄球菌、铜绿假单胞菌、大肠埃希菌	每 1 g 或 1 ml 不得检出
耳、鼻及呼吸道吸入给药制剂	细菌数	每 1 g、1 ml 或 10 cm^2 不得过 100 个
	真菌数和酵母菌数	每 1 g、1 ml 或 10 cm^2 不得过 10 个
	金黄色葡萄球菌、铜绿假单胞菌	每 1 g、1 ml 或 10 cm^2 不得检出
	大肠埃希菌	鼻及呼吸道给药的制剂，每 1 g、1 ml 或 10 cm^2 不得检出
阴道、尿道给药制剂	细菌数	每 1 g 或 1 ml 不得过 100 个
	真菌数和酵母菌数	每 1 g 或 1 ml 应小于 10 个
	金黄色葡萄球菌、铜绿假单胞菌	每 1 g 或 1 ml 不得检出
直肠给药制剂	细菌数	每 1 g 不得过 1 000 个
		每 1 ml 不得过 100 个
	真菌数和酵母菌数	每 1 g 或 1 ml 不得过 100 个
	金黄色葡萄球菌、铜绿假单胞菌、大肠埃希菌	每 1 g 或 1 ml 不得检出
其他局部给药制剂	细菌数	每 1 g、1 ml 或 10 cm^2 不得过 100 个
	真菌数和酵母菌数	每 1 g、1 ml 或 10 cm^2 不得过 100 个
	金黄色葡萄球菌、铜绿假单胞菌	每 1 g、1 ml 或 10 cm^2 不得检出
原料及辅料	参照相应制剂的微生物限度标准执行	

注：*含动物组织（包括提取物）的口服给药制剂增设沙门菌检查。

（一）检定原理

因标准品和供试品为同种抗生素，在相同试验条件下，标准品溶液和供试品溶液对试验菌所得的量反应曲线，在一定剂量范围内互相平行，此为量反应平行线原理。利用此原理，检定方法可设计为一剂量法（标准曲线法）、二剂量法、三剂量法等。

（二）试验菌

抗生素效价测定用的试验菌需与同品种国际通用药典所用的试验菌一致，应易于培养、保存，无致病性，对抗生素主要成分敏感，产生的抑菌圈应边缘清晰、测定误差小。

管碟法的试验菌有枯草芽孢杆菌、短小芽孢杆菌、金黄色葡萄球菌、藤黄微球菌、大肠杆菌、啤酒酵母菌、肺炎克雷伯菌、支气管炎博德特菌。浊度法的试验菌有金黄色葡萄球菌、大肠杆菌、白色念珠菌。标准菌种由中国药品生物制品检定所提供，均为冷冻干燥菌种，试验前需制备成菌悬液备用。不同类别的抗生素需按照《中国药典》现行版附录中“抗生素微生物检定试验设计表”选择相应的试验菌。

管碟法易受不锈钢小管放置位置、溶液滴装速度、液面高低、菌层厚度等因素影响，造成结果差异或试验失败，而浊度法在液体中进行，影响因素少，结果比较准确。

四、生化药物效价的生物测定法

生化药物是从生物体中提取分离或利用现代生物技术制备的具有生物化学活性的物质，结构复杂，质量控制方法和检验项目与化学药物相比有很多不同。其剂量以效价（单位）表示，在《中国药典》现行版有关品种正文下列入【效价测定】，而非【含量测定】。为反映此类药物的临床生物活性，生化药物多采用生物检定技术测定效价。

生化药物效价的生物测定法，系通过比较相应的标准品与供试品两者所引起效价检定指标的变化程度，以测定供试品效价的方法。本任务仅简介《中国药典》现行版第二部附录所收载的生化药物效价测定方法，所列品种及个品种的检定方法见表 1-5。

表 1-5　部分生化药物效价的生物测定法

名称	药物来源	效价鉴定指标	标准品	检定用生物体
升压素		血压升高的程度	垂体后叶标准品	成年雄性大鼠
肝素	猪或牛的肠黏膜	延长新鲜兔血或兔、猪血浆凝固时间的作用	肝素标准品	新鲜兔血或兔、猪血浆
绒促性素	孕妇尿	对幼小鼠子宫增重作用	绒促性素标准品	雌性幼小鼠的子宫
缩宫素	猪或牛的脑垂体后叶；化学合成	对离体大鼠子宫收缩的作用	垂体后叶或合成缩宫素标准品	成年雌性大鼠的子宫
胰岛素	猪或牛的胰脏	引起小鼠血糖下降的作用	胰岛素标准品	成年小鼠 血
精蛋白锌胰岛素注射液	含有鱼精蛋白和氯化锌的胰岛素（猪、牛）	降低家兔血糖的作用	胰岛素标准品	健康家兔 血
硫酸鱼精蛋白	鱼类新鲜成熟精子	延长新鲜兔血或兔、猪血浆凝结时间的程度	肝素标准品	新鲜兔血或兔、猪血浆
促卵泡激素		对幼大鼠卵巢增重的作用	尿促性素标准品	雌性幼大鼠卵巢
黄体生成素		对幼大鼠精囊增重的作用	尿促性素标准品	雄性幼大鼠精囊
降钙素		对大鼠血钙降低的影响	降钙素标准品	大鼠 血
生长激素		使幼龄去垂体大鼠体重和胫骨骨骺板宽度增加的程度	生长激素标准品	幼龄去垂体大鼠

五、药品的安全性检查

生物来源的药品，常含有危害患者身体健康甚至影响生命安全的特殊杂质，如抗生素中的热原、细菌内毒素等。为保证用药的安全有效，这些药物除进行必要的理化、微生物检验外，还需进行安全性检查。由于这些有害杂质的结构和作用机制不清，目前安全性检查多采用实验动物学方法，常规检查的项目有：异常毒性、热原、细菌内毒素、升压和降压物质及过敏反应。方法收载于《中国药典》现行版附录中，现简述如下。

（一）异常毒性检查

异常毒性检查法是将一定剂量的供试品溶液注入小鼠体内或口服给药，在规定时间内观察小鼠出现的死亡情况，以判定供试品是否符合规定的方法。

除另有规定外，《中国药典》现行版以小鼠在给药后 48 h 内不得有死亡为异常毒性检查合格。常规给药途径包括静脉注射、腹腔注射、皮下注射和口服给药。

（二）细菌内毒素检查

细菌内毒素检查系利用鲎试剂来检测或量化由革兰阴性菌产生的细菌内毒素，以判断供试品中细菌内毒素的限量是否符合规定的一种方法。

细菌内毒素是革兰阴性菌细胞壁的构成成分，可激活中性粒细胞，造成内源性热原质释放，作用于体温调节中枢引起机体发热。

《中国药典》现行版中细菌内毒素检查方法包括凝胶法和光度测定法。凝胶法系通过鲎试剂与内毒素产生凝集反应的原理来检测或半定量内毒素的方法，分为限量试验和半定量试验。可使用任何一种方法进行试验，当测定结果有争议时，一般以凝胶法结果为准。

（三）热原检查

热原检查法是将一定剂量的供试品，静脉注入家兔体内，在规定时间内观察动物体温升高的情况，以判定供试品中所含热原的限度是否符合规定的方法。

热原系指药品中含有的能引起体温升高的杂质，目前多认为是指细菌内毒素的脂多糖。严格地讲，不是每一种热原都具有脂多糖的结构，因此热原的检查较细菌内毒素更有实际意义。

（四）升压及降压物质检查

药物中的特殊杂质可引起患者血压升高或降低，《中国药典》现行版在附录中分别收载了升压物质检查法和降压物质检查法。

升压物质检查法是比较垂体后叶标准品与供试品升高大鼠血压的程度，以判定供试品中所含升压物质的限度是否符合规定的方法。降压物质检查法是比较组胺对照品与供试品引起麻醉猫血压下降的程度，以判定供试品中所含降压物质的限度是否符合规定的方法。

（五）过敏反应检查

药物中一些生物来源的杂质，如蛋白或聚合物等，可能会作为抗原或半抗原导致机体的过敏反应，轻则不适，严重时会导致血压下降、窒息、血管神经性水肿，甚至休克、死亡。

过敏反应检查法是将一定量的供试品溶液注入豚鼠体内，间隔一定时间后静脉注射供试品进行攻击，观察动物出现过敏反应的情况，以判定供试品是否引起动物全身过敏反应。

【任务实施】

实训四　葡萄糖微生物限度检查（平皿法）

一、目的

学会药品中细菌、霉菌限度检查操作。

二、检验原理

供试品置于培养基中，如果有检测菌，则培养一定时间段后，会出现生长的菌落，根据菌落数，可以判断药品是否合格。

三、试验用具

仪器：超净工作台、电热恒温培养箱等，培养皿。

稀释剂：0.9%无菌氯化钠溶液。

培养基：营养琼脂培养基或玫瑰红钠琼脂培养基或酵母浸出粉胨葡萄糖琼脂培养基。

四、试验前准备

试验过程中所有用的器材都应进行灭菌后方可使用；超净工作台使用前需进行紫外灭菌 30 min。

供试品溶液的制备：取供试品（供试品如为固体，置研钵中研磨成细粉）放入试管中，加入适量的稀释剂制成 1∶10 浓度的供试品溶液。

五、试验步骤

1．供试品培养

取均匀供试液，进一步稀释成 1∶102、1∶103 等适宜的稀释级。分别取连续三级 10 倍稀释的供试液各 1 ml，置直径约 90 mm 的平皿中，再注入约 45℃的培养基约 15 ml，混匀，等凝固后，倒置培养，每稀释级应作 2～3 个平皿。

营养琼脂培养基用于细菌计数，玫瑰红钠琼脂培养基用于霉菌计数。

2．阴性对照试验

取供试验用的稀释剂各 1 ml，置 4 个无菌平皿中，分别按细菌、霉菌计数用的培养基制备平板，培养，检查，不得长菌。

3．培养和计数

细菌培养时间为 48 h，分别在 24 h 及 48 h 点计菌落数，一般以 48 h 菌落数为准，霉菌培养时间为 72 h，分别在 48 h 及 72 h 点计菌落数，一般以 72 h 菌落数为准。菌落如蔓延生长成片，不宜计数。

4．点计后，计算各稀释级的平均菌落数，按菌数报告规则报告菌数。

六、说明

1．除另有规定外，细菌的培养温度为 30～35℃，霉菌的培养温度为 25～28℃，控制菌的培养温度为 35℃±1℃。

2．采用平皿法进行菌数测定时，应取适宜的连续 2～3 个稀释级的供试液。

3．如各稀释级的平板均无菌落生长，或仅最低稀释级的平板有菌落生长，但平均菌落数小于 1 时，以<1 乘以最低稀释倍数的值报告菌数。

任务五　分析方法的验证

【任务分析】

药品质量标准分析方法验证的目的是证明采用的方法适合于相应检测要求。在建立药品质量标准时，分析方法需经验证；在药品生产工艺变更、制剂的组分变更、原分析方法进行修订时，质量标准分析方法也需进行验证。方法验证理由、过程和结果均应记载在药品质量标准起草说明或修订说明中。

【知识准备】

分析方法需验证的项目有：鉴别试验、杂质检查、原料药或制剂中有效成分含量测定以及制剂中其他成分（如防腐剂等）的测定。药品溶出度、释放度等检查中，其溶出量等的测试方法也应作必要验证。分析方法验证的内容有：准确度、精密度（包括重复性、中间精密度和重现性）、专属性、检测限、定量限、线性、范围和耐用性等。视具体方法拟订验证的内容。

一、准确度

准确度系指用该方法测定的结果与真实值或参考值接近的程度，一般用回收率（%）表示。准确度应在规定的范围内测试。

（一）含量测定方法的准确度

原料药可用已知纯度的对照品或供试品进行测定，或用本方法所得结果与已知准确度的另一个方法测定的结果进行比较。制剂可用含已知量被测物的各组分混合物进行测定。如不能得到制剂的全部组分，可向制剂中加入已知量的被测物进行测定，或用本法所得结果与已知准确度的另一个方法测定结果进行比较。

如该分析方法已经测试并求出了精密度、线性和专属性，在准确度也可推算出来的情况下，这一项可不必再做。

（二）杂质定量测定的准确度

可向原料药或制剂中加入已知量杂质进行测定。如不能得到杂质或降解产物，可用本法测定结果与另一成熟的方法进行比较，如药典标准方法或经过验证的方法。在不能测得杂质或降解产物的响应因子或不能测得对原料药的相对响应因子的情况下，可用原料药的响应因子。应明确表明单个杂质和杂质总量相当于主成分的重量比（%）或面积比（%）。

（三）数据要求

在规定范围内，至少用 9 个测定结果进行评价。例如，设计 3 个不同浓度，每个浓度各分别制备 3 份供试品溶液，进行测定。应报告已知加入量的回收率（%），或测定结果平均值与真实值之差及其相对标准偏差或可信限。

二、精密度

精密度系指在规定的测试条件下，同一个均匀供试品，经多次取样测定所得结果之间的接近程度。精密度一般用偏差、标准偏差或相对标准偏差表示。在相同条件下，由同一个分析人员测定所得结果的精密度称为重复性；在同一个实验室，不同时间由不同分析人员用不同设备测定结果之间的精密度，称为中间精密度；在不同实验室由不同分析人员测定结果之间的精密度，称为重现性。

含量测定和杂质的定量测定应考虑方法的精密度。

（一）重复性

在规定范围内，至少用 9 个测定结果进行评价。例如，设计 3 个不同浓度，每个浓度各分别制备 3 份供试品溶液，进行测定，或将相当于 100%浓度水平的试品溶液，用至少测定 6 次的结果进行评价。

（二）中间精密度

为考察随机变动因素对精密度的影响，应设计方案进行中间精密度试验。变动因素为不同日期、不同分析人员、不同设备。

（三）重现性

法定标准采用的分析方法，应进行重现性试验。例如，建立药典分析方法时，通过协同检验得出重现性结果。协同检验的目的、过程和重现性结果均应记载在起草说明中。应注意重现性试验用的样品本身的质量均匀性和贮存、运输中的环境影响因素，以免影响重现性结果。

（四）数据要求

均应报告标准偏差、相对标准偏差和可信限。

三、专属性

专属性系指在其他成分（如杂质、降解产物、辅料等）可能存在下，采用的方法能正确测定出被测物的特性。鉴别反应、杂质检查和含量测定方法，均应考察其专属性。如方法不够专属，应采用多个方法予以补充。

（一）鉴别反应

应能与可能共存的物质或结构相似化合物区分。不含被测成分的供试品以及结构相似或组分中的有关化合物，应均呈负反应。

（二）含量测定和杂质测定

色谱法和其他分离方法，应附代表性图谱，以说明方法的专属性，并应标明各成分在图中的位置，色谱法中的分离度应符合要求。在杂质可获得的情况下，对于含量测定，试样中可加入杂质或辅料，考察测定结果是否受干扰，并可与未加杂质或辅料的试样比较测定结果。对于杂质测定，也可向试样中加入一定量的杂质，考察杂质之间能否得到分离。

在杂质或降解产物不能获得的情况下，可将含有杂质或降解产物的试样进行测定，与另一个经验证了的方法或药典方法比较结果。用强光照射、高温、高湿、酸（碱）水解或氧化的方法进行加速破坏，以研究可能的降解产物和降解途径。含量测定方法应比对二法的结果，杂质检查应比对检出的杂质个数。必要时可采用光二极管阵列检测和质谱检测，进行峰纯度检查。

四、检测限

检测限系指试样中被测物能被测出的最低量。药品的鉴别试验和杂质检查方法，均应通过测试确定方法的检测限。常用的方法如下：

（一）非仪器分析目视法

用已知浓度的被测物，试验出能被可靠地检测出的最低浓度或量。

（二）信噪比法

用于能显示基线噪声的分析方法，即把已知低浓度试样测出的信号与空白样品测出的信号进行比较，算出能被可靠地检测出的最低浓度或量。一般以信噪比为 3∶1 或 2∶1 时相应浓度或注入仪器的量确定检测限。

（三）数据要求

应附测试图谱，说明测试过程和检测限结果。

五、定量限

定量限系指试样中被测物能被定量测定的最低量，其测定结果应具一定准确度和精密度。杂质和降解产物用定量测定方法研究时，应确定方法的定量限。

六、线性

线性系指在设计的范围内，测试结果与试样中被测物浓度直接成正比关系的程度。应在规定的范围内测定线性关系。可用一贮备液经精密稀释或分别精密称样，制备一系列供试样品的方法进行测定，至少制备 5 份供试样品。以测得的响应信号作为被测物浓度的函数作图，观察是否呈线性，再用最小二乘法进行线性回归。必要时，响应信号可经数学转换，再进行线性回归计算。

七、范围

范围系指能达到一定精密度、准确度和线性，测试方法适用的高低限浓度或量的区间。范围应根据分析方法的具体应用和线性、准确度、精密度结果的要求确定，原料药和制剂含量的测定，范围应为测试浓度的 80%～120%；制剂含量均匀度检查，范围应为测试浓度的 70%～130%，根据剂型特点，如气雾剂和喷雾剂，范围可适当放宽；溶出度或释放度中的溶出量测定，范围应为限度的±20%，如规定了限度范围，则应为下限的–20%至上限的 20%；杂质测定，范围应根据初步实测，拟订为规定限度的±20%。如果含量测定与杂质检查同时进行，用百分归一化法，则线性范围应为杂质规定限度的–20%至含量限度（或上限）的 20%。

八、耐用性

耐用性系指在测定条件有小的变动时，测定结果不受影响的承受程度。为使方法可用于提供常规检验依据。开始研究分析方法时，就应考虑其耐用性。如果测试条件要求苛刻，则应在方法中写明。典型的变动因素有：被测溶液的稳定性，样品的提取次数、时间等；液相色谱法中典型的变动因素有：流动相的组成和 pH、不同厂牌或不同批号的同类型色谱柱、柱温、流速等；气相色谱法变动因素有：不同厂牌或批号的色谱柱、固定相、不同类型的载体、柱温、进样口和检测器温度等。经试验，应说明小的变动能否通过设计的系统适用性试验，以确保方法有效。

表 1-6　检验项目和验证内容

内容	项目			
	鉴别	杂质测定		含量测定及溶出度测定
		定量	限度	
准确度	–	+	–	+
精密度				
重复性	–	+	–	+
中间精密度	–	+①	–	+①
专属性②	+	+	+	+
检测限	–	–③	+	–
定量限	–	+	–	–
线性	–	+	–	+
范围	–	+	–	+
耐用性	+	+	+	+

注：① 已有重现性验证，不需验证中间精密度；② 如一种方法不够专属，可用其他分析方法予以补充；③ 视具体情况予以验证。

【任务实施】

案例　某研究拟建立以 HPLC 测定解郁安神片中甘草酸含量的方法

一、分析条件的确定

（一）仪器与试剂

日本岛津 LC-l0AT 型高效液相色谱仪，SPD-l0A 紫外检测器；手动进样。甘草酸单铵盐对照品购于中国药品生物制品检定所，批号为110731-200306，供含量测定用，符合对照品纯度要求。乙腈为色谱纯，水为超纯水，其他试剂皆为分析纯。

（二）检测波长的选择

选用浓度为0.02 mg/ml的甘草酸单铵盐对照品，进行紫外扫描（仪器为SHImADZU 9601 PC紫外可见光谱仪），甘草酸单铵盐在200～400 nm有两个吸收峰，文献报道大多选择254 nm，故选择254 nm。

（三）色谱条件与系统适用性试验

以十八烷基硅烷键合硅胶为填充剂；以乙腈–2.5%醋酸水（35∶65）为流动相；流速：1 ml/min；柱温：室温；检测波长为254 nm。理论板数按甘草酸峰计算不低于3 000。

二、含量测定方法

对照品溶液的制备　精密称取甘草酸单铵盐对照品适量，加70%乙醇制成每1 ml含0.081 0 mg的溶液（每1 ml相当于甘草酸0.079 3 mg）。

供试品溶液的制备　取本品20片，研细，取1 g，精密称定，置具塞锥形瓶中，精密加入70%乙醇50 ml，称定重量，超声提取40 min（功率250W，频率20 kHz），放冷，称定重量，用70%乙醇补足减失重量，摇匀，滤过，弃去初滤液，取续滤液，即得。

测定方法　分别精密吸取对照品溶液和供试品溶液各10μl，注入液相色谱仪，测定，即得。

三、方法学考察

（一）专属性

按处方比例和制备工艺制备甘草和制远志的阴性对照样品，按供试品溶液制备方法操作，得甘草和制远志阴性对照溶液，分别进样甘草酸单铵盐对照品溶液、供试品溶液、甘草和制远志阴性对照溶液及溶剂，结果甘草酸与其他峰分离较好，阴性对照液在相应位置无干扰。

（二）线性关系

精密称取干燥至恒重的甘草酸单铵盐对照品8.10 mg，置10 ml容量瓶中，加70%乙醇溶解至刻度，摇匀，精密量取2.5 ml，置25 ml容量瓶中，加70%乙醇稀释至刻度，摇匀，得浓度为0.081 0 mg/ml的对照品溶液（折合甘草酸的浓度为0.079 3 mg）。

分别吸取对照品溶液4μl、8μl、12μl、16μl、20μl，按上述色谱条件测定，结果见表1-7。

表1-7　标准曲线的制备

对照品浓度/（μg/μl）	进样体积/μl	进样量/μl	峰面积（积分值）
0.079 3	4	0.317 2	116 392.90
0.079 3	8	0.634 4	240 401.59
0.079 3	12	0.951 6	356 462.05
0.079 3	16	1.268 8	483 624.55
0.079 3	20	1.586 0	600 961.00

以峰面积为纵坐标，甘草酸单铵盐含量为横坐标绘制标准曲线，回归方程为y=382 206.54 x－4 139.33，相关系数r=0.999 9。结果表明甘草酸在0.317 2～1.586 0μg范围内线性关系良好。

（三）精密度试验

取批号为20020418的样品，按“含量测定”项下方法测定甘草酸含量，结果见表1-8。

表 1-8　精密度试验结果

序号	峰面积	平均值	RSD/%
1	287 158.50	290 159.88	0.65
2	289 566.94		
3	291 797.91		
4	291 557.59		
5	290 718.50		

（四）稳定性试验

取批号为 20020316 的样品，按"含量测定"项下方法制备供试品溶液，于 0、2 h、4 h、8 h、12 h 连续测定 5 次，计算其相对标准差，结果见表 1-9。其相对标准偏差为 0.70%，表明在 12 h 内供试品稳定性良好。

表 1-9　稳定性试验

序号	峰面积	平均值	RSD/%
1	297 741.31	296 446.25	0.70
2	298 227.91		
3	297 865.09		
4	294 578.09		
5	293 818.84		

（五）重现性试验

对批号为 20020316 的同一批样品，按正文"含量测定"项下方法制备供试品溶液，独立进行 5 次测定，计算其相对标准偏差，结果见表 1-10。其相对标准偏差为 0.39%，表明方法重现性良好。

表 1-10　重现性试验

序号	取样量/g	对照品峰面积	样品峰面积	含量/%	平均值/%	RSD/%
1	0.980 7	299 491.10	285 476.91	0.385	0.385	0.39
2	0.974 8		282 300.91	0.383		
3	0.988 7		287 726.56	0.385		
4	1.030 5		301 047.41	0.387		
5	1.026 4		299 629.00	0.386		

（六）回收率试验

采用加样回收法。精密称取样品 5 份（批号为 20020316，其中甘草酸含量按 5 次测定平均值计算，为 0.385%），每份称样量约为 0.5 g，置具塞锥形瓶中，精密加入浓度为 0.792 8 mg/ml 的甘草酸单铵盐对照品 2.5 ml，按"含量测定"项下供试品溶液的制备方法操作、测定，计算回收率。结果见表 1-11。其平均回收率为 99.61%，符合要求。

通过以上方法学考察，说明甘草酸含量方法稳定可行。

表 1-11 回收率试验

样品称样量/mg	样品中甘草酸含量/mg	对照品加入量/mg	测得总量/mg	回收率/%	平均回收率/%	RSD/%
0.493 8	1.901 1	1.982 0	3.855 5	98.61	99.61	1．05
0.490 7	1.889 2		3.841 4	98.50		
0.489 4	1.884 2		3.860 7	99.82		
0.510 4	1.965 0		3.950 2	100.16		
0.519 6	2.000 0		4.001 1	100.96		

学法指导

1．应紧密围绕药品的质量控制来学习，从我国药品质量标准体系入手，重点掌握《中国药典》的结构和查阅方法，依据药品质量检验工作岗位要求理解药品检验工作基本程序及内涵。

2．本模块也对分析化学中的分析方法进行了回顾、归纳和延伸。在学习分析方法时要理清条理，侧重于定量分析方法在药物分析中的应用。重量分析法是以重量为测定值的分析方法，沉淀法中需注意的是称量形式和测定组分之间的关系；滴定分析建立在不同的化学反应基础上，分为酸碱滴定法、氧化还原滴定法、沉淀滴定法、配位滴定法、非水滴定法等，但具有相似的操作技术，从滴定形式上分为直接滴定和剩余滴定。学习时应从滴定液、终点判断、注意事项等方面进行总结和比较，特别重视非水滴定和氧化还原滴定；仪器分析方法重点是紫外-可见分光光度法和高效液相色谱法。学习中要提炼出方法的要领，如测定方法、计算方法、仪器的校正和检定及操作要领等。物理常数测定法的学习要结合实际操作理解其原理。学习药物的生物鉴定方法时，应从保证药物安全性、有效性等方面的应用目的出发，联系基础课程相关知识，理解生物检定技术在药品质量控制中的意义及应用。

目标检测

一、选择题

1．关于药典的叙述最准确的是

A. 国家临床常用药品集　　B. 药检人员必备书

C. 药学教学的主要参考书　　D. 国家关于药品质量标准的法典

2．《中国药典》（2005 年版）分为

A. 1 部　　B. 2 部　　C. 3 部　　D. 4 部

3．要知道缓冲液的配制方法应在药典中查找

A. 凡例　　B. 正文　　C. 索引　　D. 附录

4．平行试验结果的误差允许范围规定，采用高效液相法时相对偏差不得超过

A. 1.5%　　B. 1%　　C. 0.5%　　D. 0.3%

5．《中国药典》现行版规定“精密称定”是指称取重量应准确至所取重量的

A. 1%　　B. 1‰　　C. 1/10　　D. 0.1‰

6．《中国药典》现行版规定“恒重”是指连续两次称量之差不超过

A. 0.03 mg　　B. 0.3 g　　C. 0.3 mg　　D. 0.1 mg

7．美国药典的缩写为

A. USA　　B. BP　　C. USP　　D. JP

8．标定和复标的份数均不得少于

A. 1 份　　B. 2 份　　C. 3 份　　D. 4 份

9．标定所得的平均值和复标所得的平均值两者之间的相对偏差，不得超过

A. 0.15%　　B．1.5%　　C．0.3%　　D．1%

10．直接碘量法测定的药物应是

A．氧化性药物　　B．还原性药物　　C．中性药物　　D．无机药物

11．$NaNO_2$ 滴定法测定芳伯氨基化合物时，加入固体 KBr 的作用是

A．使重氮盐稳定　　B．防止偶氮氨基化合物形成

C．作为催化剂，加速重氮化反应速度　　D．使 $NaNO_2$ 滴定液稳定

12．紫外分光光度计常用的光源是

A．氘灯　　B．钨灯　　C．卤钨灯　　D. Nernst 灯

13．用紫外-可见分光光度法测定药物含量时，配制待测溶液浓度的依据是使

A．测得吸光度应尽量大　　B．测得吸光度应大于 1.0

C．测得吸光度应大于 0.7　　D．测得吸光度应在 0.3～0.7

14．《中国药典》现行版规定 HPLC 法采用的检测器是

A．热导检测器　　B．氢火焰离子化检测器

C．氮磷检测器　　D．紫外分光光度计

15．药品监督管理部门对无菌产品进行质量监督，判断产品是否被微生物污染的指标是

A．无菌检查　　B．微生物限度检查　　C．控制菌检查　　D．内毒素检查

二、问答题

1．我国现行药品质量标准体系是什么？

2．药品检验工作的基本程序是什么？

3．药物的容量分析方法有哪些？

三、实例分析

1．法莫替丁片含量测定

色谱条件与系统适用性试验：用十八烷基硅烷键合硅胶为填充剂；以庚烷磺酸钠溶液（取庚烷磺酸钠 2.0 g，加水 900 ml 溶解后，用冰醋酸调节 pH 至 3.9，加水至 1 000 ml）-乙腈-甲醇（25∶6∶1）为流动相；检测波长为 254 nm。理论板数按法莫替丁峰计算不低于 1 400。

测定法：取本品 20 片，精密称定。研细，精密称取适量（约相当于法莫替丁 50 mg），置 50 ml 容量瓶中，加甲醇适量，振摇使法莫替丁溶解，并用甲醇稀释至刻度。摇匀，滤过，精密量取续滤液 5 ml，置 50 ml 容量瓶中，用流动相稀释至刻度，摇匀，精密量取 20μl 注入液相色谱仪，记录色谱图；另取法莫替丁对照品 50 mg，精密称定，置 50 ml 容量瓶中，加甲醇适量溶解并稀释至刻度，摇匀，精密量取 5 ml，置 50 ml 容量瓶中，用流动相稀释至刻度，摇匀。同法测定，以峰面积计算。本品含法莫替丁应为标示量的 90.0%～110.0%。

问题：此法为高效液相色谱法的何种分析方法？

2．硫喷妥钠原料药含量测定

取硫喷妥钠约 100 mg，精密称定，置于 200 ml 容量瓶中，加氢氧化钠溶液（1→250）使溶解，并稀释至刻度，摇匀。精密量取该溶液 5 ml 移入 500 ml 容量瓶中，加氢氧化钠溶液并稀释至刻度，摇匀。另取硫喷妥钠对照品适量，精密称定，加氢氧化钠溶液溶解，并定量稀释至浓度约为 5μg/ml 的对照品溶液。随即以 1 cm 吸收池，于大约 304 nm 波长处分别测定以上两种溶液的吸收度，以氢氧化钠溶液作空白。

问题：（1）此法为紫外分光光度法的何种分析方法？

（2）列出本法涉及的所有计算公式。

3．在《中国药典》中查阅下列内容。

序号	查阅内容	药典中位置			查阅结果
		第几部	哪部分	页数	
1	利血平的鉴定				
2	板蓝根颗粒的水分测定				
3	银黄口服液的含量测定				
4	肝素的生物检定				
5	高氯酸滴定液的配制				
6	重量差异检查法				
7	贮藏下关于“冷处”规定				
8	十二烷基硫酸钠				
9	甲硝唑片含量测定				
10	盐酸氯丙嗪溶出度检查				

模块二

药物的鉴别

项目　药物的鉴别

项目分析

学习本模块，主要要学会药物的鉴别目的、内容、方法，并能对药物进行鉴别和真伪的判断。

学习目标

【知识目标】

1．掌握药物鉴别的目的、特点、内容及药物鉴别的方法；

2．熟悉药物鉴别常用的方法；

3．熟悉相对密度、熔点、旋光度及折光率测定的原理及方法；

4．了解药物鉴别试验条件及灵敏度等知识。

【能力目标】

1．能熟练应用药物鉴别的常用方法对药物进行鉴别；

2．学会药物物理常数的测定方法。

学习情境

任务一　药物鉴别的目的及特点

【任务分析】

在进行药物分析时，首先要对药物进行鉴别，只有在药物鉴别无误的情况下，进行药物的杂质检查和含量测定等分析工作才有意义。通过本任务的学习，要了解药物鉴别的目的、特点等有关知识。

【知识准备】

一、药物鉴别的概念及目的

药物鉴别是根据药物的组成、结构、理化性质，利用物理化学及生物学等方法来判断药物真伪的分析方法。药物鉴别的主要目的就是判断药物的真伪，有时通过鉴别也能检查药物的纯度。

二、药物鉴别的特点

（一）药物鉴别是药物分析的首要任务

在进行药物分析时，首先对药物进行鉴别，只有在药物鉴别无误的情况下，进行药物的杂质检查和含量测定等分析工作才有意义。

（二）药物鉴别为已知药物的确证试验

根据药典方法鉴别药物时，供试品都是已知物。《中国药典》和世界各国药典所收载的药品项下的鉴别方法，均为证实有标签的容器中的药物是否为所标示的药物，而不是鉴定未知物的组成和结构。因此，药典中药品项下的鉴别试验方法一般不能用于鉴别未知药物，药典中鉴别项下规定的试验方法，仅反映该药品某些物理、化学或生物等性质的特性，不完全代表对该药品化学结构的确证。

（三）鉴别试验是个别分析

药物鉴别时不需要对药物进行系统分析，药物鉴别项目比较少，一般在四五个项目以内，有的只做 1～2 项试验就可得出明确的结论。因此，鉴别试验是个别分析，而不是系统试验。

（四）化学鉴别试验要有明显的现象

化学鉴别试验是根据药物的性质，选择一些现象明显、易于观察、快速的化学反应进行鉴别。即要求有沉淀的生成或溶解、颜色的改变、特殊气体的生成及荧光的出现等明显现象，无明显现象的化学反应不能用于鉴别试验。如《中国药典》现行版中对阿司匹林的化学鉴别试验为“取本品约 0.1 g，加水 10 ml 煮沸，放冷，加三氯化铁试液 1 滴，即显紫堇色”。

（五）鉴别试验条件要准确

利用物理化学及生物学等方法进行药物鉴别时，试验要按照药典规定的条件进行。用不同方法鉴别同一种供试品，要综合分析实验结果，做出判断，得出可靠结果。

（六）药物鉴别的方法

鉴别的方法要求专属性强、灵敏度高、再现性好以及操作简便、快速等特点。

（七）制剂鉴别要考虑干扰成分的影响

对于制剂的鉴别，不仅要考虑附加成分的干扰，还要考虑各有效成分之间的相互干扰。由于制剂是用合格的原料药制备的，所以一些制剂的鉴别项目比原料药鉴别的项目少。

任务二　药物的鉴别

【任务分析】

药物在进行分析时，首先要进行性状观测，然后在此基础上，进一步鉴别是否属于某一类药，最后鉴别具体是某种药，最终完成药物的完整鉴别。本任务就是要学会药物的一般性鉴别和专属性鉴别。

【知识准备】

一、药物鉴别的内容

药物鉴别的内容主要包括性状、一般鉴别试验和专属性鉴别试验等内容。《中国药典》中鉴别项下规定的鉴别方法，适用于鉴别药物的真伪，对于原料药还应结合性状项下的外观、溶解度和物理常数进行确认。

（一）性状

药物的性状反映了药物特有的物理性质，一般包括外观、溶解度和物理常数等。性状观测是药品鉴别工作的第一步，也是不可省略的极其重要的一步。只有性状符合规定的供试品，方可继续检查杂质限量和测定含量，否则不必进行检查和测定。

1．外观

外观是指药物的晶型、聚集状态，色泽、臭、味等性质。如《中国药典》现行版中对维生素 C 的外观描述为“本品为白色结晶或结晶性粉末；无臭，味酸”。对依托红霉素的描述为“本品为白色结晶性粉末，无臭，无味或几乎无味”。

2．溶解度

溶解度是药物的一种物理性质，在一定程度上反映了药物的纯度。《中国药典》现行版中采用极易溶解、易溶、溶解、略溶、微溶、极微溶解、几乎不溶或不溶等来描述药物在不同溶剂中的溶解性能。如《中国药典》现行版中丙酸睾酮溶解度描述为“在三氯甲烷中极易溶解，在乙醇或乙醚中易溶，在乙酸乙酯中溶解，在植物油中略溶，在水中不溶”。

知识拓展

《中国药典》现行版凡例中规定，药品的近似溶解度以下列名词术语表示：

极易溶解：指溶质 1g（ml）能在不到 1ml 的溶剂中溶解；

易溶：指溶质 1g（ml）能在 1～10ml（不包括 10ml）的溶剂中溶解；

溶解：指溶质 1g（ml）能在 10～30ml（不包括 30ml）的溶剂中溶解；

略溶：指溶质 1g（ml）能在 30～100ml（不包括 100ml）的溶剂中溶解；

微溶：指溶质 1g（ml）能在 100～1 000ml（不包括 1 000ml）的溶剂中溶解；

极微溶解：指溶质 1g（ml）能在 1 000～10 000ml（不包括 10 000ml）的溶剂中溶解；

几乎不溶或不溶：指溶质 1g（ml）在 10 000ml 的溶剂中不溶解。

试验法：除另有规定外，称取研成细粉的供试品或量取液体供试品，加入 25℃±2℃一定容量的溶剂中，每隔 5 min 强力振摇 30 s；观察 30 min 内的溶解情况，如无目视可见的溶质颗粒或液滴时，即视为完全溶解。

3．物理常数

物理常数是评价药物质量的主要指标之一，其测定结果不仅对药品具有鉴别的意义，也可反映药品的纯度。物理常数测定的具体方法见模块一项目三。

（二）一般鉴别试验

1．一般鉴别试验的性质

一般鉴别试验是依据某一类药物的化学结构、理化性质的特征，通过化学反应来鉴别药物的真伪。对无机药物是根据其组成的阴离子和阳离子的特性反应；对有机药物则大多采用药物的官能团反应。因此，一般鉴别试验只能证实是某一类药物，而不能证实是某一个药物。

2．一般鉴别试验项目

《中国药典》现行版附录项下收载的一般鉴别试验包括的项目有：丙二酰脲类、有机氟化物、托烷生物碱类、水杨酸盐等各种盐类。现以几个典型一般鉴别试验为例进行说明。

（1）芳香第一胺类

取供试品约 50 mg，加稀盐酸 1 ml，必要时缓缓煮沸使溶解，放冷，加 0.1 mol/L 亚硝酸钠溶液数滴，滴加碱性β-萘酚试液数滴，视供试品不同，生成由橙黄到猩红色沉淀。

（2）苯甲酸盐

① 取供试品的中性溶液，滴加三氯化铁试液，即生成赭色沉淀；再加稀盐酸，变为白色沉淀；② 取供试品，置干燥试管中，加硫酸后，加热，不炭化，但析出苯甲酸，并在试管内壁凝结成白色升华物。

（3）钠盐

① 取铂丝，用盐酸湿润后，蘸取供试品，在无色火焰中燃烧，火焰即显鲜黄色；② 供试品的中性溶液，加醋酸氧铀锌试液，即生成黄色沉淀。

（4）硫酸盐

① 取供试品溶液，滴加氯化钡试液，即生成白色沉淀，分离，沉淀在盐酸或硝酸中均不溶解；② 取供试品溶液，滴加醋酸铅试液，即生成白色沉淀，分离，沉淀在醋酸铵试液或氢氧化钠试液中溶解；③ 取供试品溶液，加盐酸，不生成白色沉淀（与硫代硫酸盐区别）。

（5）氯化物

① 取供试品溶液，加稀硝酸使成酸性后，滴加硝酸银试液，即生成白色凝乳状沉淀，分离，沉淀加氨试液即溶解，再加稀硝酸酸化后，沉淀复生成。如供试品为生物碱或其他有机碱的盐酸盐，须先加氨试液使成碱性，将析出的沉淀滤过除去，取滤液进行试验；② 取供试品少量，置试管中，加等量的二氧化锰，混匀，加硫酸湿润，缓缓加热，即产生氯气，能使用水湿润的碘化钾淀粉试纸显蓝色。

（三）专属鉴别试验

要鉴别药物属于哪一种，必须进行专属性鉴别，只有做完这一步，才能真正完成药物的鉴别。药物的专属鉴别试验是证实某一种药物的依据，它是根据每一种药物化学结构上的差异所引起的物理化学特性，选用某些特有的灵敏度高的反应，来鉴别药物的真伪。

如吡啶类药物含有吡啶环的相同母核，可根据吡啶环母核上取代基的不同，而具有不同的理化性质来鉴别不同的吡啶类药物：异烟肼吡啶环上连有肼基，利用其肼基的还原性进行专属鉴别试验的确证鉴别；尼可刹米吡啶环上连有酰胺键，利用其酰胺键在碱性条件下水解反应进行专属鉴别的确证鉴别。

一般鉴别试验与专属鉴别试验的不同点在于，一般鉴别试验是以某些药物的共同化学结构为依据，根据相同的物理化学性质进行药物真伪的鉴别，以区别不同类别的药物。而专属鉴别试验则是在一般鉴别试验的基础上，利用各种药物的化学结构差异来鉴别药物的，以区别同类药物或区别具有相同化学结构中的某一个药物，达到最终确证药物真伪的目的。

药物鉴别方法要求专属性强、再现性好，灵敏度高，以及操作简便、快速等。常用的药物鉴别方法有化学法、光谱法、色谱法、生物法等（详见模块一）。

知识拓展

几千年来，在我国劳动人民同疾病进行斗争中，产生、丰富和发展了我国中医药学。约在2 000年以前，《神农本草经》中就提出了“药有土地所生，真伪新陈”，此时已经注意到药材主要问题是鉴别问题。《新修本草》中也有很多地道药材的鉴别经验。唐代高僧鉴真在双目失明的情况下，仍然可以凭嗅、尝、听、摸来鉴别药材。李时珍《本草纲目》所收药物是古代本草中最多的（1 892种），其中对药物的形态鉴别方法和内容也是较为完善的。近代科学技术发展起来的分类鉴别、显微鉴别、理化分析和仪器分析等新方法，扩大了中药的鉴别范围。

二、药物鉴别试验条件及灵敏度

药物鉴别试验是以所采用的化学反应或物理特性产生的明显的易于观察的特征变化为依据的，因此，鉴别试验必须在规定的条件下完成，否则将会影响鉴别结果的判断。影响鉴别反应的因素是多方面的，包括被测物的浓度、试剂的用量、溶液的浓度、溶液的温度、溶液的酸度、反应时间及共存干扰物质的影响等。同时鉴别反应具有一定的灵敏度，以保证鉴别目的的完成。

（一）药物鉴别试验条件

1．溶液的浓度

在鉴别试验中加入的各种试剂一般是过量的，溶液的浓度主要是指被鉴别药物的浓度。鉴别试验多采用观察溶液的颜色、沉淀或测定各种光学参数（如λ_{max}、λ_{min}、A、$E_{1cm}^{1\%}$）的变化来判断鉴别结果，药物的浓度直接影响上述鉴别反应的颜色深浅、沉淀的生成以及有关参数的测定，因此鉴别试验中对药品的浓度必须严格加以规定。

2．溶液的浓度

温度对化学反应的影响很大，一般情况下，温度每升高 10℃，可以使化学反应速率增加 2～4 倍。因此，升高溶液的温度有利于化学鉴别反应速率。但温度的升高也可能使某些生成物发生分解，导致溶液颜色变浅、沉淀溶解，甚至不能观察到试验结果，故试验中应注意温度的影响并保持恒温。

3．溶液的酸碱度

许多鉴别反应都需要在一定的酸碱度的条件下才能进行。溶液酸碱度的作用就在于能够使各反应物有足够的浓度处于反应活化状态，使反应生成物处于稳定和易于观测的状态。鉴别反应中应严格按照规定的溶液酸度进行试验。

4．试验时间

有机药物的化学的鉴别反应和无机化合物不同，一般反应速率较慢，达到预期试验结果需要较长时间，这是因为有机化合物是以共价键相结合，化学反应能否进行，依赖于共价键的断裂和新价键形成的难易程度，这些价键的更替需要一定的反应时间和条件。同时在化学反应过程中，有时存在着许多中间阶段，甚至需要加入催化剂才能使反应进行，因此，化学鉴别反应需要一定的时间，应在规定的时间内完成鉴别试验。

5．共存干扰成分的影响

在鉴别试验中，如果药物结构中的其他部分或药物制剂中的其他成分也参加鉴别反应，则会干扰鉴别试验结果的现象观察，使对结果难以作出正确的判断。这时必须选择专属性高的鉴别方法或将干扰成分分离后再进行试验。

（二）鉴别试验的灵敏度

鉴别试验的灵敏度可以反映出鉴别反应对待测组分的敏感程度。它是指在一定条件下，能在尽量稀的溶液中观测出尽可能少量的供试品的量，鉴别反应对这一要求所能满足的程度称为鉴别反应的灵敏度。通常是以两个相互有关的量，即最低检出量和最低检出浓度来表示鉴别反应的灵敏度。

1．最低检出量

最低检出量以 m 表示，是指应用某一鉴别反应，在一定条件下，能够观测出试验结果的供试品的最小量，其单位通常用微克（μg）表示。例如，钠离子的焰色反应，最低检出量为

0.1μg，即表示少于这个量就不能被检测出来。最低检出量的数值越小，则鉴别反应的灵敏度越高。

但是，仅仅用最低检出量并不能充分表示反应的灵敏度，因为它没有说明这些物质是存在于多少体积之内，即没有说明溶液的浓度。将同样量药物溶解在不同量的溶剂中，试验的结果显然是不同的。因此，表示某一反应的灵敏度时还需要考虑被测物的浓度，于是提出最低检出浓度的概念。

2．最低检出浓度

最低检出浓度是指应用某一鉴别反应，在一定条件下，能够观测出试验结果的供试品最低浓度，通常以 1∶*V*（或 1∶*G*）表示，其中 *V* 或 *G* 表示含有 1 g 某供试品溶液的体积（ml）或质量（g）。显然，最低检出浓度的数值越小，则鉴别反应的灵敏度越高。

最低检出量和最低检出浓度之间的关系可用下式表示，即

$$m = v \times 10^6 / V \quad (2\text{-}1)$$

式中，*v* 为鉴别试验时，所取供试品溶液的最小体积，ml。

3．空白试验

在选用灵敏度很高的鉴别反应时，必须采用高纯度的试剂和非常洁净的器皿，才能保证鉴别反应结果的可靠性。为了消除试剂和器皿可能带来的影响，应同时进行空白试验以供对照。

所谓空白试验，就是在与供试品鉴别试验完全相同的条件下，除不加供试品外，其他试剂均同样加入而进行的试验。

（三）提高鉴别反应灵敏度的方法

在实际工作中，常采用以下方法来提高鉴别反应的灵敏度。

1．加入与水互不相溶的有机溶剂提取浓集

在鉴别试验中，如生成物具有颜色但颜色很浅，不利于观察时，可以利用加入少量与水互不相溶的有机溶剂，进行萃取浓集有色生成物，使其在有机溶剂中颜色变深，易于观测。

2．改进观测方法

如将目视观测溶液的颜色，改为紫外-可见分光光度法；将观测生成沉淀的方法改为比浊度法等。

【任务实施】

实训五　常用药物一般鉴别

一、目的要求

1．掌握水杨酸盐、丙二酰脲类、有机氟化物、托烷生物碱类和芳香第一胺类药物的鉴别方法。

2．了解相应药物的化学结构与鉴别反应的关系。

3．掌握基本的药物鉴别实验的操作方法。

二、试液配制

1．氯化铁试液

取氯化铁 9 g，加水使溶解成 100 ml，即得。

2．醋酸铵试液

取醋酸铵 10 g，加水溶解使成 100 ml，即得。

3．碳酸钠试液

取一水合碳酸钠 12.5 g，或无水碳酸钠 10.5 g，加水使溶解成 100 ml，即得。

4．硝酸银试液（0.1 mol/L）

取硝酸银 1.7 g，加水使溶解成 100 ml，即得。

5．铜吡啶试液

取硫酸铜 4 g，加水 90 ml 溶解后，加吡啶 30 ml，即得。本液应临用新制。

6．茜素氟蓝试液

取茜素氟蓝 0.19 g，加氢氧化钠溶液（1.2→100）12.5 ml，加水 800 ml 及醋酸钠结晶 0.25 g，用稀盐酸调节 pH 约为 5.4，用水稀释至 1 000 ml，摇匀，即得。

7．硝酸亚铈试液

取硝酸亚铈 0.22 g，加水 50 ml 使之溶解，加硝酸 0.1 ml 及盐酸羟胺 50 mg，用水稀释至 1 000 ml，摇匀，即得。

8．氨试液

取浓氨溶液 400 ml，加水使成 1 000 ml，即得。

9．亚硝酸钠试液（0.1 mol/L）

取亚硝酸钠 0.69 g，加水使溶解成 100 ml，即得。

10．碱性 β-萘酚试液

取 β-萘酚 0.25 g，加氢氧化钠溶液（1→10）10 ml 使之溶解，即得。本溶液应临用前现配制。

以上各试液配制时所用的试剂均为分析纯；所用水均为蒸馏水。

三、实验步骤

1．水杨酸盐的鉴别

（1）取 5%水杨酸钠的水溶液 1 滴，加水稀释为 5 ml，加入氯化铁试液 1 滴，溶液应显紫色。

（2）取 5%水杨酸钠溶液 2 ml 置于离心管中，加稀盐酸（9.5%～10.5%）8 滴，即析出水杨酸白色沉淀，离心沉降，弃去上层清液，逐滴加入醋酸铵试液，用细玻璃棒搅拌，观察是否溶解。

2．丙二酰脲类的鉴别

司可巴比妥钠、异戊巴比妥、异戊巴比妥钠、苯巴比妥及妥钠等原料药及其制剂的分子结构中都含有丙二酰脲母体，都能在弱碱性溶液中与硝酸银作用生成二银盐的白色沉淀；也能与铜吡啶试液作用而显紫色，由此进行鉴别。

（1）取苯巴比妥供试品约 0.1 g，加入碳酸钠试液 1 ml 与水 10 ml，振摇 2 min，滤过。在滤液中逐滴加入硝酸银试液（0.1 mol/L），即发生白色沉淀。振摇，沉淀即溶解，继续滴加过量的硝酸银试液，沉淀不再溶解（注：苯巴比妥用量可酌减）。

（2）取苯巴比妥 50 mg，加吡啶溶液（1→10）5 ml 溶解后，加铜吡啶试液 1 ml，即显紫色或产生紫色沉淀（注：苯巴比妥用量可酌减）。

3．有机氟化物的鉴别（氧瓶燃烧法）

（1）取醋酸氟轻松约 7 mg，按照氧瓶燃烧法进行有机破坏，用水 20 ml 与氢氧化钠溶液（0.01 mol/L）6.5 ml 为吸收液，待燃烧完毕后，充分振摇。取吸收液 2 ml，加茜素氟蓝试液 0.5 ml，再加 12%醋酸钠的稀醋酸溶液 0.2 ml，用水稀释至 4 ml，加入硝酸亚铈试液 0.5 ml，同时做空白对照试验。

（2）操作注意事项

① 折叠滤纸包住样品时不可包得过紧，否则易燃烧不完全；② 滤纸包要用胶纸固定于铂丝上，否则在燃烧过程中脱落而导致实验失败；③ 通氧气时附近不得有火源，燃烧点应远离氧气瓶；④ 为防止爆炸用毛巾将燃烧瓶包住，防护橱用有机玻璃遮挡；⑤ 瓶塞不易打开时，可将燃烧瓶微微加热；⑥ 操作时不可直接触及滤纸。

4．托烷生物碱类的鉴别

取磺胺阿托品约 10 mg，加发烟硝酸 5 滴，置于水浴上蒸干，即得黄色的残渣。放冷，加入乙醇 2～3 滴湿润，加固体氢氧化钾一小粒，即显深紫色（注：硫酸阿托品用量可酌减）。

5．芳香第一胺的鉴别

取磺胺甲噁唑约 50 mg，加稀盐酸 1 ml，必要时缓缓煮沸使之溶解，放冷。加入 0.1 mol/L 亚硝酸钠溶液数滴，滴加碱性 β-萘酚试液数滴，生成橙红色沉淀（注：取磺胺甲噁唑用量可酌减）。

四、说明

1．实验中若无苯巴比妥原料药时，可取其片剂细粉约 0.9 g，加无水乙醇 20 ml，充分振摇，滤过，滤液置于水浴上蒸干，取残渣进行实验，也可到试剂商店购买相应试剂进行实验，其他类别的药物同样可取片粉作相应的处理后进行鉴别。

2．硫酸阿托品可按剧毒药物购买办法，到指定试剂商店购买。

3．有机氟化物也可取地塞米松磷酸钠注射液，或取醋酸地塞米松片按药典规定进行鉴别。

学法指导

本模块的学习要密切结合模块一中项目二的相关内容，注意各种鉴别方法的灵活应用。

目标检测

一、选择题

1．药物鉴别的主要目的是

A．判断药物的优劣　　B．判断未知物的组成和结构

C．判断药物的真伪　　D．确定有效成分的含量

2．下列叙述与药物鉴别特点不符的是

A．为已知药物的确证试验　　B．是个别分析而不是系统试验

C．是鉴定未知药物的组成和结构

D．制剂鉴别主要考虑附加成分和各有效成分之间的相互干扰

3．对专属鉴别试验的叙述不正确的是

A. 是证实某一种药物的试验　　B. 是证实某一类药物的试验

C. 是在一般鉴别试验的基础上，利用各种药物化学结构的差异来鉴别药物

D. 是根据某一种药物化学结构的差异及其所引起的物理化学特性的不同，来鉴别药物真伪

4．下列不属于物理常数的是

A. 折光率　　B. 旋光度　　C. 比旋度　　D. 相对密度

5．《中国药典》现行版规定测定液体的相对密度时温度应控制在

A．20℃　　B．18℃　　C．22℃　　D．30℃

6．《中国药典》现行版对药物进行折光率测定时，采用的光线是

A. 可见光线　　B. 钠光 D 线　　C. 紫外光线　　D. 红外光线

7．测定折光率时，通常情况下，当波长越短时折光率

A. 越大　　B. 越小　　C. 不变　　D. 先变大后变小

8．测定某供试液的折光率为 n，溶剂水的折光率为 n_0，折光率因数为 F，该供试杯的浓度为

A. $c=\frac{n_0-n}{F}$　　B. $c=\frac{n-n_0}{F}$　　C. $c=\frac{F}{n-n_0}$　　D. $c=\frac{F}{n_0-n}$

9．具有旋光性的药物，结构中应含有

A. 手性碳原子　　B. 碳一碳双键　　C. 酚经基　　D. 淡基

10．用馏程测定法测定沸点在 80℃以上的药物时，一般选用

A. 恒温水浴加热　　B. 直接火焰或其他电热器加热

C. 恒温水浴或直接火焰加热　　D. 流通蒸气加热

二、问答题

1．药物鉴别的内容有哪些？

2．鉴别药物常用的方法有哪些？

模块三

药物的检查

项目　杂质的检查

项目分析

药物中杂质的来源和杂质分类的学习，可以使学生充分认识杂质检查在药物质量控制中的重要性，理解药物纯度与化学试剂纯度的本质区别。通过对一般杂质和特殊杂质检查原理和方法的学习，能够对药物中两类杂质检查的基本原理和方法有较为全面的认识，为今后的工作实践奠定扎实的基础。

学习目标

【知识目标】

1. 掌握杂质限量的概念、限量检查的常用方法；
2. 掌握氯化物、硫酸盐、铁盐、重金属、砷盐等一般性杂质的检查原理和方法；
3. 了解干燥失重、水分、溶液的颜色、澄清度、酸碱度、残留溶剂、灰分和残留农药的检查原理和方法；
4. 了解药物中特殊杂质的检查原理和方法。

【能力目标】

1. 熟练应用药物中一般杂质和特殊杂质的检查方法；
2. 学会杂质检查基本操作技术。

学习情境

任务一　一般杂质的检查方法

【任务分析】

药物检查主要的任务是检查药物中的杂质。杂质严重影响药物的纯净度，为了确保药物的安全性、有效性和稳定性，同时也为生产和流通领域的药品质量管理提供依据，《中国药典》规定必须对药物中的杂质进行检查。所以，本任务的主要目的是在认识药物杂质并了解药物杂质检查的主要内容的基础上。学习一般杂质的检查方法。

【知识准备】

一、药物纯度的概念

药物的纯度是指药物的纯净程度。药物中的杂质是影响药物纯度的主要因素，因此纯度检查通常又称为杂质检查。对药物纯度的评定，需结合药物的结构、外观性状、理化常数、杂质检查和含量测定等方面内容作综合考虑。

临床用药的纯度又称药用纯度或药用规格，与化学试剂的纯度或试剂规格不能混淆。前者主要是从用药安全性、有效性以及对药物稳定性的影响等方面考虑；后者是从杂质可能引起的化学变化对试剂的使用范围和使用目的影响来考虑，并不考虑对人体的生理作用及毒副作用。药品只有合格品与不合格品，化学试剂可根据杂质的含量高低分为不同级别（如色谱纯、基准试剂、优级纯、分析纯和化学纯等）。

随着临床用药经验的不断积累和分离检测技术的不断提高，人们对药物纯度的认识也发生着改变，人们能够进一步发现存在于药物中的新杂质，从而对药物纯度的要求不断地提高，对药品生产工艺过程不断地完善。另外，随着生产原料的改变及生产方法与工艺的改进，对于药物中杂质的检查项目或限量要求也在不断地改变或提高。

知识拓展

化学试剂规格的硫酸钡（$BaSO_4$）对可溶性钡盐不做检查，药用规格的硫酸钡、要做可溶性钡盐、重金属和砷盐等检查，在使用硫酸钡做钡餐透视时，如果存在可溶性钡盐则会危及病人生命，因此，不能用化学试剂规格硫酸钡代替药用规格硫酸钡。更不能将化学试剂当作药品直接用于临床治疗。

二、杂质的概念

杂质是指存在于药物中的无治疗作用或影响药物的稳定性和疗效，甚至对人体健康有害的物质。药物在生产和贮存过程中会不可避免地引入杂质，药物中存在的杂质不仅影响药物的质量，有的还反映出生产、流通过程存在的问题，为了确保药物的安全性、有效性和稳定性，同时也为生产和流通领域的药品质量管理提供依据，必须对药物中的杂质进行检查。如果药物中所含杂质超过质量标准规定的纯度要求，就可能引起药物的外观性状、物理常数的变化，甚至会影响药物的稳定性、降低疗效和增加副作用。因此杂质检查是控制药物质量的一个重要环节。

三、杂质的种类

（一）按性质分类

1．影响药物稳定性的杂质

药物中金属离子的存在可能会催化氧化还原反应，如 Cu^{2+}的存在可使维生素 A 和维生素 E 易被氧化；水分的存在可使含有酯键和酰胺键结构的药物发生水解，从而影响药物的安全性和有效性。

2．毒性杂质

药物中重金属（如银、铅、汞、铜、镉，铋、锑、锡、镍、锌等）和砷盐的过量存在，会导致人体中毒，影响到用药的安全性，应严格控制其限量。

3．信号杂质

药物中氯化物、硫酸盐等少量存在不会对人体产生危害，但是此类杂质的存在水平可以反映出药物的纯度水平，即反映药物的生产工艺和贮存状况是否正常，因此，此类杂质称为“信号杂质”。控制这类杂质的限量，同时也就控制了有关杂质的限量，从而有助于指导生产工艺和贮存条件的改善。

（二）按来源分类

1．一般杂质

一般杂质是指在自然界中分布比较广泛，在多种药物的生产和贮存过程中容易引入的杂质。由于对此类杂质的控制涉及多种药物，故在各版药典附录中均规定了它们的检查方法。《中国药典》现行版第二部附录规定了氯化物、硫酸盐、硫化物、硒、氟、氰化物、铁盐、重金属、砷盐、铵盐、酸碱度、干燥失重、水分、炽灼残渣、易炭化物以及残留溶剂等项目检查。

2．特殊杂质

特殊杂质是指药物在生产和贮存过程中，由于药物本身的性质、生产方法和工艺的不同，可能引入的杂质。如肾上腺素中的酮体、硫酸阿托品中的莨菪碱、阿司匹林中的游离水杨酸等。一般来说，某种特殊杂质只存在于某种特定的药物中，故其检查方法收载于药典的正文中。

此外，按照杂质的结构分类，还可将杂质分为无机杂质和有机杂质（包括残留溶剂）两类。在某些情况下，杂质应属于一般杂质还是特殊杂质，并无严格区分。无论哪种杂质，都要根据其性质、特点和来源，在保证用药安全、有效的前提下，以科学、合理的方法严格进行控制。

四、杂质的来源

药物中的杂质，主要来源于两个方面：一是由生产过程中引入；二是由贮存过程中引入。

1．生产过程中引入

药物在生产过程中由于所用原料不纯、反应不完全、副反应的发生、加入的试剂和溶剂等在精制时未完全除净、生产器皿有杂质等原因，可能引入未作用完全的原料、试剂、中间体或副产物以及其他杂质。例如以水杨酸为原料合成阿司匹林时，若乙酰化反应不完全可能引入水杨酸；地塞米松磷酸钠在生产过程中使用大量甲醇和丙酮，可能会残留在成品中。药物在制备过程中，也可能引入新的杂质。如盐酸普鲁卡因注射剂在高温灭菌过程中，可能水解为对氨基苯甲酸和二乙氨基乙醇，而干燥的盐酸普鲁卡因原料药不会存在这两种杂质。因此，《中国药典》现行版中盐酸普鲁卡因原料药不要求检查对氨基苯甲酸，但其注射剂则要求检查此杂质。

2．贮存过程中引入

药物在贮存过程中，由于贮存保管不当，或贮存时间过长，在外界条件如温度、湿度、日光、空气、微生物等影响下，可能使药物发生水解、氧化、分解、异构化、晶型转变、聚合、潮解和发霉等变化而产生杂质。其中，药物因发生水解及氧化反应而产生杂质较为常见。如酯、内酯、酰胺、环酰胺、卤代烃及苷类等药物在水分的存在下容易水解。如阿司匹林可水解产生水杨酸和醋酸；阿托品可水解产生莨菪醇和消旋莨菪酸等。

此外，药物的晶型不同，其理化常数、溶解性、稳定性、体内吸收和疗效也有很大差异，因此，控制药物中低效、无效以及具有毒副作用的晶型和异构体，在药物纯度研究中日益受到重视。如棕榈氯霉素存在多晶型现象，B 晶型为活性型，易被酯酶水解而吸收，而 A 晶型则不易被酯酶水解、活性很低。甲苯达唑有 A、B、C 3 种晶型，其中 C 晶型的驱虫率为 90%，B 晶型的驱虫率为 40%～60%，A 晶型的驱虫率小于 20%。在生产中低效、无效的异构体或晶型较难除尽，且因生产工艺、结晶溶剂的不同以及贮存条件的影响也可引起晶型的转变。

五、药物杂质的检查方法

药物中杂质的来源是多途径的。在药物的生产和贮存过程中，会不可避免地引入杂质，对于药物而言，其杂质的含量当然越少越好，但要把药物中的杂质完全除掉，不仅没有必要，也是不可能的。因为不仅会增加成本，也会受到生产工艺和条件的制约。因此，在保证用药安全、有效，不影响药物稳定性的原则下，允许药物中存在一定量的杂质。药物中所含杂质的最大允许量称为杂质限量。通常用百分之几或百万分之几（10^{-6}）来表示。药物中杂质的检查，一般不要求测定其含量，而只检查杂质的量是否超过限量。这种杂质检查的方法叫做杂质的限量检查。

药物的杂质检查按照操作方法不同，分为以下 3 种方法。

（一）对照法

对照法是指取一定量待检杂质的对照溶液与一定量供试品溶液在相同条件下加入一定的试剂处理后，比较反应结果，从而判断供试品中所含杂质是否超过限量。使用本法检查药物的杂质，须遵循平行原则。该法的检测结果，只能判定药物所含杂质是否符合限量规定，一般不能测定杂质的准确含量。各国药典主要采用本法检查药物的杂质。

杂质的限量可用下式计算：

$$\text{杂质限量}=\frac{\text{杂质的最大允许量}}{\text{供试品量}}\times 100\%$$

由于供试品（m）中所含的杂质的量是通过与一定量杂质标准溶液进行比较来确定的，杂质的最大允许量就是标准溶液的浓度（C）与体积（V）的乘积，因此，杂质限量（L）的计算有可用下式表示：

$$\text{杂质限量}=\frac{\text{标准溶液的浓度}\times\text{标准溶液的体积}}{\text{供试品量}}\times 100\% \tag{3-1}$$

或

$$L=\frac{C\times V}{m}\times 100\% \tag{3-2}$$

（二）灵敏度法

灵敏度法是以在检测条件下反应的灵敏度来控制杂质限量的一种方法。一般来说，灵敏度法比对照法对杂质的要求更为严格。如纯化水中的氯化物检查，是在 50 ml 纯化水中加入硝酸 5 滴及硝酸银试液 1 ml，要求不得发生浑浊。该法就是利用氯离子与银离子生成氯化银沉淀反应的灵敏度来控制纯化水中氯化物的限量。

（三）比较法

比较法是指取一定量供试品依法检查，测得待检杂质的吸光度或旋光度等与规定的限量比较，不得更大。如盐酸去氧肾上腺素中酮体的检查：取本品，加水制成每 1 ml 中含 2.0 mg 的溶液，以水为空白，在 310 nm 的波长处测定吸光度，不得大于 0.20。硫酸阿托品中莨菪碱的检查：取本品加水制成每 1 ml 中含 50 mg 的溶液，依法测定旋光度不得超过-0.4°。本法的特点是准确测定杂质的吸光度或旋光度（从而可计算出杂质的准确含量）并与规定限量比较，不需要对照物质。

六、一般杂质检查方法

《中国药典》现行版附录和正文中列举的一般杂质检查项目有：氯化物、硫酸盐、铁盐、重金属、砷盐、硫化物、硒盐、炽灼残渣、水分、溶液颜色、易炭化物、溶液澄清度和酸度等。本任务主要学习这些项目的检查法。

（一）氯化物检查法

氯化物广泛存在于自然界中，在药物的生产过程中极易引入。少量的氯化物虽对人体无害，但氯化物属于信号杂质，其存在量可以反映出药物的纯净程度以及生产工艺和贮存条件是否正常，因此，控制氯化物的量有其特殊的意义。

1．检查原理

利用氯化物在硝酸酸性条件下与硝酸银试液作用，生成氯化银白色浑浊，与一定量标准氯化钠溶液在相同条件下生成的氯化银浑浊比较，以判断供试品中的氯化物是否超过了限量。

$$Cl^- + Ag^+ \longrightarrow AgCl\downarrow \text{（白色）}$$

2．操作方法

取规定量的供试品，加水使溶解成 25 ml 溶液（如显碱性，可滴加硝酸使成中性），再加稀硝酸 10 ml，溶液如不澄清，应滤过，置 50 ml 纳氏比色管中，加水使成约 40 ml，摇匀，即得供试品溶液。另取药品项下规定量的标准氯化钠溶液，置 50 ml 纳氏比色管中，加稀硝酸 10 ml，加水使成 40 ml，摇匀，即得对照品溶液。于供试液与对照液中，分别加入硝酸银试液 1.0 ml，用水稀释使成 50 ml，摇匀，在暗处放置 5 min，同置黑色背景上，从比色管上方向下观察，比浊。

3．注意事项

（1）标准氯化钠溶液应为临用前配制，每 1 ml 相当于 10μg 的 Cl^-。在检测条件下，以 50 ml 中含 50～80μg 的 Cl^-为宜，在此范围内氯化物与硝酸银反应产生的浑浊梯度明显，便于比较。因此，在设计检查方法时应根据氯化物的限量考虑供试品的取用量。

（2）检测中加入硝酸是为了去除 CO_3^{2-}、SO_3^{2-}、PO_4^{3-}等杂质的干扰，同时还可以加速氯化银沉淀的生成并产生较好的乳浊；暗处放置 5 min，是为了避免光线使单质银析出。

（3）有机药物的氯化物检查，溶于水的有机药物，按规定方法直接检查，不溶于水的有机药物，多数采用加水振摇，使所含氯化物溶解，滤除不溶物或加热溶解供试品，放冷后析出沉淀，滤过，取滤液检查。

（4）检查有机氯杂质，可根据有机氯杂质结构，选择适宜的有机破坏方法，使有机氯转变为无机氯化物后，再依法检查。

（5）检查碘化物或溴化物中氯化物时，由于氯、溴、碘性质相近，应采用适当的方法去除干扰后再检查。

（6）供试溶液如带颜色，通常采用内消色法处理。也可采用外消色法，即加入某种试剂，使供试液褪色后再检查。如高锰酸钾的氯化物检查，加入适量乙醇，使颜色消失后再检查。

（二）硫酸盐检查法

硫酸盐也是一种广泛存在于自然界中的信号杂质，是许多药物都需要进行检查的一种杂质。

1．检查原理

利用硫酸盐在盐酸酸性溶液中与氯化钡生成白色浑浊，与一定量标准硫酸钾溶液在相同条件下与氯化钡生成的浑浊比较，以判断药物中硫酸盐是否超过限量。

$$SO_4^{2-} + Ba^{2+} \longrightarrow BaSO_4\downarrow \text{（白）}$$

2．操作方法

取规定量的供试品，加水溶解使成约 40 ml（如溶液显碱性，可滴加盐酸使成中性），溶液如不澄清，应滤过，置 50 ml 纳氏比色管中，加稀盐酸 2 ml，摇匀，即得供试品溶液。另取各药品项下规定量的标准硫酸钾溶液，按同样方法制成对照品溶液，于供试品溶液与对照品溶液中，分别加入 25%氯化钡溶液 5 ml，用水稀释至 50 ml，摇匀，放置 10 min，同置黑色背景上，从比色管上方向下观察、比较，即得。

3．注意事项

（1）标准硫酸钾溶液每 1 ml 相当于 100μg 的 SO_4^{2-}，本法适宜的比浊浓度范围为 50 ml 溶液中含 0.1～0.5 mg 的 SO_4^{2-}，相当于标准硫酸钾溶液 1～5 ml。在此范围内浊度梯度明显。

（2）《中国药典》现行版规定采用 25%氯化钡溶液，不必临用前配制，放置 1 个月后的氯化钡试液，反应的效果无明显改变。加入氯化钡试液后，应立即充分摇匀，防止局部浓度过高而影响产生浑浊的程度。

（3）供试液中加入盐酸使成酸性，可防止 CO_3^{2-}、PO_4^{3-}等与 Ba^{2+}生成沉淀而干扰测定，加入稀盐酸的量以 50 ml 溶液中含稀盐酸 2 ml、使溶液的 pH 约为 1 为宜，酸度过高，灵敏度会下降。

（4）温度对产生浑浊有影响，温度太低产生浑浊慢且不稳定，当温度低于 10℃时，应将比色管在 25～30℃水浴中放置 10 min 后再比浊。

（5）如供试液加入盐酸后不澄清，可先用盐酸使成酸性的水洗过的滤纸滤过后再测定。如供试液有颜色，可采用内消色法处理。

（三）铁盐检查法

药物中铁盐的存在可以使药物发生氧化反应及其他反应而变质，因此，需要控制药物中铁盐的限量。《中国药典》现行版采用硫氰酸盐法检查。

1．检查原理

铁盐在盐酸酸性溶液中与硫氰酸铵生成红色可溶性硫氰酸铁配位离子，与一定量的标准铁溶液用同法处理后进行比色，以控制铁盐的限量。

$$Fe + 6SCN^- \longrightarrow [Fe(SCN)_6]^{3-}{}_{\text{红色}}$$

2．操作方法

取规定量的供试品，加水溶解使成 25 ml，移至 50 ml 纳氏比色管中，加稀盐酸 4 ml 与过硫酸铵 50 mg，用水稀释使成 35 ml 后，加 30%的硫氰酸铵溶液 3 ml，再加水适量稀释成 50 ml，摇匀，如显色，立即与标准铁溶液一定量按相同方法制成的对照液比较。

3．注意事项

（1）用硫酸铁铵[$FeNH_4(SO_4)_2 \cdot 12H_2O$]配制标准铁贮备液，并加入硫酸防止铁盐水解。标准铁溶液为临用前取贮备液稀释而成，每 1 ml 标准铁溶液相当于 10μg 的 Fe。本法以 50 ml 溶液中含 Fe^{3+} 10～50μg 时为宜，在此范围内，所显色泽梯度明显，便于目视比色。

（2）若供试管与对照管色调不一致或所呈红色太浅而不能比较时，可分别移入分液漏斗中，各加正丁醇或异戊醇提取后比色。因硫氰酸铁配位离子在正丁醇等有机溶剂中溶解度大，故能增加颜色深度，且能排除某些干扰物质的影响。

（3）测定中加入氧化剂过硫酸铵可将供试品中可能存在的 Fe^{2+}氧化成 Fe^{3+}，同时可以防止硫氰酸铁受光照还原或分解。

（4）某些药物如葡萄糖、糊精、硫酸镁等，在检测过程需加硝酸处理，则不再加过硫酸铵。但须加热煮沸除去氧化氮，因硝酸中可能含亚硝酸，其能与硫氰酸根离子作用，生成红色亚硝酰硫氰化物，影响比色。

（5）因为铁盐与硫氰酸根生成配位离子的反应是可逆的，加入过量硫氰酸铵可以增加生成配位离子的稳定性，提高反应灵敏度，还能消除氯化物等干扰。

（6）硫氰酸根离子能与多种金属离子发生反应，如高汞、锌、锑、银、铜、钴等，因此在设计方法时应予以注意。

（7）许多酸根阴离子如 SO_4^{2-}、Cl^-、PO_4^{3-}、枸橼酸根等可与 Fe^{3+}形成无色配位化合物而干扰检查。排除干扰的方法是适当增加酸度，增加硫氰酸铵试剂的用量，用正丁醇提取后比色等。

（8）某些有机药物，特别是环状结构的有机药物，在实验条件下不溶解或对检查有干扰，需经炽灼破坏，使铁盐呈三氧化二铁留于残渣中，处理后再依法检查。

（四）重金属检查法

重金属系指在实验条件下能与硫代乙酰胺或硫化钠试液作用而显色的金属杂质，如银、铅、汞、铜、镉、铋、锑、锡、镍、锌等。重金属可以影响药物的稳定性及安全性，故必须严格控制其在药物中的含量。药品在生产过程中遇到铅的机会较多，铅易在体内蓄积而引起中毒，故检查重金属以铅为代表，作为限量对照。

1．检查原理

重金属检查使用的显色剂主要有硫代乙酰胺和硫化钠试液。硫代乙酰胺在酸性（pH 为 3.5 醋酸盐缓冲液）条件下水解，产生硫化氢，与微量重金属离子（以 Pb^{2+}为代表）生成黄色到棕黑色的硫化物混悬液。或在碱性条件下，硫化钠与微量重金属离子反应生成黄色至棕黑色的硫化物混悬液。与一定量的标准铅溶液在相同条件下反应生成的有色混悬液比色，不得更深。

$$CH_3CSNH_2 + H_2O \xrightarrow{pH=3.5} CH_3CONH_2 + H_2S\uparrow$$

$$H_2S + Pb^{2+} \xrightarrow{pH=3.5} PbS + 2H^+$$

或

$$Na_2S + Pb^{2+} \xrightarrow{NaOH} PbS\downarrow + 2Na^+$$

2．操作方法

由于药物性质、重金属的限量和存在状态等方面的不同，《中国药典》现行版将重金属检查分为 4 种方法。

第一法（又称为硫代乙酰胺法）适用于无需有机破坏，在酸性条件下可溶的无色药物中的重金属检查。方法为：取 25 ml 钠氏比色管两支，甲管中加入一定量标准铅溶液与醋酸盐缓冲液（pH 为 3.5）2 ml 后，加水或各药品项下规定的溶剂稀释成 25 ml，作为对照液管；乙管中加入按各药品项下规定的方法制成的供试液 25 ml，作为供试液管；再分别于甲、乙两管中加入硫代乙酰胺试液各 2 ml，摇匀，放置 2 min，比色，乙管中的颜色不得比甲管中的颜色更深。

第二法（又称为炽灼法）适用于含芳环、杂环以及不溶于水、稀酸及乙醇的有机药物中的重金属检查。方法为：先将供试品炽灼破坏，使与有机分子结合的重金属游离，再按第一法检查。

第三法（又称为硫化钠法）适用于溶于碱而不溶于稀酸或在稀酸中即生成沉淀的药物中

重金属杂质的检查。方法为：取规定量的供试品，加氢氧化钠试液及水溶解后，加入硫化钠试液，再与一定量标准铅溶液经同样处理后的颜色进行比较。

第四法（又称为微孔滤膜法）适用于含 2～5μg 重金属杂质及有色供试液的检查。因重金属限量低，用纳氏比色管难以观察比色。方法为：用微孔滤膜滤过，使重金属硫化物沉淀富集于滤膜上形成色斑，可以提高检查的灵敏度。将供试品铅斑与标准品铅斑比较，以判断供试品的重金属限量。

重金属的检查方法较多，各国药典采用的检查方法也不尽相同。对于不同的药物，应选择适当的方法进行检测。

3．注意事项

（1）用硝酸铅配制标准铅贮备液，并加入硝酸防止铅盐水解。标准铅溶液于临用前取贮备液稀释而成，每 1 ml 标准铅溶液相当于 10μg 的 Pb^{2+}。本法的适宜目视比色范围为 27 ml 溶液中含 10～20μg Pb^{2+}，相当于标准铅溶液 1～2 ml。

（2）第一法中，溶液的 pH 对于金属离子与硫化氢呈色影响较大，pH 为 3.0～3.5 时，硫化铅沉淀较完全。若酸度增大，重金属离子与硫化氢呈色变浅，酸度太大时甚至不显色。故供试品若用强酸溶解或在处理中用了强酸，则应在加入醋酸盐缓冲液前加氨水至对酚酞指示液显中性。

若供试液呈色，应在加硫代乙酰胺前于对照管中滴加少量稀焦糖溶液或其他无干扰的有色溶液，使之与对照液颜色一致，然后再加硫代乙酰胺试液比色。若仍不能使两管颜色一致，可改用内消色法处理。

供试品中若有微量高铁盐存在，在酸性溶液中可氧化硫化氢析出硫，干扰检测。可分别于供试管和对照管中加入抗坏血酸或盐酸羟胺 0.5～1.0 g，使 Fe^{3+}还原成 Fe^{2+}，再依法检查。

（3）在用第二法检查时，炽灼温度控制在 500～600℃，温度太低灰化不完全，温度过高重金属挥发损失，如铅在 700℃经 6 h 炽灼，回收率只有 32%。加硝酸进一步有机物破坏后，一定要蒸干除尽氧化氮，防止亚硝酸氧化硫代乙酰胺水解产生的硫化氢而析出硫，影响比色。

（4）第三法中，显色剂硫化钠试液对玻璃有一定的腐蚀性，而且久置会产生絮状物，应临用前配制。

（五）砷盐检查法

砷盐是毒性杂质，多由药物生产过程中使用的无机试剂及搪瓷反应器引入。检查砷盐的方法有古蔡法、二乙基二硫代氨基甲酸银法。

1．古蔡法

（1）检查原理

古蔡法检查砷的原理是利用金属锌与酸作用产生新生态的氢，与药物中微量砷盐反应生成具有挥发性的砷化氢，遇溴化汞试纸，产生黄色至棕色的砷斑，与同等条件下一定量标准砷溶液所生成的砷斑比较，判定药物中砷盐的限量。

$$AsO_3^{3-} + 3Zn + 9H^+ \rightarrow 3Zn^{2+} + 3H_2O + AsH_3\uparrow$$

$$As^{3+} + 3Zn + 3H^+ \rightarrow 3Zn^{2+} + AsH_3\uparrow$$

$$AsO_4^{3-} + 4Zn + 11H^+ \rightarrow 4Zn^{2+} + 4H_2O + AsH_3\uparrow$$

砷化氢与溴化汞试纸作用：

$$AsH_3 + 2HgBr_2 \rightarrow 2HBr + AsH(HgBr)_2 \text{（黄色）}$$

$$AsH_3 + 3HgBr_2 \rightarrow 3HBr + As(HgBr)_3 \text{（棕色）}$$

（2）操作方法

检查砷的装置见图 3-1。测定时，于导气管 C 中装入醋酸铅棉花 60 mg，装管高度 60～80 mm，再与旋塞 D 的端平面放一片溴化汞试纸（试纸的大小能覆盖孔径而不露出平面外为宜），盖上旋塞盖 E 并旋紧。

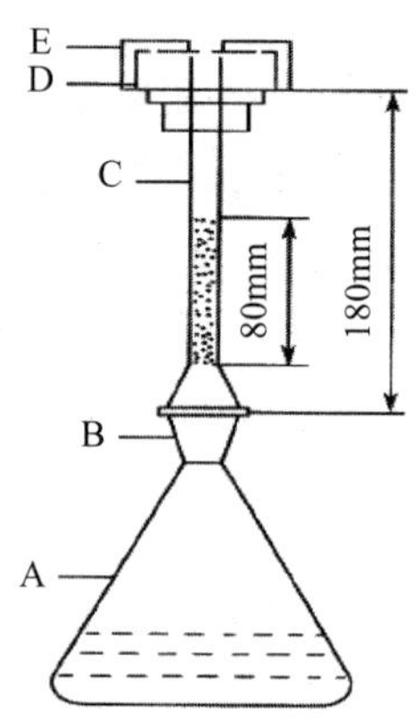

图 3-1 古蔡法检砷装置

A.标准磨口锥形瓶；B.中空的标准璃旋塞；C.导气管；D.具孔的有机玻；E.具孔有机玻璃旋塞磨口塞

标准砷斑的制备：精密量取标准砷溶液 2 ml，置 A 瓶中加盐酸 5 ml 与水 21 ml，再加碘化钾试液 5 ml 与酸性氯化亚锡试液 5 滴，在室温放置 10 min 后，加锌粒 2 g，立即将装妥的导气管 C 密塞于 A 瓶上，并将 A 瓶置 25～40℃的水浴中，反应 45 min，取出溴化汞试纸，即得。

供试品检查：取按药品规定方法制成的供试液，置 A 瓶中，照标准砷斑的制备，自“再加碘化钾试液 5 ml”起，依法操作，将生成的砷斑与标准砷斑比较，不得更深。

（3）注意事项

① 五价砷在酸性溶液中较三价砷被金属锌还原为砷化氢的速度慢，故在反应液中加入碘化钾及氯化亚锡，将供试品中可能存在的 As^{5+}还原成 As^{3+}，加快反应速度。碘化钾被氧化生成的碘又可被氯化亚锡还原为碘离子，碘离子又可与反应中产生的锌离子形成稳定的配位离子，有利于生成砷化氢反应的不断进行。

氯化亚锡与碘化钾还能抑制锑化氢的生成，因锑化氢也能与溴化汞试纸作用生成锑斑。在实验条件下，100μg 锑存在也不致干扰测定。氯化亚锡还能促进锌与盐酸作用，即纯锌与纯盐酸作用较慢，加入氯化亚锡，锌置换出锡沉积在锌的表面，形成局部电池，可加快锌与盐酸作用，使氢气均匀而连续地发生。

② 醋酸铅棉花用于吸收供试品及锌粒中可能含有少量的硫化物在酸性条件下产生的硫化氢气体，避免硫化氢气体与溴化汞试纸作用产生硫化汞色斑干扰测定结果。导气管中的醋酸铅棉花应保持干燥，如有润湿，应重新更换。

③ 标准砷溶液为临用前取三氧化二砷配制的贮备液稀释而成，每 1 ml 标准砷溶液相当于

1μg 的 As^{3+}。砷斑颜色过深或过浅都会影响比色的准确性。《中国药典》现行版规定标准砷斑为 2 ml 标准砷溶液制成，可得清晰的砷斑。药物的含砷限量不同，应在标准砷溶液取量为 2 ml 的前提下，改变供试品的取量。

④ 溴化汞试纸与砷化氢作用较氯化汞试纸灵敏，其灵敏度为 1μg（以 AS_2O_3 计），但所呈砷斑不够稳定，反应中应保持干燥及避光，反应完毕立即比色。制备溴化汞试纸所用的滤纸宜采用质地疏松的定量滤纸。

⑤ 供试品若为硫化物、亚硫酸盐、硫代硫酸盐等，在酸性溶液中能产生硫化氢或二氧化硫气体，与溴化汞作用生成黑色硫化汞或金属汞，干扰比色。应先加硝酸处理，使氧化成硫酸盐，过量的硝酸及产生的氮的氧化物须蒸干除尽。如硫代硫酸钠中砷盐的检查。

⑥ 供试品若为铁盐，能消耗碘化钾、氯化亚锡等还原剂，影响测定条件，并能氧化砷化氢，干扰测定，应先加酸性氯化亚锡试液，将高铁离子还原成低铁离子后再依法检测。如枸橼酸铁铵中砷盐的检查。

⑦ 供试品若为强氧化剂或在酸性溶液中能产生强氧化性物质者，如亚硝酸钠在酸性中能产生亚硝酸和硝酸，不仅消耗锌粒且产生氮的氧化物能氧化新生态的氢，影响砷化氢的生成。因此，需加入硫酸先行分解后再依法测定。

⑧ 具环状结构的有机药物，因砷可能以共价键与其结合，要先进行有机破坏，否则检出结果偏低或难以检出。《中国药典》现行版采用碱破坏法，常用的碱是石灰。

若供试品需经有机破坏后再进行检砷，则在制备标准砷斑时，应取标准砷溶液 2 ml 代替供试品，按照供试品规定的方法同法处理后，再依法制备砷斑。

⑨ 砷斑遇光、热及湿气则褪色。如需保存，可将砷斑在石蜡饱和的石油醚溶液中浸过晾干或避光置于干燥器内，也可将砷斑用滤纸包好夹在记录本中保存。

课堂互动

① 在加金属锌之前为什么要加酸性氯化亚锡和碘化钾?

② 导气管中为什么加醋酸铅棉花?

2．二乙基二硫代氨基甲酸银法（Ag-DDC 法）

（1）检查原理

利用金属锌与酸作用产生新生态氢，与微量砷盐反应生成具挥发性的砷化氢，还原二乙基二硫代氨基甲酸银，产生红色的胶态银，与相同条件下定量的标准砷溶液所呈色进行目视比色或在 510 nm 波长处测定吸光度，进行比较，以控制砷盐的限量。二乙基二硫代氨基甲酸银法检查砷的装置见图 3-2。

$$AsH_3+6\,(C_2H_5)_2N{-}C(=S){-}S{\rightarrow}Ag \rightleftharpoons 6Ag+As\left[(C_2H_5)_2N{-}C(=S){-}S\right]_3+3\,(C_2H_5)_2N{-}C(=S){-}SH$$

本反应为可逆反应，加入有机碱使与 HDDC（二乙基二硫代氨基甲酸）结合，有利于反应向右定量进行完全，所以《中国药典》现行版规定配制 Ag-DDC 试液时，加入一定量的三乙胺。

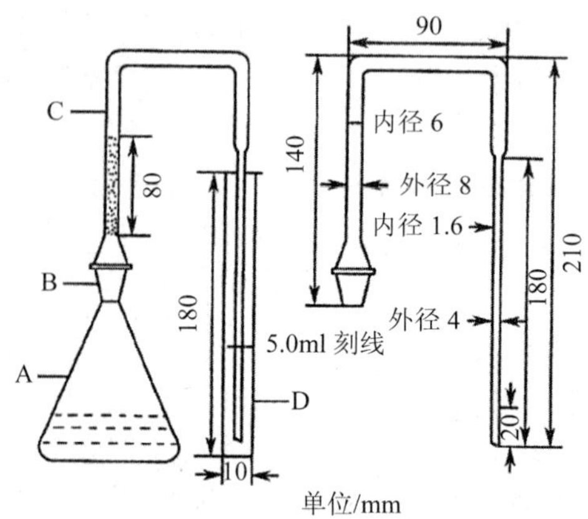

图 3-2 二乙基二硫代氨基甲酸银法检砷装置

A.标准磨口锥形瓶；B.中空的标准磨口塞；C.导气管；D.平底玻璃管

（六）干燥失重测定法

干燥失重系指药物在规定的条件下，经干燥至恒重后所减失的重量，通常以百分率表示。干燥失重检查法主要控制药物中的水分以及挥发性物质，如乙醇等。

1．常压干燥法

本法适用于受热较稳定的药物。

将供试品置相同条件已干燥至恒重的扁形称量瓶中，精密称定，于烘箱内在规定温度和时间条件下干燥至恒重，以减失的重量和取样量计算供试品的干燥失重。

2．干燥剂干燥法

本法适用于受热易分解或挥发的药物。如氯化铵、苯佐卡因等。

将供试品置于干燥器内，利用干燥器内的干燥剂吸收供试品中的水分，干燥至恒重。常用的干燥剂有硅胶、硫酸和五氧化二磷等。其中五氧化二磷的吸水效力、吸水容量和吸水速度均较好，但价格较贵，且不能反复使用。硫酸的吸水效力与吸水速度次于五氧化二磷，但吸水容量比五氧化二磷大，价格也较便宜。硅胶的吸水效力仅次于五氧化二磷，大于硫酸，由于其使用方便、价廉、无腐蚀性且可反复使用，所以是最常用的干燥剂。硅胶加氯化钴后为变色硅胶，干燥后生成无水氯化钴而呈蓝色，吸水后含有两分子结晶水时转变为淡红色，于 140℃干燥后又复成蓝色，可反复使用。

3．减压干燥法

本法适用于熔点低、受热不稳定及水分较难去除的药物。

在减压条件下，可降低干燥温度和缩短干燥时间。有的药物熔点低，或对热不稳定不能加热，则可在减压干燥器中采用减压下干燥的方法。能耐受一定温度的药物，可采用减压下加热干燥的方法。

减压下加热干燥时使用恒温减压干燥箱，采用减压干燥器或恒温减压干燥箱时，除另有规定外，压力应在 2.67 kPa（20 mmHg）以下。

4．干燥失重计算

$$干燥失重\% = \frac{供试品干燥至恒重后减失的重量}{供试品取样量} \times 100\% \qquad (3\text{-}3)$$

（七）水分测定法

药物中水分的存在，可使药物发生水解、霉变等，《中国药典》现行版采用费休法及甲醛法测定药物中的水分，但主要采用费休法。该法也叫卡尔费休水分滴定法，其特点是操作简便，专属性强、准确度高，适用于受热易破坏的药物。

1．测定原理

费休水分测定，是非水溶液中的氧化还原滴定，采用的标准滴定液称费休试液，是由碘、二氧化硫、吡啶和甲醇按一定比例组成。测定原理是利用碘氧化二氧化硫为三氧化硫时，需要一定量的水分参加反应。

$$I_2 + SO_2 + H_2O \longrightarrow 2HI + SO_3$$

由于上述反应是可逆的，为了使反应向右进行完全，加入无水吡啶定量地吸收 HI 和 SO_3，形成氢碘酸吡啶（$C_5H_5N \cdot HI$）和硫酸酐吡啶（$C_5H_5N \cdot SO_3$）。

但生成的硫酸酐吡啶不够稳定，加入无水甲醇可使其转变成稳定的甲基硫酸氢吡啶（$C_5H_5N \cdot HSO_4CH_3$）。滴定的总反应为：

$$I_2 + SO_2 + 3\,C_5H_5N + CH_3OH + H_2O \longrightarrow 2C_5H_5N \cdot HI + C_5H_5N \cdot HSO_4CH_3$$

由滴定总反应可知，每 1 mol 水需要 2 mol 碘、1 mol 二氧化硫、3 mol 吡啶和 1 mol 甲醇。吡啶和甲醇不仅参与滴定反应，是反应产物的组成部分，而且还起溶剂作用。指示滴定终点的方法有两种：① 自身作指示剂，即利用碘的颜色指示终点，终点前溶液呈浅黄色，终点时为红棕色（微过量的费休试剂中碘的颜色）。② 永停滴定法：按永停滴定法操作，终点时电流计指针突然偏转，并持续数分钟不退回。该法灵敏、准确，尤其适用于有颜色溶液的测定。

2．操作方法

《中国药典》现行版采用水分测定仪直接标定费休试液。或取干燥的具塞玻瓶，精密加入重蒸水约 30 mg，除另有规定外加入无水甲醇 2～5 ml，用费休试液滴至溶液由浅黄变为红棕色，或用永停滴定法指示终点；另作空白试验校正，按下式计算费休试剂的滴定度：

$$F = \frac{W}{\text{供试品取样量}} \times 100\% \qquad (3\text{-}4)$$

式中，F 为滴定度（每 1 ml 费休试液相当于水的重量）；W 为重蒸馏水的重量，mg。

供试品的测定：精密称取供试品适量（消耗费休试液 1～5 ml），除另有规定外，溶剂为无水甲醇，用水分测定仪直接测定。或将供试品置干燥的具塞玻瓶中，加溶剂 2～5 ml，在不断振摇（或搅拌）下用费休试液滴定至溶液由黄色变为红棕色，或用永停滴定法指示终点，另作空白试验，按下式计算：

$$\text{供试品中水分含量}\% = \frac{(A-B)\times F}{W} \times 100\% \qquad (3\text{-}5)$$

式中，A 为供试品所消耗费休试液的容积，ml；B 为空白所消耗费休试液的容积，ml；F 为每 1 ml 费休试液相当于水的重量，mg；W 为供试品的重量，mg。

3．注意事项

（1）测定供试品中水分时可根据费休试剂的 F 值及供试品的含水限量来确定供试品的取样量，供试品的取样量一般以消耗费休试液 1～5 ml 为宜，费休试液的 F 值应在 4.0 mg/ml 上下为宜，F 值降低至 3.0 mg/ml 以下时，滴定终点不敏锐，不宜再用。整个操作应迅速，且不宜在阴雨或空气湿度太大时进行。

（2）费休法不适用于测定氧化剂、还原剂以及能与试液生成水的化合物的药物。一些羰基化合物如活泼的醛、酮可与试剂中的甲醇作用，生成缩醛和水，也会干扰测定。

（3）《中国药典》现行版还采用甲苯法测定药物的水分。该法常用于测定颜色较深的药品或氧化剂、还原剂、皂类、油类等。

（八）炽灼残渣检查法

1．检查原理

有机药物经炭化或无机药物加热分解后，加硫酸湿润，先低温再高温（700～800℃）炽灼，使完全灰化，有机物分解挥发，残留的非挥发性无机杂质（多为金属氧化物或无机盐类）成为硫酸盐，称为炽灼残渣（BP 称硫酸灰分）。药典对某些不含金属的有机药物，规定进行炽灼残渣检查，应符合限量规定。

2．检查方法

精密称取规定重量的供试品，于坩埚中，先缓缓加热（为了避免供试品骤然膨胀逸出，可采用坩埚斜置方式）直至完全炭化，放冷，加硫酸 0.5～1 ml 使湿润，低温加热至硫酸蒸汽除尽后，在 700～800℃炽灼使完全灰化，移至干燥器内，放冷至室温，精密称定后，再在 700～800℃炽灼至恒重，计算限量。

公式为：

$$\text{炽灼残渣（\%）}=\frac{\text{炽灼至恒重后残渣重量}}{\text{供试品取样量}}\times 100\% \qquad (3\text{-}6)$$

药物的炽灼残渣限量一般为 0.1%～0.2%，供试品的取用量应根据炽灼残渣限量和称量误差决定。取量过多，炭化和灰化时间太长，过少，加大称量相对误差。一般应使炽灼残渣量为 1～2 mg。因此，如限量为 0.1%者，取样量约为 1 g，若限量为 0.05%，取样量则应约为 2 g；限量在 1%以上者，取样可在 1 g 以下。如贵重药物或供试品数量不足时，取样可酌情减少。

重金属在高温下易挥发，如供试品需将残渣留作重金属检查，则炽灼温度须控制在 500～600℃。挥发性无机药物如盐酸、氯化铵等受热挥发或分解，残留非挥发性杂质，也按上法检查炽灼残渣。

（九）易炭化物检查法

1．检查原理

易炭化物检查是检查药物中夹杂的遇硫酸易炭化或易氧化而呈色的微量有机杂质。此类杂质多数是结构未知的，用硫酸呈色的方法可以简便地控制此类杂质的总量。

2．检查方法

取内径一致的两支比色管，甲管中加放各品种项下规定的对照液 5 ml；乙管中加硫酸[含 H_2SO_4 94.5%～95.5%（g/g）]5 ml 后，分次缓缓加入规定量的供试品，振摇使溶解。除另有规定外，静置 15 min 后，将两管同置白色背景前比色，乙管中所显颜色不得较甲管更深。

供试品如为固体，应先研细，如需加热才能溶解时，可取供试品与硫酸混合均匀，加热溶解后，放冷至室温，再移至比色管中。

对照液主要有 3 类：①用“溶液颜色检查”项下的标准比色液作为对照液；②用比色用氯化钴液、比色用重铬酸钾液和比色用硫酸铜液按规定方法配成的对照液；③一定浓度的高锰酸钾液。

（十）溶液颜色检查法

溶液颜色检查法是控制药物在生产过程或贮存过程中产生有色杂质限量的方法。《中国药典》现行版采用目视比色法，分光光度法及色差计法检查药物溶液的颜色。

1．目视比色法

取规定量的供试品，加水溶解，置 25 ml 的纳氏比色管中加水稀释至 10 ml，另取规定色调和色号的标准比色液 10 ml，置于纳氏比色管中，两管同置白色背景上，自上向下透视或平视观察，供试品管呈现的颜色与对照品管比较，不得更深。

标准比色液由 3 种有色无机盐重铬酸钾、硫酸铜和氯化钴按不同比例配制而成。其方法为：

（1）重铬酸钾液（黄色原液）、比色用硫酸铜液（蓝色原液）和比色用氯化钴液（红色原液）比色液的配制：重铬酸钾液为每 1 ml 水溶液中含 0.800 mg 的 $K_2Cr_2O_7$；硫酸铜液为每 1 ml 水溶液中含 62.4 mg 的 $CuSO_4 \cdot 5H_2O$；氯化钴溶液为每 1 ml 水溶液中含 59.5 mg $CoCl_2 \cdot 6H_2O$。

（2）按表 3-1，分别取不同比例的氯化钴、重铬酸钾、硫酸铜比色液和水，配成黄绿，黄、橙黄、橙红和棕红 5 种色调的标准贮备液。

检查时根据药物有色杂质的颜色以及对其限量的要求，选择相应颜色一定色号的标准比色液作为对照液，进行比较。如对乙酰氨基酚乙醇溶液的颜色检查：取本品 1.0 g，加乙醇 10 ml 溶解后，如显色，与棕红色 2 号或橙红色 2 号标准比色液比较，不得更深。

表 3-1　各种色调标准贮备液的配制

色调	比色用氯化钴液/ml	比色用重铬酸钾液/ml	比色用硫酸铜液/ml	水/ml
黄绿色	1.2	22.8	7.2	68.8
黄色	4.0	23.3	0	72.7
橙黄色	10.6	19.0	4.0	66.4
橙红色	12.0	20.0	0.0	68.0
棕红色	22.5	12.5	2.0	45.0

（3）按表 3-2，量取各色调标准贮备液与水，配制各种色调色号标准比色液。

表 3-2　各种色调色号标准比色液配制

色号	1	2	3	4	5	6	7	8	9	10
贮存液/ml	0.5	1．0	1．5	2.0	2.5	3.0	4.5	6.0	7.5	10.0
加水量/ml	9.5	9.0	8.5	8.0	7.5	7.0	5.5	4.0	2.5	0

2．分光光度法

分光光度法是通过测定溶液的吸光度检查药物中有色杂质的限量的方法，更能反映溶液中有色杂质的变化。如维生素 C 易受外界条件影响而变色，规定取本品 3.0 g，加水 15 ml，振摇使溶解，溶液经 4 号垂熔玻璃漏斗滤过，滤液于 420 nm 波长处定吸光度，不得超过 0.03。

3．色差计法

色差计法是通过色差计直接测定溶液的透射三刺激值，对其颜色进行定量表述和分析的方法。当目视比色法较难判定供试品与标准比色液之间的差异时，应考虑采用本法进行测定与判断。

（十一）澄清度检查法

澄清度测定是检查药品溶液中的不溶性杂质，一定程度上可反映药品的和生产工艺水平，尤其对于注射用原料药，检查其溶液的澄清度，有较为重要的意义。

检查时，将一定浓度的供试品溶液与规定级号的浊度标准液分别置配对的比浊用玻璃管中，在浊度标准液制备 5 min 后，在暗室内垂直同置于伞棚灯下，照度为 1 000lx，从水平方向观察，比较，判断供试品澄清度是否合格。当供试品的澄清度与所用溶剂相同或未超过 0.5 级浊度标准液时，称为澄清。

大多数药物的澄清度检查是以水为溶剂，但有时也用酸、碱或有机溶剂（如乙醇、甲醇、丙酮等）作为溶剂，对于有机酸的碱金属盐类药物，通常强调用“新沸过的冷水”，因为水中若有二氧化碳会影响其澄清度。

浊度标准液的配制方法：

1．浊度标准贮备液的配制

利用硫酸肼与乌洛托品（六次甲基四胺）反应制备浊度标准贮备液。按规定的配制方法将 1%的硫酸肼水溶液与等量的 10%乌洛托品溶液混合，摇匀，于 25℃避光静置 24 h，即得浊度标准贮备液。置冷处避光保存，可在两个月内使用。

原理：乌洛托品在偏酸性条件下水解产生甲醛，甲醛与肼缩合生成甲醛腙，不溶于水，形成白色浑浊。

2．浊度标准原液的配制

取上述浊度标准贮备液 15.0 ml，置 1 000 ml 容量瓶中，加水稀释至刻度，摇匀，即得浊度标准原液。该溶液按照分光光度法测定，在 550 nm 波长处的吸光度应在 0.12～0.15 范围内，配制的浊度标准原液应在 48 h 内使用，用前摇匀。

3．浊度标准液的配制

取浊度标准原液与水，按表 3-3 配制，即得不同级号的浊度标准液。该液应临用时制备，使用前充分摇匀。

表 3-3　浊度标准液的配制

级号	0.5	1	2	3	4
浊度标准原液/ml	2.5	5.0	10.0	30.0	50.0
水/ml	97.5	95.0	90.0	70.0	50.0

（十二）酸碱度检查法

纯净药物的溶液或过饱和混悬液，其 pH 应较为恒定，进行酸碱度检查是保证药品质量的措施之一。检查时一般以新沸放冷的水为溶剂，不溶于水的药物可以用中性乙醇等有机溶剂溶解，或将药物与水混摇，使所含酸碱性杂质溶解，滤过，取滤液检查。

1．酸碱滴定法

在规定的指示液条件下，用规定浓度的酸或碱滴定液滴定供试品溶液中碱性或酸性杂质，以消耗酸或碱滴定液的毫升数作为限度指标，如检查氯化钠的酸碱度：取本品 5.0 g，加水 50 ml 溶解后，加溴麝香草酚蓝指示液 2 滴，如显黄色（示为酸性），加氢氧化钠滴定液（0.02 mol/L）0.10 ml，应变为蓝色；如显蓝色或绿色（示为碱性），加盐酸滴定液（0.02 mol/L）0.20 ml，应变为黄色。

2．指示剂法

此法系利用规定的指示剂的变色 pH 范围控制供试液中酸碱性杂质限量。如纯化水的酸碱度检查：取本品 10 ml，加甲基红指示液 2 滴，不得显红色（以控制其酸度）；另取 10 ml，加溴麝香草酚蓝指示液 5 滴，不得显蓝色（以控制其碱度），即纯化水的酸碱度 pH 为 4.2～7.6。

3．pH 测定法

该法采用电位法（酸度计）测定供试品溶液的 pH，准确度较酸碱滴定法和指示剂法高。对于酸碱度要求较严的注射液、供配制注射剂用的原料药以及酸碱度会影响其药物的稳定性的药物，药典规定其溶液酸碱度应符合一定 pH 范围，要采用本法检查酸碱度。如注射用水的 pH，按“pH 测定法”检查，pH 应为 5.0～7.0。

（十三）残留溶剂测定法

药品中的残留溶剂是指在合成原料药、辅料或制剂生产过程中使用的、在工艺过程中未能完全除去的有机溶剂。《中国药典》现行版附录收载了“残留溶剂测定法”，按有机溶剂毒性的程度分为三类：第一类有机溶剂毒性较大，且具有致癌作用并对环境有害，应尽量避免使用；第二类有机溶剂对人有一定毒性，应限量使用；第三类有机溶剂对人的健康危险性较小，GMP 或其他质控要求限制使用。除另有规定外，第一、第二、第三类溶剂的残留量应符合表 3-4 中的规定；对其他溶剂，应根据生产工艺的特点，制定相应的限度，使其符合产品规范、药品生产质量管理规范（GMP）或其他基本的质量要求。

1．测定方法

《中国药典》现行版采用气相色谱法测定药物中的残留溶剂，色谱柱可使用不同极性的毛细管柱或填充柱。除另有规定外，极性相同的不同牌号色谱柱之间可以互换使用；填充柱以直径为 0.25～0.18 mm 的乙二烯苯-乙基乙烯苯型高分子多孔球或其他适宜的填料作为固定相。

（1）测定前要进行的系统适用性试验

① 以待测物的色谱峰计算，色谱柱的理论板数；② 待测物色谱峰与其相邻色谱峰的分离度；③ 以内标法测定或外标法测定时，所得待测物与内标物峰面积之比的相对标准偏差（RSD）或所得待测物峰面积的 RSD。

（2）测定方法

① 毛细管柱顶空进样等温法；② 毛细管柱顶空进样系统程序升温法；③ 溶液直接进样法。

（3）计算方法

① 限度检查：除另有规定外，按品种项下规定的供试品溶液浓度测定。以内标法测定时，供试品溶液所得被测溶剂峰面积与内标峰面积之比不得大于对照品溶液的相应比值。以外标法测定时，供试品溶液所得被测溶剂峰面积不得大于对照品溶液的相应峰面积。② 限度检查：则按内标法或外标法计算各残留溶剂的量。

2．注意事项

（1）顶空平衡温度的选择

对沸点较高的残留溶剂，通常选择较高的平衡温度；但此时应兼顾供试品的热分解特性，尽量避免供试品产生的挥发性热分解产物对测定的干扰。

（2）顶空平衡时间

顶空平衡时间通常不宜过长，一般为 30～45 min，以保证供试品溶液的气-液两相有足够的时间达到平衡。如超过 60 min，可能引起顶空瓶的气密性变差，导致定量准确性的降低。

（3）供试液与对照液平行原则

对照品溶液与供试品溶液必须使用相同的顶空条件。

（4）含氮碱性化合物的测定

测定含氮碱性化合物时，应采用惰性的硅钢材料或镍钢材料管路，减少其对含氮碱性化合物的吸附性。通常采用弱极性的色谱柱或其填料预先经碱处理过的色谱柱分析含氮碱性化合物，如果采用胺分析专用柱进行分析，效果更好。采用溶液直接进样法测定时，供试品溶液应不呈酸性，以免待测物与酸反应后不易汽化。

（5）检测器的选择

对含卤素元素的残留溶剂如二氯甲烷等，采用电子捕获检测器（ECD），易得到较高的灵敏度。

（6）残留溶剂的限量规定

除另有规定外，第一、第二、第三类溶剂的残留量应符合表 3-4 中的规定，其他溶剂，应在保证用药安全、有效的前提下，根据生产工艺的特点，提出该类溶剂在制剂中残留水平的合理性论证。

表 3-4　药品中常见的残留溶剂及限度

溶剂名称	限度/%	溶剂名称	限度/%
第一类溶剂（应该避免使用）		2-乙氧基乙醇	0.016
		乙二醇	0.062
苯	0.000 2	甲酰胺	0.022
四氯化碳	0.000 4	正己烷	0.029
1,2-二氯乙烷	0.000 5	甲醇	0.3
1,1-二氯乙烯	0.000 8	2-甲氧基乙醇	0.005
1,1,1-三氯乙烷	0.15	甲基丁基酮	0.005
第二类溶剂（应该限制使用）		甲基环己烷	0.118
		N-甲基吡啶烷酮	0.053
乙腈	0.041	硝基甲烷	0.005
氯苯	0.036	吡啶	0.02
三氯甲烷	0.006	四氢噻砜	0.016
环己烷	0.388	四氢化萘	0.01
1,2-二氯乙烯	0.187	四氢呋喃	0.072
二氯甲烷	0.06	甲苯	0.089
1,2-二甲氧基乙烷	0.01	1,1,2-三氯乙烯	0.008
N,N-二甲氧基乙酰胺	0.109	二甲苯①	0.217
N,N-二甲氧基甲酰胺	0.088	醋酸	0.5
1,4-二氧六环	0.038	丙酮	0.5
第三类溶剂（GmP 或其他质控要求限制使用）		甲基异丁基酮	0.5
		异丁醇	0.5
甲氧基苯	0.5	正戊烷	0.5
正丁醇	0.5	正戊醇	0.5
仲丁醇	0.5	正丙醇	0.5
乙酸丁酯	0.5	异丙醇	0.5
叔丁基甲基醚	0.5	乙酸丙酯	0.5
异丙基苯	0.5	第四类溶剂（尚无足够毒理学资料）②	
二甲亚砜	0.5		
乙醇	0.5	1,1-二乙氧基丙烷	
乙酸乙酯	0.5	1,1-二甲氧基甲烷	
乙醚	0.5	2,2-二甲氧基丙烷	
甲酸乙酯	0.5	异辛烷	
甲酸	0.5	异丙醚	
正庚烷	0.5	甲基异丙基酮	
乙酸异丁酯	0.5	甲基四氢呋喃	
乙酸异丙酯	0.5	石油醚	
乙酸甲酯	0.5	三氯乙酸	
3-甲基-1-丁醇	0.5	三氟乙酸	
丁酮	0.5		

注：① 通常含有 60%间二苯、14%对二甲苯、9%邻二甲苯和 17%乙苯；

② 药品生产企业在使用时应提供该类溶剂在制剂中残留水平的合理性论证报告。

（十四）灰分检查法

《中国药典》现行版第一部规定，某些中药及其制剂需要进行灰分检查。

将纯净而无任何杂质的中药或其制剂粉碎后加热，高温炽灼至灰化，则其细胞组织及其内含物成为灰烬而残留，由此所得的灰分为“生理灰分”。每种中药或其制剂生理灰分一般都在一定范围内，如果总灰分超过生理灰分限度范围，则说明掺有外来杂质。因此，依法测定总灰分，对于控制中药及其制剂中无机杂质的含量，保证中药及其制剂的洁净度有重要意义。《中国药典》现行版规定了许多中药及其制剂的总灰分限量，如玄参不得超过 5.0%，刺五加浸膏不得过 6.0%等。

某些中药（尤其是组织中含有较多草酸钙结晶的中药），其本身的生理灰分差异较大，如大黄的生理灰分为 8%～20%。在这种情况下，总灰分的测定则不能说明是否有外来无机杂质的存在，应测定其酸不溶性灰分。将中药或其制剂经高温炽灼得到的总灰分加盐酸处理，得到不溶于盐酸的灰分，称为酸不溶性灰分。

由于药材本身含有的无机盐（包括钙盐）溶于稀盐酸，而泥土、砂石主成分为硅酸盐类，不溶于稀盐酸而残留，得到酸不溶性灰分，从而精确表明中药及其制剂中泥土、砂石等杂质的掺杂量。《中国药典》现行版规定许多中药及其制剂的酸不溶性灰分限量，如丹参总灰分不得过 10.0%，酸不溶性灰分不得过 3.0%。

1．总灰分的测定

将供试品粉碎，通过 2 号筛，混合均匀后，取供试品 2～3 g（如需测定酸不溶性灰分，可取供试品 3～5 g），置炽灼至恒重的坩埚中，称定重量（准确至 0.01 g），缓缓炽热，注意避免燃烧，至完全炭化时，逐渐升高温度至 500～600℃，使完全灰化并至恒重。根据残渣重量，计算供试品中总灰分的百分含量。

$$\text{总灰分含量（\%）}=\frac{\text{残渣重量}}{\text{供试品重量}}\times 100\% \qquad (3\text{-}7)$$

如供试品不易灰化，可将干锅放冷，加热水或 10%硝酸铵溶液 2 ml，使残渣湿润，然后置水浴上蒸干，得到的残渣按照前法炽灼，至坩埚内容物完全灰化。

2．酸不溶性灰分的测定

取上项所得的灰分，在坩埚中小心加入稀盐酸约 10 ml，用表面皿覆盖坩埚，置水浴上加热 10 min，表面皿用热水 5 ml 冲洗，洗液并入坩埚中，用无灰滤纸滤过，坩埚内的残渣用水洗于滤纸上，并洗涤至洗液不显氯化物反应为止。滤渣连同滤纸移至同一坩埚中，干燥，炽灼至恒重。根据残渣重量，计算供试品中酸不溶性灰分的百分含量。

（十五）农药残留量检查法

《中国药典》现行版第一部规定，某些中药及其制剂需进行农药残留量的检查。

农药按防治对象可分为杀虫剂、杀菌剂、除草剂、杀鼠剂、杀螨剂等。按化学成分又可分为有机氯化合物、有机磷化合物、氨基甲酸酯、有机氮化合物、拟除虫菊酯、有机氟化合物、有机锡化合物等。农药对人体的危害主要表现为神经毒性，有时严重危及生命，农药残留问题已成为制约中药现代化、国际化的关键。因此，《中国药典》现行版规定，采用气相色谱法测定中药及其制剂中部分有机氯类、有机磷类和拟除虫菊酯类农药的限量。例如甘草中有机氯农药残留量检查：按照农药残留量测定法（《中国药典》附录 IX Q 有机氯残留量测定）测定，六六六（总 BHC）不得超过千万分之二，滴滴涕（总 DDT）不得超过千万分之二，五氯硝基苯（PCNB）不得超过千万分之一。

【任务实施】

实训六　葡萄糖一般杂质的检查

一、目的要求

学会一般杂质的检查方法。

二、试剂

1．酚酞指示液：取酚酞 1 g，加乙醇 100 ml 使之溶解，即得。

2．比色用对照液：取比色用氯化钴溶液 3 ml，比色用重铬酸钾液 3 ml 与比色用硫酸铜液 6 ml，加水稀释成 50 ml，即得。

3．氯化钡溶液（25%）：取氯化钡 25 g，加水使溶解成 100 ml，即得。

4．硫代乙酰胺试液：取 4%硫代乙酰胺水溶液 1.0 ml，加入 5.0 ml 混合液（由 1 mol/L 氢氧化钠液 15 ml、水 5 ml 及甘油 20 ml 组成）在沸水浴上加热 20 s，冷却。此液即为硫代乙酰胺试液，配好后应立即使用。

5．溴化钾-溴试液：取溴 30 g 与溴化钾 30 g，加水使溶解成 100 ml，即得。

6．碘化钾试液：取碘化钾 16.5 g，加水使溶解成 100 ml，即得。本溶液应现配现用。

7．酸性氯化亚锡试液：取氯化亚锡 20 g，加盐酸使之溶解成 50 ml，滤过，即得。本溶液配成后 3 个月内适用。

以上各试液配制时所用的试剂均为分析纯；所用水均为蒸馏水。

三、实验步骤

1．酸度的检验

取葡萄糖 2.0 g，加水 20 ml 溶解后，加酚酞指示液 3 滴与氢氧化钠滴定溶液（0.02 ml/L）0.20 ml，应显粉红色。

2．溶液的澄清度与颜色检查

（1）澄清度检验法　将一定浓度的供试品溶液及浊度标准液分别置于配对的比浊用的玻璃管中（内径 15～16 mm，平底具塞，以无色透明、中性硬质玻璃制成），液面的高度为 40 mm，在浊度标准液制备后 5 min，同置黑色背景上，在漫射光下，从比浊管上方向下观察比较，或垂直于伞棚灯下，照度为 1 000lx，从水平方向观察比较。

（2）溶液颜色检查法　除另有规定外，取各药品项下规定量的供试品，加水溶解，置于 25 ml 的纳氏比色管中，加水稀释至 10 ml。另取规定色调和色号的标准比色液，置于纳氏比色管中。两管同置白色背景上，自上而下透视，或同置于白色背景前平视观察，供试品呈现的颜色与对照比较。

（3）溶液的澄清度与颜色的检查　取本品 5 g，加热水溶解后，放冷，用水稀释至 10 ml，溶液应澄清无色。如显浑浊，与 1 号浊度标准液比较，不得更浓；如显色，与对照液 1.0 ml 加水稀释为 10 ml 比较，不得更深。

3．氯化物的检查

取本品 0.6 g，加水溶解使成 25 ml（溶解如显碱性，可滴加硝酸使成中性），再加稀硝酸

10 ml（如溶液不澄清，应滤过），置于 50 ml 纳氏比色管中，加水使成约 40 ml，摇匀，即得供试品溶液。

另取标准氯化钠溶液（每 1 ml 相当于 10 μg 的 Cl^-）6.0 ml，置于 50 ml 纳氏比色管中，加稀硝酸 10 ml，加水使约成 40 ml，摇匀，即得对照溶液。于供试品溶液与对照溶液中，分别加入硝酸根银试液（0.1 mol/L）1 ml，用水稀释使成 50 ml，摇匀，在暗处放置 5 min，同置黑色背景上，从比色管上方向下观察比较，供试液如发生浑浊，与对照液比较不得更浓（0.01%）。

4．硫酸盐的检查

取本品 2.0 g，加水溶解使成约 40 ml（溶液如显碱性，可滴加硝酸使成中性；溶液如不澄清，滤过），置于 50 ml 纳氏比色管中，加稀盐酸 2 ml，摇匀，即得供试溶液。

另取标准硫酸钾溶液（每 1 ml 相当于 100 μg 的 SO_4^{2-}）2.0 ml，置于 50 ml 纳氏比色管中，加水使成约 40 ml，加稀盐酸 2 ml，摇匀，即得对照溶液。

于供试溶液和对照溶液中，分别加入 25%氯化钠溶液 5 ml，用水稀释使成 50 ml，充分摇匀。放置 10 min，同置黑色背景上，从比色管上方向下观察比较，供试液如发生浑浊，与对照液比较不得更浓（0.01%）。

5．乙醇溶液的澄清度

取本品 1.0 g，加 90%乙醇 30 ml，置水浴上加热回流约 10 min，溶液应澄清。

6．干燥失重的检查

取本品 1.0 g，平铺在已于 105℃干燥至恒重的扁形称重瓶中，加盖，精密称定，放于烘箱中，将瓶盖取下，置称量瓶旁（或将瓶盖半开），于 105℃干燥至恒重，减失重量不得超过 9.5%。

7．炽热残渣的检查

取本品 1.0 g，置于已炽热至恒重的瓷坩埚中，精密称定，缓缓炽热至完全炭化，放冷。加入硫酸 0.5～1 ml 使湿润，低温加热至硫酸蒸气除尽后，在 700～800℃炽热至恒重。残渣重不得超过 0.1%。

8．铁盐的检查

取本品 2.0 g 于 50 ml 烧杯中，加水 20 ml 溶解后，加硝酸 3 滴，缓缓煮沸 5 min，放冷，移入 50 ml 比色管中，用水洗涤烧杯，洗液并入比色管中，加水稀释使成 45 ml，加硫氰酸铵溶液（30→100）3 ml，摇匀。如显色，与标准铁溶液（每 1 ml 相当于 10μg Fe）2.0 ml 用同一方法制成的对照液比较，不得更深（0.001%）。

9．重金属的检查

取 25 ml 纳氏比色管 2 支，甲管中加标准铅溶液（每 1 ml 相当于 10μg Pb）与醋酸盐缓冲液（pH=3.5）各 2 ml 后，加水稀释成 25 ml。乙管中加本品 4.0 g，水 23 ml，振摇溶解，加醋酸盐缓冲液 2 ml，摇匀，甲乙两管分别加入硫代乙酰胺试液各 2 ml，摇匀。放置 2 min，两管同置于白纸上，自上面透视。乙管显出的颜色与甲管比较不得更深，含重金属不得超过百万分之五。

10．砷盐的检查

取本品 2.0 g 置于砷盐检查装置的 A 瓶中（见图 3-1），加水 5 ml 溶解后，加稀硫酸 5 ml 与溴化钾-溴试液 0.5 ml。置于水浴上加热约 20 min，使保持稍过量的溴存在，必要时，再补加溴化钾-溴试液适量，并随时补充蒸散的水分。放冷，加盐酸 5 ml 与水适量使成 28 ml，加碘化钾试液 5 ml 与酸性氯化亚锡试液 5 滴。在室温放置 10 min 后，加锌粒 2 g，立即将装有醋酸铅棉花及溴化汞试纸的导气管 C 密封于 A 瓶上，并将 A 瓶置于 25～40℃的水浴中。反应

45 min 后，取出溴化汞试纸，将生成的砷斑与用标准砷溶液（每 1 ml 相当于 1μg As）2 ml 按同样方法制成的标准砷斑比较，颜色不得更深，含砷量不得超过百万分之一（注：醋酸铅棉花要装得疏松，不可塞得太紧）。

11．蛋白质的检查

取本品 1.0 g，加水 10 ml 溶解后，加磺基水杨酸溶液（1→5）3 ml，不得发生沉淀。

12．亚硫酸盐与可溶性淀粉的检查

取本品 0.1 g，加水 10 ml 溶解后，加碘试液（0.1 mol/L）1 滴，应立即显示黄色。

四、说明

1．《中国药典》正文中规定的“澄清”，系指供试品溶液的澄清度相同于所用溶剂，或未超过 0.5 号浊度标准液。

2．测定氯化物用滤纸滤过时，滤纸中如含有氯化物，可预先用含有硝酸的水溶液洗净后再用。

3．乙醇溶液的澄清度是控制不溶于乙醇的淀粉和糊精的限量。

4．砷盐检查项中，加溴化钾-溴试液系进行有机破坏。因砷在分子中可能以有机状态结合，不转化为无机砷，则在检查中不能放出砷化氢气体。加入的氯化亚锡与金属锌作用，在锌粒表面形成锌锡原电池，起去极化作用，从而使氢气均匀而连续发生。同时，氯化亚锡还将反应中生成的 I_2 还原为 I^-。

五、思考题

1．药物检查杂质的意义何在？杂质分为几类？什么叫做限量检查？

2．氯化物、硫酸盐对人体无害，为何检查其限量？如何控制其反应条件？

任务二　特殊杂质的检查

【任务分析】

药物中的特殊杂质是指该药物在生产和贮存过程中，有可能引入的中间体、分解产物以及副产物等杂质。作为检验工作人员，必须学会特殊杂质的检查方法。

【知识准备】

特殊杂质的检查方法在《中国药典》现行版中列入该药的检查项下。药物的品种繁多，特殊杂质也多种多样，检查方法各异，主要是利用药物和杂质在理化性质和生理作用上的差异来选择适当的方法进行检查。现归纳如下：

一、利用药物和杂质在物理性质上的差异

（一）臭味及挥发性的差异

利用药物中存在的杂质具特殊臭味，判断该杂质的存在。如乙醇中检查杂醇油，是将乙醇滴在无臭清洁的滤纸上，待乙醇自然挥发后，不应留有杂醇油的异臭；麻醉乙醚中检查异臭，是取本品 10 ml，置瓷蒸发器中，使自然挥发，挥散完毕后，不得有异臭。

（二）颜色的差异

某些药物无色，而其分解产物有色，或从生产中引入了有色的有关物质，可通过检查供试

品溶液的颜色来控制其有色杂质的量。如《中国药典》现行版中葡萄糖溶液的颜色检查。

（三）溶解行为的差异

有些药物可溶于水、有机溶剂或酸、碱中，而其杂质不溶或杂质可溶而药物不溶。利用药物和杂质溶解行为的差异可以检查药物中的杂质。如《中国药典》现行版葡萄糖中糊精的检查。

（四）旋光法差异

具有旋光活性的药物在制备过程中易引入光学异构体，利用它们旋光性质的差异，通过测定旋光度或比旋度可以控制杂质的限量。如硫酸阿托品为消旋体，无旋光性，而莨菪碱为左旋体，《中国药典》现行版规定供试品溶液（50 mg/ml）的旋光度不得超过–0.4°，以控制莨菪碱的量。

（五）利用药物和杂质光学性质的差异

1．紫外分光光度法

利用紫外分光光度法检查杂质限量，通常是采用检查杂质吸光度的方法。即配制一定浓度的供试品溶液，选择在药品无吸收而杂质有吸收的波长处测定吸光度，规定测得的吸光度不得超过某一限值。如肾上腺素中间体肾上腺酮的检查，肾上腺酮在 310 nm 处有吸收，而肾上腺素在此波长处无吸收，见图 3-3。《中国药典》现行版规定，取本品加盐酸（9→200）制成每 1 ml 中含 2.0 mg 的溶液，在 310 nm 波长处测定，吸光度不得超过 0.05，已知肾上腺酮在该波长处吸收系数（$E_{1cm}^{1\%}$）为 453。通过计算可知控制酮体的限量为 0.06%。

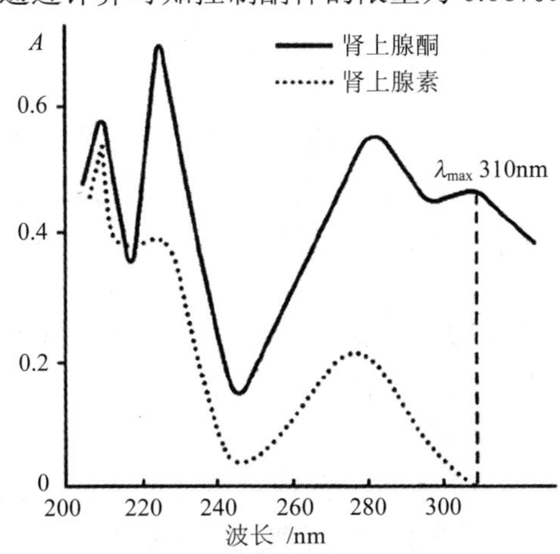

图 3-3　肾上腺素和肾上腺酮紫外吸收的光谱图

当杂质和药物在一定波长范围内都有吸收时，可用药物在某两个波长处的吸光度比值来控制杂质的量。如碘解磷定注射液中分解产物的检查。

2．原子吸收分光光度法原子吸收

原子吸收分光光度法是利用待测元素灯发出的特征谱线通过供试品蒸汽时，被蒸汽中待测元素的基态原子所吸收，通过测定辐射光强度减弱的程度可求出供试品中待测元素的含量。通常是借比较标准品和供试品的吸光度，求得样品中待测元素的含量。原子吸收分光光度法所用仪器为原子吸收分光光度计。

3．红外分光光度法

红外分光光度法在杂质检查中，主要用于药物中无效或低效晶型的检查。如采用红外分光光度法检查甲苯达唑中 A 晶型，或棕榈氯霉素混悬剂中 A 晶型等。

二、利用药物和杂质在化学性质上的差异

利用药物和杂质在化学性质上的差异，通常是选择杂质所特有的化学反应，借以检查杂质的存在。

（一）酸碱性的差异

药物中存在的杂质具有酸性或碱性，可据此进行检查。如硫酸阿托品中其他生物碱的检查，是利用其他生物碱（东莨菪碱、山莨菪碱和樟柳碱等）的碱性比阿托品弱的性质，取阿托品的盐酸水溶液，加入氨试液，其他生物碱立即游离，发生浑浊，而阿托品仍以盐酸盐的形式溶解于溶液中，要求不得立即发生浑浊。

（二）氧化还原性的差异

利用药物与杂质的氧化性或还原性的不同对药物中的杂质进行检查。如盐酸吗啡中阿朴吗啡的检查。

（三）杂质与一定试剂产生颜色

利用杂质与一定试剂反应产生颜色来检查杂质，根据限量要求，可规定一定反应条件下不得产生某种颜色，或与杂质对照品在相同条件下呈现的颜色进行目视比色，也可用分光光度法测定反应液的吸光度，应符合规定。如检查盐酸吗啡中的罂粟酸，取本品一定量加水溶解后，加稀盐酸及三氯化铁试液，不得显红色。

三、利用药物和杂质在色谱行为上的差异

利用药物与杂质在吸附或分配性质上的差异可以用色谱法将其分离和检测，近年来在特殊杂质的检查方面应用较广，常用的有：纸色谱法、薄层色谱法、高效液相色谱法和气相色谱法。下面仅介绍薄层色谱法和高效液相色谱法。

（一）薄层色谱法

在特殊杂质检查中，薄层色谱法是较常用的一种方法。该法具有简便、快速、灵敏、不需特殊设备等优点。通常有以下几种方法：

1．灵敏度法（即不允许有杂质斑点出现）

该法是在规定的试验条件下，利用显色剂对规定量的杂质的最小检出量来控制杂质限量的方法。如异烟肼中游离肼的检查，规定在实验条件下，在供试品主斑点前方与硫酸肼斑点相应的位置上，不得显黄色斑点。

2．限量法（以一定浓度的待检杂质溶液为对照品）

该法适用于待检杂质已经确定，并且具备该杂质的对照品。检查时，取一定浓度已知杂质的对照品溶液和供试品溶液，分别点在同一薄层板上，展开、显色定位后检查，供试品所含该杂质斑点的大小和颜色，不得超过杂质对照斑点。

3．选用可能存在的某种物质作为杂质对照品

当药物中存在的杂质未完全确认或待检杂质不止一种时，可根据药物合成路线，化学性质等推断可能存在的杂质，并且能获得该物质的对照品，即可采用此法。应用本法需注意杂质斑点与对照品应具有可比性。如地塞米松磷酸钠中检查其他甾体，就是采用地塞米松作为对照品。

4．将供试品稀释到适当浓度作为杂质对照溶液

当杂质的结构难以确定，或无杂质的对照品时，可采用此法，检查时将供试品溶液按限

量要求稀释至一定浓度作为对照溶液，与供试品溶液分别点加于同一薄层板上，展开后显色，供试品溶液所显杂质斑点颜色不得深于对照溶液所显主斑点颜色（或荧光强度）。

（二）高效液相色谱法

高效液相色谱法不仅可以分离，而且可以准确地测定各组分的含量。因此，该法在药物杂质检查中的应用日益广泛。具体方法见模块一的项目二。

（三）气相色谱法

气相色谱法主要用于药物中挥发性杂质及有机溶剂残留量的检查。如《中国药典》现行版第二部附录中收载有“残留溶剂测定法”专项检查方法，采用气相色谱法（详见《中国药典》现行版第二部附录残留溶剂测定法）。

【任务实施】

实训七　药物的特殊杂质检查

一、目的要求

1．掌握阿司匹林中的水杨酸，盐酸氯丙嗪中有关物质，注射用盐酸四环素中杂质吸光度的检查原理。

2．熟悉目视比色法及薄层色谱法检查特殊杂质的一般操作。

二、试液配制

1．稀硫酸铁铵溶液

取盐酸溶液（9→100）1 ml，加入硫酸铁铵指示液（取硫酸铁铵 8 g，加水 100 ml 使之溶解，即得）2 ml 后，再加水使成 100 ml，即得。

2．碱性四氮唑蓝试液

取 0.2%四氮唑蓝的甲醇溶液 100 ml 与 12%氢氧化钠的甲醇溶液 30 ml，临用时混合，即得。

以上各试液配置时所用的试剂均为分析纯；所用水均为蒸馏水。

三．实验步骤

1．阿司匹林中水杨酸的检查（目视比色法）

（1）对照液的制备　精密称取水杨酸 0.1 g，加水溶解后，加冰醋酸 1 ml 摇匀，再加水使成 1 000 ml，摇匀。精密量取 1 ml，加乙醇 1 ml，水 48 ml 与上述新配制的稀硫酸铁铵溶液 1 ml，摇匀，即得。

（2）检查　取本品 0.1 g 于干燥的 50 ml 比色管中，加乙醇 1 ml 溶解后，加冷水（10℃以下）适量使成 50 ml，立即加新制的稀硫酸铁铵溶液 1 ml，摇匀。30 s 内如显色，与对照液比较，不得更深（0.1%）（注：一定要用符合规定的阿司匹林原料药，否则紫色偏深）。

2．盐酸氯丙嗪中有关物质的检查（薄层色谱法）

（1）供试品溶液制备　精密称取本品 100 mg 于 10 ml 干燥容量瓶中，加甲醇至刻度，制成每 1 ml 中含有 10 mg 的溶液，作为供试品溶液（注意应避光操作）。

（2）对照溶液制备　精密量取上述供试品溶液 1 ml 于 100 ml 容量瓶中，加甲醇稀释成每 1 ml 含 0.1 mg 的溶液，作为对照溶液。

（3）薄层板的制备　取硅胶 GF_{254} 4.5 g，加水约 15 ml 调成浆状，铺成 5 cm×20 cm 板 3 块（厚度 0.2 mm）待自然干燥后，于 105℃活化 1 h，放于干燥器中备用。

（4）薄层色谱法实验　用微量进样器吸取上述供试品及对照品溶液各 10μl，分别点于同一硅胶 GF_{254} 薄层板上（点间距大于 2 cm）。将展开剂环己烷-丙酮-二乙胺（80∶10∶10）适量注入色谱缸内（液层厚度约为 0.5 cm），然后把点有样品的薄层板放入色谱缸，盖好缸盖，展开。当溶剂前沿上行至距原点 10 cm 以上时，将板取出，晾干，置于紫外灯下（254 nm）检视。供试品溶液如显杂质斑点，与对照溶液所显的主斑点比较，不得更深，测量谱图，计算主斑点与杂质斑点的 R_f 值。

3．注射用盐酸四环素中光吸收杂质的检查（紫外-可见分光光度法）

取本品适量，在 20～25℃时加入 0.8%氢氧化钠溶液制成每 1 ml 中含盐酸四环素 10 mg 的溶液，按照紫外-可见分光光度法，用 4 cm 吸收池，在 530 nm 波长处测定其吸光度，自加氢氧化钠溶液起 5 min 时，其吸光度不得超过 0.12。

四、说明

1．进行阿司匹林中水杨酸的目视比色法检查时，比色操作要迅速，并且必须在 30 s 内完成，否则阿司匹林缓缓水解，显色越来越深，使测定结果偏高。

2．薄层色谱法点样的原点在距薄层板底边 2.5 cm 处，点样应少量多次，点于同一原点处，原点直径应在 0.2 cm 左右。可用盐酸氯丙嗪片代替盐酸氯丙嗪按照《中国药典》现行版规定进行测定。

3．如购买不到注射用盐酸四环素，也可用维生素 C 注射液按照《中国药典》现行版规定检查溶液的颜色，也可以用青霉素钠按照《中国药典》规定检查青霉素钠的吸光度。

五. 思考题

检查阿司匹林中的水杨酸时，为什么要用干燥比色管？

学法指导

学习药物纯度的概念，首先应明确杂质是影响药物纯度的主要因素，药物的纯度检查又称杂质检查，药物纯度不同于化学试剂纯度。采用对照法检查杂质限量时，应注意对照品与供试品的平行操作原则，明确灵敏度法的含义，理解灵敏度法比对照法更为严格；明确比较法多用于特殊杂质的检查。在一般杂质的学习中，注意理解信号杂质和毒性杂质的含义以及检查信号杂质的意义；注意各种杂质检查法中的试验条件和排除干扰的方法。在特殊杂质的学习中，通过掌握特殊杂质与药物在物理及物理化学性质上的差异，进一步掌握和理解特殊杂质的检查方法。

目标检测

一、选择题

1．下列关于药物纯度的叙述正确的是

A. 优级纯试剂可代替药物使用

B. 药物的纯度标准主要依据药物的性质而定

C. 药物的纯度是指药物中所含杂质及其最高限量的规定

D. 物理常数不能反映药物的纯度

2. 下列各项中不属于一般性杂质的是

A. 氯化物　　B. 砷盐　　C. 硫酸盐　　D. 旋光活性物

3. 用 $AgNO_3$ 试液作沉淀剂，检查药物中氯化物时，为了调整溶液适宜的酸度和排除某些阴离子的干扰，应加入一定量的

A. 稀 HNO_3　　B. NaOH 试液　　C. 稀 H_2SO_4　　D. 稀 HCl

4. 药物中的重金属杂质是指

A. 能与金属配合剂反应的金属

B. 能与硫代乙酰胺或硫化钠试液作用而显色的金属

C. 碱土金属　　D. 比重较大的金属

5.《中国药典》现行版中检查硫酸阿托品中的莨菪碱，采用的方法是

A. 薄层色谱法　　B. 紫外分光光度法

C. 旋光法　　D. 高效液相色谱法

6. 药物中检查砷盐，加入一组试剂，正确的选择是

A. 锌粒、盐酸、溴化汞试纸

B. 盐酸、碘化钾、氯化亚锡、锌粒、溴化汞试纸

C. 浓盐酸、氯化亚锡

D. 浓盐酸、氯化亚锡、碘化钾、溴化汞试纸

7. 检查重金属时，以硫代乙酰胺为显色剂，所用缓冲液及其 pH 为

A. 醋酸盐缓冲液 pH=2.5　　C. 磷酸盐缓冲液 pH=5.5

C. 醋酸盐缓冲液 pH=3.5　　D. 磷酸盐缓冲液 pH=2.5

8. 检查重金属时，为消除供试液颜色的干扰，可加入

A. 维生素　　B. 稀焦糖溶液

C. 碘化钾　　D. 硫代硫酸钠

9.《中国药典》现行版规定，检查药物中的残留溶剂，应采用的方法是

A. 高效液相色谱法　　B. 比色法

C. 紫外分光光度法　　D. 气相色谱法

10. 灰分检查，是下列哪类药物的检查项目

A. 化学合成药　　B. 生物合成

C. 中药注射液　　D. 中药材

二、问答题

1. 砷盐检查中加入醋酸铅棉花、酸性氯化亚硒和碘化钾的作用分别是什么？

2. 何为干燥失重？其测定方法有几种？

模块四

药物分析有关计算

项目一　定性分析有关的计算

项目分析

药品定性分析的结果是用来判断药品真伪及纯度，其中杂质的限量计算，主要用于药品纯度的检查。如何掌握杂质限量的计算，是药物分析的一个重要环节。药物中杂质的检查，一般不要求测定其具体含量，而只检查杂质的量是否超过限量。主要根据定义来计算杂质限量。

学习目标

【知识目标】

掌握药物分析有关计算方法。

【能力目标】

学会根据检测方法选择计算公式。

学习情境

任务一　杂质限量的计算

【任务分析】

从杂质的来源看，完全除去药物中的杂质，既不可能也没有必要，所以对药品的纯度不要求达到100%，而允许有一定的杂质限量。只要药物中杂质含量在一定限度内，不至于对人体有害，不会影响疗效和稳定性，就可以供医疗保健使用。任务一的目的就是要掌握药品中杂质限量的计算。

【知识准备】

杂质限量的计算公式

杂质限量是指药物中所含杂质的最大允许量。药物中杂质的检查多数采用限量检查，而不要求测定其准确含量，通常用大于、小于或等于百分之几或百万分之几表示，各国主要采用对照法检查药物的杂质。杂质的限量可用下式进行计算：

$$\text{杂质限量}（L）=\frac{\text{允许杂质存在的最大量}}{\text{供试品量}}\times 100\% \qquad (4\text{-}1)$$

由于供试品（*m*）中所含杂质的量是通过与一定量杂质标准溶液比较来确定的，杂质的最大允许量就是标准溶液的浓度（*C*）与体积（*V*）的乘积，因此，杂质限量（*L*）的计算可用下式来表示：

$$杂质限量（L）=\frac{标准溶液的浓度\times标准溶液的体积}{供试品量}\times100\% \quad （4\text{-}2）$$

或

$$L=\frac{C\times V}{m}\times100\% \quad （4\text{-}3）$$

案例 1 口服 $NaHCO_3$ 原料药中氯化物检查

方法：取本品 0.15 g（供口服用），加水溶解成 25 ml，滴加硝酸使成微酸性后，置水浴中加热除尽二氧化碳，放冷，依法检查（《中国药典》附录Ⅷ A），与对照标准氯化钠溶液 3.0 ml（10μl/ml Cl）制成的对照液比较，不得更浓。计算氯化物的限量。

解析：

$$L=\frac{C\times V}{m}\times100\%=\frac{10\times10\times5}{0.15}\times100\%=0.02\%$$

案例 2 对乙酰氨基酚中硫酸盐的检查

方法：取本品 2.0 g，加水 100 ml，加热溶解后，冷却，滤过，取滤液 25 ml，依法检查（《中国药典》附录Ⅷ B），与标准硫酸钾溶液 1.0 ml（100 mg/ml SO_4^{2-}）制成的对照液比较，不得更浓。计算硫酸盐的限量。

解析：

$$L=\frac{C\times V}{m}\times100\%=\frac{1.0\times10\times25}{2.0}\times100\%=0.02\%$$

案例 3 盐酸普鲁卡因注射液中对氨基苯甲酸的限量

方法：按《中国药典》规定，用薄层色谱法检查盐酸普鲁卡因注射液中对氨基苯甲酸的限量，供试品中盐酸普鲁卡因的浓度为 2.5 mg/ml，对照品溶液中对氨基苯甲酸溶液的浓度为 30μg/ml，在同一薄层板上按同一条件点样，展开，显色观察。供试品显示的杂质斑点与对照品溶液的主斑点比较，不得更深，求盐酸普鲁卡因注射液中对氨基苯甲酸的限量。

解析：

$$L=\frac{C\times V}{m}\times100\%=\frac{(CV)_{样}}{(CV)_{供}}\times100\% \quad =\frac{C_{样}}{C_{供}}\times100\%=1.2\%$$

案例 4 紫外分光光度法中杂质限量的计算

方法：肾上腺素中肾上腺酮的检查：取本品 0.20 g，置 100 ml 容量瓶中，加盐酸溶液（9→2 000）溶解，并稀释至刻度，摇匀，在 310 nm 处测定吸光度，不得超过 0.05，酮体 $E_{1cm}^{1\%}$ 为 453，求酮体的限量。

解析：

$$C_{酮体}=\frac{A}{E_{1cm}^{1\%}}\times\frac{1}{100}=\frac{0.05}{453}\times\frac{1}{100}=1.1\times10^{-6}(g/ml)$$

【任务实施】

练习 杂质限量的计算

1．取对乙酰氨基酚 2.0 g，加水 100 ml，加热溶解后，冷却，滤过，取滤液 25 ml，按《中国药典》规定检查氯化物，结果与标准氯化钠溶液 5.0 ml（每 ml 含 Cl^- 0.01 mg）制成的对照液比较，不得更浓。计算氯化物的限量。

2．检查氯化钠中的砷盐时，规定取标准砷溶液 2.0 ml（每 1 ml 相当于 1μg 的砷）制备标准砷斑，要求砷含量不得超过 0.000 04%。问应取供试品多少克？

3．丙磺舒中检查重金属，《中国药典》规定取丙磺舒 1.0 g，依法检查，重金属不得超过百万分之十，应取标准铅液多少毫升（每 1 ml 相当于 10μg 的铅）？

4．按《中国药典》规定，用薄层色谱法检查盐酸普鲁卡因注射液中对氨基苯甲酸的限量，供试品中盐酸普鲁卡因的浓度为 2.5 mg/ml，对照品溶液中对氨基苯甲酸的浓度为 30 μg/ml，在同一层薄层板上按同一条件点样，展开，显色观察。供试品显示的杂质斑点与对照品溶液的主斑点比较，不得更深。求盐酸普鲁卡因注射液中对氨基苯甲酸的限量。

5．磷酸可待因中吗啡的检查，取供试品 0.10 g，加盐酸溶液（9→1 000）使溶解成 5 ml，加亚硝酸钠试液 2 ml，放置 15 min，加氨试液 3 ml 与吗啡溶液[取无水吗啡 2.0 mg 加盐酸溶液（9→1 000）使溶解成 100 ml]5.0 ml 与用同一方法制成的对照液比较，不得更深，计算供试品中吗啡的限量。

项目二 定量分析有关计算

项目分析

药品定量分析的结果是判断药品优劣的重要依据，药物有效成分含量计算方法因分析方法不同而异，原料药与制剂含量表示方法也不同，原料药的含量用百分含量表示，制剂的含量则用标示量的百分含量来表示。

学习目标

【知识目标】

掌握原料药和制剂含量计算方法。

【能力目标】

学会根据检测方法选择计算公式。

学习情境

任务一　原料药含量计算

【任务分析】

原料药测定方法主要有容量法和仪器法，但具体方法随着药品的不同有所不同，因此，其计算方法也不同。本任务的主要目的是要掌握原料药基本的计算方法。

【知识准备】

原料药的百分含量计算：

$$含量（\%）=\frac{m_x}{m}\times100\% \quad（4-4）$$

式中，m 为实测质量；m_x 为供试品质量。

一、滴定分析法

1．直接滴定法

$$含量（\%）=\frac{(V-V_0)\times T\times F\times10^{-3}}{m} \quad（4-5）$$

式中，V 为供试品消耗滴定液的体积，ml；V_0 为空白试验消耗滴定液的体积，ml；T 为滴定度，mg/ml；F 为滴定液浓度校正因数，m 为供试品取样量，g；$F=\frac{滴定液实际浓度}{滴定液规定浓度}$。

2．剩余滴定法

$$含量（\%）=\frac{(V_0-V)\times T\times F\times10^{-3}}{m} \quad（4-6）$$

式中符号意义同式（4-5）。

二、仪器法

（一）分光光度法

1．对照品对照法

$$含量（\%）=\frac{C_R\times\frac{A_X}{A_R}\times V\times D}{m}\times100\% \quad（4-7）$$

式中，A_X 为供试品溶液的吸光度；C_R 为对照品溶液的浓度，g/ml；A_R 为对照品溶液的吸光度；m 为称取的供试品重量，g；D 为供试品的稀释倍数；V 为供试品初次配制的体积，ml。

2．吸收系数

$$含量（\%）=\frac{\frac{A}{E_{1cm}^{1\%}}\times\frac{1}{100}\times V\times D}{m}\times100\% \quad（4-8）$$

式中，A 为测定的吸光度；$E_{1cm}^{1\%}$ 为供试品的百分吸收系数；V 为供试品初次配制的体积，ml；D 为供试品的稀释倍数；m 为供试品的质量，g。

（二）色谱法（HPLC，GC）

1．外标法

$$含量（\%）=\frac{C_R\times\frac{A_X}{A_R}\times V\times D}{m}\times 100\% \qquad (4\text{-}9)$$

式中，A_X为供试品峰面积或峰高；A_R为对照品的峰面积或峰高；C_R为对照品的浓度，mg/ml；V 为供试品初次配制的体积，ml；D 为供试品的稀释倍数；m 为供试品的质量，g。

2．内标加校正因子法

（1）计算校正因子

$$校正因子（f）=\frac{A_S/C_S}{A_R/C_R} \qquad (4\text{-}10)$$

式中，A_S 为内标物质的峰面积或峰高；A_R 为对照品的峰面积或峰高；C_S 为内标物质的浓度，mg/l；C_R 为对照品的浓度，mg/l。

（2）计算供试品的百分含量

$$C_X=f\times\frac{A_X}{A_S/C_S} \qquad (4\text{-}11)$$

$$含量（\%）=\frac{C_X\times V\times D}{m}\times 100\%=\frac{f\times A_X\times C_S\times D\times V}{A_S\times m}\times 100\% \qquad (4\text{-}12)$$

式中，A_X 为供试品（或其杂质）峰面积或峰高；C_X 为供试品（或其杂质）的浓度，mg/ml；A_S 为内标物质的峰面积或峰高；C_S 为内标物质的浓度，mg/ml；f 为校正因子；D 为供试品的稀释倍数；m 为供试品的质量，g。

案例 5　呋塞米含量测定

取本品 0.498 8 g，加乙醇 30 ml，微温使溶解，放冷，加甲酚红指示液 4 滴与麝香草酚蓝指示液 1 滴，用氢氧化钠滴定液（0.100 3 mol/L）滴定至溶液显紫红色，消耗氢氧化钠滴定液（0.100 3 mol/L）14.86 ml；并将滴定的结果用空白试验校正，消耗氢氧化钠滴定液（0.100 3 mol/L）0.05 ml。每 1 ml 氢氧化钠滴定液（0.1 mol/L）相当于 33.07 mg 的呋塞米。按干燥品计算，含 $C_{12}H_{11}ClN_2O_5S$ 不得少于 99.0%。

解：

$$含量（\%）=\frac{(V-V_0)\times T\times F\times 10^{-3}}{m}\times 100\%$$

$$=\frac{(14.86-0.05)\times 33.07\times\frac{0.100\,3}{0.1}\times 10^{-3}}{0.498\,8}\times 100\%=98.48\%$$

由于 98.48%<99.0%，故本品含量不合格。

案例 6　司可巴比妥钠原料药含量测定

取本品 0.104 1 g，置 250 ml 碘瓶中，加水 10 ml，振摇使溶解，精密加溴滴定液（0.1 mol/L）25 ml，再加盐酸 5 ml，立即密塞并振摇 1 min，在暗处静置 15 min 后，注意微开瓶塞，加碘化钾试液 10 ml，立即密塞，摇匀后，用硫代硫酸钠滴定液（0.101 2 mol/L）滴定，至近终点时加淀粉指示液，继续滴定至蓝色消失，并将滴定结果用空白试验校正。每 1 ml 溴滴定液（0.1 mol/L）相当于 13.01 mg 的 $C_{12}H_{17}N_2NaO_3$。按干燥品计算，含 $C_{12}H_{17}N_2NaO_3$ 不得少于 98.5%。已知样品消耗硫代硫酸钠滴定液（0.101 2 mol/L）17.20 ml，空白试验消耗硫代硫酸钠滴定液（0.101 2 mol/L）25.02 ml。

解：

$$含量（\%）=\frac{(V_0-V)\times T\times F\times 10^{-3}}{m}\times 100\%$$

$$=\frac{(25.02-17.20)\times 13.01\times \dfrac{0.101\,2}{0.1}\times 10^{-3}}{0.104\,3}\times 100\%=98.7\%$$

测定结果大于 98.5%，故本品含量合格。

案例 7　氢化可的松原料药含量测定

色谱条件与系统适用性试验：用十八烷基硅烷键合硅胶为填充剂，甲醇-水（70∶30）为流动相；检测波长为 240 nm。理论板数按氢化可的松峰计算不低于 2 000，氢化可的松峰与内标物质峰的分离度应符合要求。

内标溶液的制备：取炔诺酮，加甲醇制成每 1 ml 中含 0.40 mg 的溶液，即得。

测定法：精密称取供试品 12.48 mg，配成 25 ml，精密量取该溶液与内标溶液各 5 ml，置 25 ml 容量瓶中，加甲醇稀释至刻度，摇匀，取 10μl 注入液相色谱仪，记录色谱图，测得数据如下：

进样	保留时间	峰面积
供试品	7.25	2 989 311
内标物	11.00	4 020 105

另取氢化可的松对照品 13.75 mg，配成 25 ml 同法测定。测得数据如下：

进样	保留时间	峰面积
对照品	7.25	3 381 565
内标物	11.00	4 020 000

按内标法以峰面积计算，求供试品的百分含量。

解：

$$C_S=0.4\ (\text{mg/ml});\ C_R=13.75/25=0.55\ (\text{mg/ml})$$

$$校正因子（f）=\frac{A_S/C_S}{A_R/C_R}=\frac{4\,020\,000/0.40}{3\,381\,565/0.55}=1.634\,5$$

$$C_X=f\times\frac{A_X}{A_S/C_S}=1.634\,5\times\frac{2\,989\,311}{402\,015/0.40}=0.49\ (\text{mg/ml})$$

$$含量=\frac{C_X\times V\times D}{m}\times 100\%=\frac{0.49\times 25}{12.48}\times 100\%=98.2\%$$

案例 8　对乙酰氨基酚原料药含量测定

精密称取对乙酰氨基酚 0.041 1 g，置 250 ml 容量瓶中，加 0.4%氢氧化钠溶液 50 ml，加水至刻度，摇匀，精密量取 5 ml，置 100 ml 容量瓶中，加 0.4%氢氧化钠溶液 10 ml，加水至刻度，摇匀。依照分光光度法，在 257 nm 波长处测得吸收度为 0.582。按 $C_8H_9NO_2$ 的百分吸收系数为 719。计算对乙酰氨基酚的百分含量。

解：

$$含量（\%）=\frac{\frac{A}{E_{1cm}^{1\%}}\times\frac{1}{100}\times V\times D}{m}\times100\%=\frac{\frac{0.582}{719}\times\frac{1}{100}\times250\times\frac{100}{5}}{0.0411}\times100\%=98.5\%$$

【任务实施】

练习　原料药含量计算

1．奥沙西泮原料药含量测定

精密称定 0.015 0 g，置 200 ml 容量瓶中，加乙醇 150 ml，于温水浴中加热，振摇使奥沙西泮溶解，放冷，用乙醇稀释至刻度，摇匀，精密量取 5 ml，置 100 ml 容量瓶中，用乙醇稀释至刻度，摇匀，在 229 nm 的波长处测定吸光度为 0.480；另精密称取奥沙西泮对照品 0.014 9 g，同法操作，测得 229 nm 的波长处测定吸光度为 0.460；药典规定本品按干燥品计算，含 $C_{15}N_{11}ClN_2O_2$ 应为 98.0%～102.0%。该供试品含量是否合格？

2．头孢唑林钠含量

某药厂用高效液相色谱法外标法测定头孢唑林钠含量，取含量为 99.5%的头孢唑林钠对照品 25.13 mg，配成溶液，取此溶液 10μl 注入液相色谱仪，测定峰面积，3 次测定值分别为 2 490 189，2 492 796 和 2 492 178；另外称取头孢唑林钠供试品 3 份，分别为 28.13 mg、35 mg 和 27.10 mg，按上法测定，分别取 10μl 溶液注入液相色谱仪，测得峰面积分别为 2 634 858、2 763 699 和 2 536 847，求供试品的百分含量。

任务二　制剂含量计算

【任务分析】

制剂药标示量百分含量计算主要包括片剂和注射剂。其基本公式如下：

片剂标示量百分含量的计算：

$$标示量（\%）=\frac{每片实测的含量}{标示量}\times100\%$$
$$=\frac{供试品中测得量\times平均片重（g）}{供试品重（g）\times标示量}\times100\%$$

片剂标示量百分含量的计算：

$$标示量（\%）=\frac{每支实测的含量}{标示量}\times100\%$$
$$=\frac{供试品中测得量\times每支容量（ml）}{供试品取量（ml）\times标示量}\times100\%$$

【知识准备】

一、滴定分析法

1．片剂

（1）直接滴定法：

$$标示量（\%）=\frac{V\times F\times T\times 10^{-3}\times \overline{W}}{m\times S}\times 100\% \quad （4-13）$$

或

$$标示量（\%）=\frac{(V-V_0)\times F\times T\times 10^{-3}\times \overline{W}}{m\times S}\times 100\% \quad （4-14）$$

式中，$\overline{W}$ 为平均片重，g；S 为片剂的标示量，g；其余符号意义同式（4-5）。

（2）剩余滴定法

$$标示量（\%）=\frac{(V_0-V)\times F\times T\times 10^{-3}\times \overline{W}}{m\times S}\times 100\% \quad （4-15）$$

式中符号意义同式（4-14）。

2．注射剂

（1）直接滴定

$$标示量（\%）=\frac{V\times F\times T\times 10^{-3}\times 每支容量}{m\times S}\times 100\% \quad （4-16）$$

式中，m 为供试品的取样量，ml；S 为标示量，即每支注射剂的标示量，g；每支容量指每支注射剂的容积，ml；其余符号意义同式（4-14）。

（2）剩余滴定法

$$标示量（\%）=\frac{(V_0-V)\times F\times T\times 10^{-3}\times 每支容量}{m\times S}\times 100\% \quad （4-17）$$

二、仪器分析法

（一）紫外-可见分光光度法

1．片剂

（1）对照品比较法

$$标示量（\%）=\frac{C_R\times \frac{A_X}{A_R}\times V\times D\times \overline{W}}{m\times S} \quad （4-18）$$

（2）吸收系数法

$$标示量（\%）=\frac{\frac{A}{E_{1cm}^{1\%}}\times \frac{1}{100}\times V\times D\times \overline{W}}{m\times S} \quad （4-19）$$

2．注射剂

（1）对照品比较法

$$标示量（\%）=\frac{C_R\times \frac{A_X}{A_R}\times D\times 每支容量}{m\times S} \quad （4-20）$$

（2）吸收系数法

$$标示量（\%）=\frac{\frac{A}{E_{1cm}^{1\%}}\times\frac{1}{100}\times D\times 每支容量}{m\times S} \qquad (4\text{-}21)$$

（二）**色谱法**（HPLC，GC）

无论用何种测定方法，按原料药的计算方法求出测试溶液浓度 C_X，标示量百分含量按以下方法计算：

片剂：

$$标示量（\%）=\frac{C_X\times D\times V\times \overline{W}}{m\times S}\times 100\% \qquad (4\text{-}22)$$

注射剂：

$$标示量（\%）=\frac{V\times F\times T\times 10^{-3}\times 每支容量}{m\times S}\times 100\% \qquad (4\text{-}23)$$

案例 9　甲氧苄啶片（标示量为 50 mg）含量测定

取本品 20 片，精密称定为 1.200 3 g，研细，精密称取 0.057 83 g 置 250 ml 容量瓶中，加稀醋酸约 150 ml，充分振摇使甲氧苄啶溶解，加稀醋酸稀释至刻度，摇匀，滤过，精密量取续滤液 10 ml，置 100 ml 容量瓶中，加稀醋酸 10 ml，加水稀释至刻度，摇匀。按照紫外-可见分光光度法（《中国药典》附录Ⅳ A），在 271 nm 波长处测定吸光度为 0.420。另取甲氧苄啶对照品适量 0.051 34 g，同法测定，在 271 nm 波长处测定吸光度为 0.416 计算，即得。

解：本法为对照品对照法。

$$\begin{aligned}标示量（\%）&=\frac{C_R\times\frac{A_X}{A_R}\times V\times D\times\overline{W}}{m\times S}\\&=\frac{0.051\,34\times\frac{0.420}{0.416}\times\frac{1.200\,3}{20}}{0.057\,83\times 50\times 10^{-3}}\times 100\%\\&=107.6\%\end{aligned}$$

案例 10　硝唑片（标示量为 50 mg）含量测定

取本品 10 片，精密称定为 0.598 8 g，研细，精密称取片粉 0.059 78 g，置 200 ml 容量瓶中，加盐酸溶液（9→1 000）约 180 ml，振摇使甲硝唑溶解，加盐酸溶液（9→1 000）稀释至刻度，摇匀，滤过。精密量取续滤液 5 ml，置 100 ml 量瓶中，加盐酸溶液（9→1 000）至刻度，摇匀，按照紫外-可见分光光度法，在 277 nm 的波长处测定吸光度为 0.449 3，按 $C_6H_9N_3O_3$ 的吸收系数为 377 计算，即得。

解：本法为吸收系数法。

$$标示量（\%）=\frac{\frac{A}{E_{1cm}^{1\%}}\times\frac{1}{100}\times D\times\overline{W}}{m\times S}$$

$$=\frac{\frac{0.449\ 3}{377}\times\frac{1}{100}\times 200\times\frac{100}{5}\times\frac{0.598\ 8}{10}}{0.059\ 87\times 50\times 10^{-3}}\times 100\%=95.5\%$$

案例 11　盐酸普鲁卡因注射剂（规格 1 ml∶50 mg）含量测定

精密量取盐酸普鲁卡因注射液 2 ml，加水 40 ml，盐酸溶液（1→2）15 ml，溴化钾 2 g，按照永停滴定法，用亚硝酸钠滴定液（0.103 2 mol/L）滴定，消耗亚硝酸钠滴定液（0.103 2 mol/L）滴定液 3.50 ml。每 1 ml 亚硝酸钠滴定液（0.1 mol/L）相当于 27.18 mg 的 $C_{13}H_{21}N_{30}$ · HCl。

解：本法为直接滴定法。

$$标示量（\%）=\frac{V\times F\times T\times 10^{-3}\times 每支容量}{m\times S}\times 100\%$$

$$=\frac{3.50\times 27.18\times\frac{0.103\ 2}{0.1}\times 10^{-3}\times 1}{2\times 50\times 10^{-3}}\times 100\%=98.17\%$$

【任务实施】

实训八　气相色谱法测定维生素 E 的含量

一、目的要求

1．掌握用气相色谱法测定维生素 E 含量的原理及方法；

2．掌握气相色谱仪的一般操作及进样技术。

二、测定原理

在一定温度下，流动相载气携样品中不同组分通过固定相并在固定相中进行分配，由于样品中不同组分在两种中具有不同的分配系数，故经反复多次的分配之后样品中各组分彼此分离而达到分离目的。实验中利用氢火焰原子离子化检测器进行信号检测并采用内标法进行定量分析。

三、实验步骤

1．色谱操作条件及系统适用性实验

（1）色谱柱：2 m×4 mm，不锈钢色谱柱，固定液，聚硅氧烷（OV-17），固定液配比 2%，载体；101 白色硅烷化载体 80～100 目，柱温；265℃。

按维生素 E 峰计算理论板数应不低于 500，如果测得理论板数低于 500，应改变色谱柱条件，如柱长、柱内径、载体性质或固定液配比等。维生素 E 与内标物分离度应大于 2。

（2）检测器：氢火焰离子化检测器，温度为 275～285℃。

（3）汽化室温度：275℃。

（4）气体流量：N_2　50 ml/min；H_2　50 ml/min；空气　500 ml/min。

（5）内标物：正三十二烷。

（6）进样量：1～3μl。

2．操作步骤：

（1）内标溶液的制备：称取色谱纯正三十二烷 100 mg，溶于 100 ml 正己烷溶液中，其浓度为每 1 ml 中含 1 mg 中含 1 mg 正三十二烷，摇匀备用。

（2）对照溶液的制备：取维生素 E 对照品约 20 mg，精密称定，置于棕色具塞锥形瓶中，精密加入上述内标溶液 10 ml，密塞，振摇使之溶解。

（3）供试品溶液的制备：取供试品维生素 E 胶丸 20 粒，精密称定。逐个用清洁干燥的注射器将内容物抽出置于一干燥清洁的称量瓶中，备用。

将其丸壳置于培养皿中，用镊子夹住，用刀片切开丸壳，用乙醚逐个清洗丸壳 3 次，直至将丸壳内的油洗净。将丸壳置于通风处，使乙醚挥尽，精密称量丸壳的质量，由 20 粒胶丸的总质量与丸壳质量之差求出胶丸内容物的平均质量。

抽出内容物适量（约相当于维生素 E 20 mg），精密称定，置于棕色具塞锥形瓶中，精密加入内标溶液 10 ml，密塞，振摇使之溶解，作为供试品的溶液。

（4）测定：用微量注射器分别吸取上述维生素 E 的对照溶液和供试品溶液，分别注入色谱仪，每次 1～3μl，测定内标物、对照品和供试品的保留时间、峰面积、计算理论板数、分离度和校正因子，并用 3 次实验的平均值计算供试品含量。

3．结果计算：

（1）校正因子计算公式

$$\text{校正因子}\ (f)=\frac{A_S/C_S}{A_R/C_R}$$

（2）含量计算：

$$C_X=f\times\frac{A_X}{A_S/C_S}$$

$$\text{标示量}\ (\%)=\frac{C_X\times D\times V\times\overline{W}}{m\times S}\times 100\%$$

式中，A_S、A_R 为对照品和供试品的峰面积；C_S、C_R 分别为对照品和供试品的浓度，mg/ml；f 为校正因子；C_X 为供试品浓度，mg/ml；V 为供试品总体积，ml；D 为供试品稀释倍数；$\overline{W}$ 为平均片重，g；S 为片剂的标示量，g。

四、说明

使用微量注射器进样时，应注意防止针头被折弯，要进行准、轻、快，进样前，要用待测液抽洗微量注射器 3 次。

五、思考题

《中国药典》采用气相色谱法测定维生素 E 的优点是什么？

学法指导

本模块对药物分析中有关的计算方法进行回顾和归纳。在学习时要理清条理，侧重点是定量计算在药物分析中的应用。

原料药百分含量和制剂标示量的百分含量的计算因方法不同而异，但具有规律性。以滴定分析法、紫外-可见分光光度法和高效液相色谱法测定原料药百分含量的计算为基础，比较原料药含量计算和标示量的百分含量计算的不同点、片剂和注射剂含量计算的区别，由此推广到其他方法和剂型的含量计算。

目标检测

一、问答题

1．试比较直接滴定法和剩余滴定法含量计算的区别；

2．简述杂质限量的检查方法并写出其及计算公式。

二、实例分析

1．法莫替丁片含量测定

色谱条件与系统适用性试验：用十八烷基硅烷键合硅胶为填充剂；以庚烷磺酸钠溶液（取庚烷磺酸钠 2.0 g，加水 900 ml 溶解后，用冰醋酸调节 pH 至 3.9，加水至 1 000 ml）-乙腈-甲醇（25∶6∶1）为流动相；检测波长为 254 nm。理论板数按法莫替丁峰计算不低于 1 400。

测定法：取本品 20 片，精密称定。研细，精密称取适量（约相当于法莫替丁 50 mg），置 50 ml 容量瓶中，加甲醇适量，振摇使法莫替丁溶解，并用甲醇稀释至刻度。摇匀，滤过，精密量取续滤液 5 ml，置 50 ml 容量瓶中，用流动相稀释至刻度，摇匀，精密量取 20μl 注入液相色谱仪，记录色谱图；另取法莫替丁对照品 50 mg，精密称定，置 50 ml 容量瓶中，加甲醇适量溶解并稀释至刻度，摇匀，精密量取 5 ml，置 50 ml 容量瓶中，用流动相稀释至刻度。摇匀。同法测定，以峰面积计算。本品含法莫替丁应为标示量的 90.0%～110.0%。

问题：（1）此法为高效液相色谱法的何种分析方法？

（2）列出本法涉及的所有计算公式。

2．硫喷妥钠原料药含量测定

取硫喷妥钠约 100 mg，精密称定，置于 200 ml 容量瓶中，加氢氧化钠溶液（1→250）使溶解，并稀释至刻度，摇匀。精密量取该溶液 5 ml 移入 500 ml 容量瓶中，加氢氧化钠溶液并稀释至刻度，摇匀。另取硫喷妥钠对照品适量，精密称定，加氢氧化钠溶液溶解，并定量稀释至浓度约为 5μg/ml 的对照品溶液。随即以 1 cm 吸收池，于大约 304 nm 波长处分别测定以上两种溶液的吸收度，以氢氧化钠溶液作空白。

问题：（1）此法为紫外分光光度法的何种分析方法？

（2）列出本法涉及的所有计算公式。

3．用气相色谱法的内标加校正因子法检查地塞米松磷酸钠中甲醇和丙酮的残留量。称取供试品 0.123 6 g，加 0.5%正丙醇内标液 0.5 ml，定容成 5 ml，取 0.3μl 进样，得到的色谱图中不出现甲醇峰。测得丙酮峰高 23.9 mm，半峰宽 0.8 mm，内标物峰高 13.95 mm，半峰宽 0.95 mm。已知其校正因子为 1.038，求供试品中丙酮的残留量为多少？《中国药典》现行版的规定限量 5.0%。

4．某药厂用高效液相色谱外标法测定头孢拉定的含量，取含头孢拉定为 94.1%和含头孢氨苄共为 2.3%的对照品 35.30 mg，溶解配成 50 ml，取 10μl 注入液相色谱仪，测定 5 次，头孢拉定的峰面积分别为 13 872 520、1 384 255、13 842 343、13 832 596 和 13 842 558；头孢氨苄的峰面积分别为 355 565、354 934、354 602、354 473 和 354 968；另取头孢拉定供试品 35.88 mg，配成 50 ml，取 10μl 注入液相色谱仪，测定 5 次，头孢拉定的峰面积分别为 14 063 679、14 158 286、14 083 522、14 100 210 和 14 078 265；头孢氨苄的峰面积分别为 477 655、472 368、475 486、476 832 和 477 002。按供试品的总量分别计算头孢拉定和头孢氨苄的百分含量。

5．取标示量为 25 mg 的盐酸氯丙嗪 20 片，除去糖衣后总重为 2.503 0 g，研细，称取 0.241 8 g。按药典方法测定含量。先配成 500 ml，再稀释 20 倍后，在 254 nm 波长处测得吸收度为 0.451 0。按 $C_{17}H_{19}ClNS \cdot HCl$ 吸收系数为 920 计算。求该片剂的标示百分含量。

6. 甲苯磺丁脲片剂（标示量 0.5 g）的含量测定：取甲苯磺丁脲 10 片，精密称定为 5.948 0 g，研细，精密称取片粉 0.599 6 g，加中性乙醇 25 ml，微热，使其溶解，放冷，加酚酞指示剂 3 滴，用氢氧化钠滴定液（0.100 8 mo1/L）滴定至粉红色，消耗量 18.47 ml。每 1 ml 氢氧化钠滴定液（0.1 mol/L）相当于 27.04 ml 的甲苯磺丁脲。《中国药典》规定本品含甲苯磺丁脲应为标示量的 95.0%～105%。试计算本品的标示量百分含量，并判断是否符合规定。

模块五

药物制剂分析

项目一 制药用水的分析

项目分析

水是药物生产过程中用量最大、使用最广的一种辅料，用于生产过程及药物制剂的制备。《中国药典》现行版收载的制药用水，因其适用的范围不同而分为饮用水、纯化水、注射用水及灭菌注射用水。学习各类制药用水的分析内容和方法，是为了更好地保证从制药到用药的安全和有效。

学习目标

【知识目标】

了解和熟悉制药用水分析的内容和方法。

【能力目标】

熟练掌握各种制药用水的检测方法。

学习情境

任务一 饮用水的分析

【任务分析】

《中国药典》现行版规定饮用水可作为药材净制时的漂洗、制药用具的粗洗用水，除另有规定外，也可作为药材的提取溶剂，但不能直接作制剂的制备或试验用水。饮用水质量应符合《生活饮用水卫生标准》（GB/T 5750.4—2006）。

所以，任务一的目的是熟悉并掌握饮用水的分析内容和方法。

【知识准备】

一、饮用水分析性质

饮用水又称原水，为天然水经净化处理所得的水。饮用水为无色的澄清液体；无异臭，无味，无肉眼可见物。

二、饮用水分析检查

《生活饮用水卫生标准》（GB/T 5750.4—2006）中规定饮用水的检查有常规检查（常规检

查指标及限值见表 5-1）和非常规检查，但在实际工作中对饮用水的检查主要有色度、浑浊度、臭和味、肉眼可见物、酸碱度、总硬度、细菌总数、总大肠菌群等。

（一）色度

饮用水的颜色可由带色有机物（主要是腐殖质）、金属或高色度的工业废水造成。色度单位是以 1 mg/L 铂[以 $(PtCl_6)^{2-}$ 形式存在]所具有的颜色，作为 1 个色度单位，称为 1 度。水色大于 15 度时，多数人用杯子喝水时即可察觉。故规定对饮用水进行色度检查。

检查法：按照《生活饮用水卫生标准》（GB/T 5750.4—2006）中“铂-钴标准比色法”检查，不得超过 15 度。

（二）浑浊度

水浑浊度是指悬浮于水中的胶体颗粒产生的散射现象，表示水中悬浮物和胶体物对光线透过时的阻碍程度。浑浊度的标准单位是以 1L 水中含有相当于 1 mg 标准硅藻土形成的浑浊状况，作为 1 个浑浊度单位，简称 1 度。降低浑浊度对除去某些有害物质、细菌、病毒，提高消毒效果，确保供水安全等方面都有积极的作用。故规定对饮用水进行浑浊度检查。

检查法：按照《生活饮用水卫生标准》（GB/T 5750.4—2006）中“散射法-福尔马肼标准法”检查，不得超过 3 度。

（三）臭和味

异臭和异味可使人产生厌恶感，出现异常臭味可能是水质污染信号。故规定对饮用水进行异臭和异味检查。

检查法：取 100 ml 水样，置于 250 ml 锥形瓶中，振摇后从瓶口嗅水的气味，与此同时，取少量水样放入口中（此水样应对人体无害），不要咽下，品尝水的味道，然后将上述锥形瓶内水样加热至开始沸腾，立即取下锥形瓶，稍冷后同法嗅气和尝味，均不得有异臭味、异味。

（四）肉眼可见物

指饮用水不应含有沉淀物及肉眼可见的水生生物和令人厌恶的物质。故规定对饮用水进行肉眼可见物检查。

检查法：水样摇匀，在光线明亮处迎光直接观察，不得有肉眼可见物。

（五）酸碱度

饮用水酸度碱过低可腐蚀管道影响水质，过高又可析出溶解性盐类并降低消毒效果。故规定对饮用水进行酸碱度检查。

检查法：以玻璃电极为指示电极、饱和甘汞电极为参比电极的酸度计测定，pH 应为 6.5～8.5。

（六）总硬度

总硬度系指溶于水中钙、镁盐类的总含量，以 $CaCO_3$（mg/L）表示。饮用水总硬度过高易形成水垢，并可引起胃肠功能暂时性紊乱。故规定对饮用水进行总硬度检查，饮用水总硬度应不大于 450 mg/L。

检查法：吸取 50.0 ml 水样（硬度过高的水样，可取适量水样，用纯化水稀释至 50 ml；硬度过低的水样，可取 100 ml），置于 150 ml 锥形瓶中，加入 1～2 ml 缓冲液（Ph=10）及铬黑 T 指示剂少量，立即用 EDTA-2Na 滴定液（0.0 lmol/L）滴定，充分振摇至溶液由红色变为纯蓝色为滴定终点。

表 5-1　水质常规指标及限值

指标	限值
1．微生物指标	
总大肠菌群/（mPN/100 ml 或 CFU/100 ml）	不得检出
耐热大肠菌群/（mPN/100 ml 或 CFU/100 ml）	不得检出
大肠埃希氏菌/（mPN/100 ml 或 CFU/100 ml）	不得检出
菌落总数/（CFU/ml）	100
2．毒理指标	
砷/（mg/L）	0.01
镉/（mg/L）	0.005
铬/（mg/L）	0.05
铅/（mg/L）	0.01
汞/（mg/L）	0.001
硒/（mg/L）	0.01
氰化物/（mg/L）	0.05
氟化物/（mg/L）	1.0
硝酸盐（以 N 计）/（mg/L）	10
三氯甲烷/（mg/L）	0.06
四氯化碳/（mg/L）	0.002
溴酸盐（使用臭氧时）/（mg/L）	0.01
甲醛（使用臭氧时）/（mg/L）	0.9
亚氯酸盐（使用二氧化氯消毒时）/（mg/L）	0.7
氯酸盐（使用复合二氧化氯消毒时）/（mg/L）	0.7
3．感官性状和一般化学指标	
色度（铂钴色度单位）	15
浑浊度（NTU-散射浊度单位）	1
	水源和净水技术条件限制时为 3
臭和味	无异臭味，异味
肉眼可见物	无
pH（pH 单位）	不小于 6.5 且不大于 8.5
铝/（mg/L）	0.2
铁/（mg/L）	0.3
锰/（mg/L）	0.1
铜/（mg/L）	1.0
锌/（mg/L）	1.0
氯化物/（mg/L）	250
硫酸盐/（mg/L）	250
溶解性总固体/（mg/L）	1 000
总硬度（以 $CaCO_3$ 计）/（mg/L）	450
耗氧量（COD_{Mn} 法，以 O_2 计）/（mg/L）	3
	水源限制，原水耗氧量大于 6 mg/L 时为 5
挥发酚类（以苯酚计）/（mg/L）	0.002
阴离子合成洗涤剂/（mg/L）	0.3
4．放射性指标	指导值
总α放射性/（Bq/L）	0.5
总β放射性/（Bq/L）	1

$$c_2 = \frac{V_1 \times c_1 \times 100.09 \times 1\,000}{V_2} \tag{5-1}$$

式中，c_1 为 EDTA-2Na 滴定液的浓度，mol/L；c_2 为水样总硬度，mg/L；V_1 为 EDTA-2Na 滴定液的体积，ml；V_2 为水样体积，ml。

（七）细菌总数、总大肠菌群

细菌总数系指 1 ml 水在普通琼脂培养基中经 37℃培养 24 h 后生长的细菌菌落数。它可以反映水体受生物性污染的程度，水体污染越严重，水的细菌总数越多。总大肠菌群系指一群需氧及兼性厌氧的在 37℃生长时能使乳糖发酵、在 24 h 内产酸产气的革兰氏阴性无芽孢杆菌。总大肠菌群既包括存在于人及动物粪便的大肠菌群，也包括存在于其他环境中的大肠菌群。故细菌总数、总大肠菌群是评价饮用水水质的重要指标，需进行检查。

检查法：取本品，按照《生活饮用水卫生标准》（GB/T 5750.4—2006）“微生物限度检查法”检查，细菌总数不得超过 100CFU/ml，并不得检出总大肠菌群。

任务二　纯化水的分析

【任务分析】

纯化水为饮用水经蒸馏法、离子交换法、反渗透法或其他适宜的方法制备的制药用水，不含任何附加剂。其可作为配制普通药物制剂的溶剂、稀释剂或试验用水，也可作为中药注射剂、滴眼剂等灭菌制剂或其他非灭菌制剂所用材料的提取溶剂及非灭菌制剂所用器具的精选用水，但不得用于注射剂的配制与稀释。

注射用水为纯化水经蒸馏所得的水，应符合细菌内毒素试验要求。其可作为配制注射剂的溶剂或稀释剂，也可作为配制滴眼剂的溶剂。注射用水质量应符合《中国药典》现行版中有关的各项规定。灭菌注射用水为注射用水按照注射剂生产工艺制备所得。主要用于注射用灭菌粉末的溶剂或注射剂的稀释剂。纯化水、注射用水及灭菌注射用水质量应符合《中国药典》现行版中有关的各项规定。所以，任务二通过学习纯化水分析内容及方法，目的是学会纯化水、注射用水及灭菌注射用水主要的分析内容和方法。

【知识准备】

一、纯化水性质

纯化水为无色的澄清液体；无臭，无味。

二、纯化水检查

（一）酸碱度

系检查在制备和贮存时引入的酸或碱杂质，如二氧化碳、氨、盐酸等。《中国药典》现行版采用酸碱指示剂法来控制限量。

检查法：取本品 10 ml，加甲基红指示液两滴，不得显红色；另取 10 ml 加溴麝香草酚蓝指示液 5 滴，不显蓝色。

（二）氯化物、硫酸盐及钙盐

主要由原料及制备时引入。《中国药典》现行版采用比浊法检查。

检查法：取本品，分置于 3 支试管中，各管 50 ml，第 1 管加硝酸 5 滴与硝酸银试液 1 ml，第 2 管加氯化钡试液 2 ml，第 3 管加草酸铵试液 2 ml，均不得发生浑浊。

（三）氨

由原料、制备及贮存时引入。《中国药典》现行版采用比色法检查。

检查法：取本品 50 ml，加碱性碘化汞钾试液 2 ml，放置 15 min。如显色，与氯化铵溶液（取氯化铵 31.5 mg，加无氨水适量使溶解并稀释成 1 000 ml）1.5 ml，加无氨水 48 ml 与碱性碘化汞钾试液 2 ml 制成的对照液比较，颜色不得更深（0.000 03%）。

（四）二氧化碳

主要为贮存过程中引入。《中国药典》现行版采用灵敏度法检查。检查时，为避免空气中二氧化碳的干扰，应将容器密塞放置。

检查法：取本品 25 ml，置于 50 ml 具塞量筒中，加氢氧化钙试液 25 ml，密塞振摇，放置，1 h 内不得发生浑浊。

（五）硝酸盐

主要由原料引入。《中国药典》现行版采用比色法检查。

检查法：取本品 5 ml 置试管中，于冰浴中冷却，加 10%氯化钾溶液 0.4 ml 与 0.1%二苯胺硫酸溶液 0.1 ml，摇匀，缓缓滴加硫酸 5 ml，摇匀，将试管于 50℃水浴中放置 15 min，溶液产生的蓝色与标准硝酸盐溶液[取硝酸钾 0.163 0 g，加水溶解并稀释至 100 ml，摇匀，精密量取 1 ml，加水稀释成 100 ml，再精密量取 10 ml，加水稀释成 100 ml，摇匀，即得（每 1 ml 相当于 1μg NO_3）]0.3 ml，加无硝酸盐的水 4.7 ml，用同一方法处理后的颜色比较，不得更浓（0.000 006%）。

（六）亚硝酸盐

主要由原料引入。《中国药典》现行版采用比色法检查。

检查法：取本品 10 ml，置纳氏比色管中，加对氨基苯磺酰胺的稀盐酸溶液（1→100）1 ml 与盐酸萘乙二胺溶液（0.1→100）1 ml，产生的粉红色，与标准亚硝酸盐溶液 [取亚硝酸钠 0.750 0 g（按干燥品计算），加水溶解，稀释至 100 ml，摇匀，精密量取 1 ml，加水稀释成 100 ml，摇匀，再精密量取 1 ml，加水稀释成 50 ml，摇匀，即得（每 1 ml 相当于 1μg NO_2）] 0.2 ml，加无亚硝酸盐的水 9.8 ml，用同一方法处理后的颜色比较，不得更深（0.000 002%）。

（七）易氧化物

指易氧化的有机杂质，它们主要由原料引入。《中国药典》现行版采用灵敏度法检查。

检查法：取本品 100 ml，加稀硫酸 10 ml，煮沸后，加高锰酸钾滴定液（0.02 mol/L）0.10 ml，再煮沸 10 min，粉红色不得完全消失。

（八）不挥发物

指无机盐类，如碱金属、碱土金属的氯化物、硫酸盐等。《中国药典》现行版采用重量法进行检查。

检查法：取本品 100 ml，置 105℃干燥至恒重的蒸发皿中，在水浴上蒸干，并在 105℃干燥至恒重，遗留残渣不得超过 1 mg。

（九）重金属

主要在生产过程中引入。《中国药典》现行版采用重金属检查法中第一法检查。

检查法：取本品 50 ml，加水 18.5 ml，蒸发至 20 ml，放冷，加醋酸盐缓冲液（pH=3.5）2 ml 与水适量使成 25 ml，加硫代乙酰胺试液 2 ml，摇匀，放置 2 min，与标准铅溶液 1.5 ml 加水 18.5 ml 用同一方法处理后的颜色比较，不得更深（0.000 03%）。

（十）微生物限度

生产和贮存过程中引入。《中国药典》现行版采用微生物限度检查法检查。

检查法：取本品，采用薄膜过滤法处理后，按照《中国药典》现行版“微生物限度检查法”检查，细菌、真菌和酵母菌总数每 1 ml 不得超过 100 个。

三、注射用水的分析

《中国药典》现行版对注射用水的质量要求有严格规定。其性状及对杂质氯化物、硫酸盐、钙盐、二氧化碳、易氧化物、硝酸盐、亚硝酸盐、不挥发物、重金属的检查和限量均与纯化水相同。但在酸碱度、氨和微生物限度的检查方面比纯化水要求严格，酸碱度以酸度计测定 pH 应为 5.0～7.0；氨的检查规定为 50 ml 注射用水中含氨量限度是 0.000 02%，且对照用氯化铵溶液改为 1.0 ml；微生物限度检查取注射用水至少 200 ml，细菌、真菌和酵母菌的总数每 1 ml 不得超过 100 个。另外增加了细菌内毒素检查，取本品照细菌内毒素检查法检查，每 1 ml 中含内毒素量应小于 0.25EU。

四、灭菌注射用水的分析

《中国药典》现行版对灭菌注射用水的质量要求与注射用水基本相同，只增加了一项应符合注射剂项下有关的各项规定。

【任务实施】

实训九　自来水硬度分析

一、实验目的

了解硬度的组成，掌握硬度的测定方法。

二、实验原理

水硬度的测定分为钙镁总硬度和分别测定钙和镁硬度两种，前者是测定钙镁总量，后者是分别测定钙和镁含量。

水的总硬度测定，用 NH_3-NH_4Cl 缓冲溶液控制水样 pH=10，以铬黑 T 为指示剂，用三乙醇胺掩蔽 Fe^{2+}、Al^{3+}等共存离子，用 Na_2S 消除 Cu^{2+}、Pb^{2+}等离子的影响，用 EDTA 标准溶液直接滴定 Ca^{2+}和 Mg^{2+}，终点时溶液由红色变成纯蓝色。

钙硬度测定，用 NaOH 调节水试样 pH=12，Mg^{2+}形成 $Mg(OH)_2$ 沉淀，用 EDTA 标准溶液直接滴定 Ca^{2+}，采用钙指示剂，终点时溶液由红色变为蓝色。

钙镁度则可由总硬度与钙硬度之差求得。

三、试剂

1. 水试样（自来水）；
2. EDTA 标准滴定溶液 c（EDTA）=0.02 mol/L；
3. 铬黑 T；
4. 刚果红试纸；

5．NH_3-NH_4Cl 缓冲溶液，pH=10；
6．钙指示剂；
7．NaOH 溶液，4 mol/L：160 g 固体 NaOH 溶于 500 ml 水中，冷却至室温，稀释至 1 000 ml；
8．HCl 溶液（1+1）；
9．三乙醇胺，200 g/L；
10．Na_2S 溶液，20 g/L。

四、实验步骤

1．总硬度的测定

用 50 ml 移液管移取水试样 50.00 ml，置于 250 ml 锥形瓶中，加 1～2 滴 HCl 酸化（用刚果红试纸检验变蓝紫色），煮沸数分钟赶除 CO_2。冷却后，加入 3 ml 三乙醇胺溶液、5 ml NH_3-NH_4Cl 缓冲溶液、1 ml Na_2S 溶液、3 滴铬黑 T 指示剂溶液，立即用 c（EDTA）=0.02 mol/L 的 EDTA 标准滴定溶液滴定至溶液由红色变为纯蓝色即为终点，记下 EDTA 标准滴定溶液的体积 V_1。平行测定 3 次，取平均值计算水样的总硬度。

2．钙硬度的测定

用 50 ml 移液管移取水试样 50.00 ml，置于 250 ml 锥形瓶中，加入刚果红试纸（pH=3～5，颜色由蓝变红）一小块。加入盐酸酸化，至试纸变蓝紫色为止。煮沸 2～3 min，冷却至 40～50℃，加入 4 mol/L NaOH 溶液 4 ml，再加少量钙指示剂，以 c（EDTA）=0.02 mol/L 的 EDTA 标准滴定溶液滴定至溶液由红色变为蓝色即为终点，记下 EDTA 标准滴定溶液的体积 V_2。平行测定 3 次，取平均值计算水样的钙硬度。

五、数据处理

$$\rho_{总}(\mathrm{CaCO_3})=\frac{c(\mathrm{EDTA})\times V_1\times M(\mathrm{CaCO_3})}{V}\times 10^3$$

$$硬度=\frac{c(\mathrm{EDTA})\times V_1\times M(\mathrm{CaO})}{V\times 10}\times 10^3$$

$$\rho_{钙}(\mathrm{CaCO_3})=\frac{c(\mathrm{EDTA})\times V_2\times M(\mathrm{CaCO_3})}{V}\times 10^3$$

式中，$\rho_{总}(CaCO_3)$ 为 水样的总硬度，mg/L；$\rho_{钙}(CaCO_3)$为 水样的钙硬度，mg/L；c(EDTA) 为 EDTA 标准滴定溶液的浓度，mol/L；V_1 为 测定总硬度时消耗 EDTA 标准滴定溶液的体积，ml；V_2 为 测定钙硬度时消耗 EDTA 标准滴定溶液的体积，ml；V 为 水样的体积，ml；$M(CaCO_3)$ 为 $CaCO_3$ 摩尔质量，g/mol；M(CaO)为 CaO 摩尔质量，g/mol。

六、注意事项

1．滴定速度不能过快，接近终点时要慢，以免滴定过量；
2．加入 Na_2S 后，若生成的沉淀较多，将沉淀过滤。

七、思考题

1．测定钙硬度时为什么加盐酸？加盐酸应注意什么？
2．根据本实验分析结果，评价该水试样的水质。

项目二　一般制剂分析

项目分析

药物制剂的分析和原料药的分析一样，也主要包括鉴别、检查和含量测定。但由于药物制剂的稳定性、制剂规格大小以及药物除含主药外，通常还含有附加剂（如稀释剂、抗氧剂、稳定剂、助溶剂）等原因，使药物制剂的分析与原料药的分析在分析内容、方法、标准要求等方面有所不同。如药物制剂的检查除检查杂质外，还要按《中国药典》现行版附录“制剂通则”的每一种剂型项下进行检查。又如附加剂的存在有可能影响药物的鉴别和含量测定，可以采取与原料药不同的方法，或消除附加剂的干扰后，再按原料药的方法分析。总之，药物制剂的分析与原料药相比更复杂。《中国药典》现行版收载的药物剂型有 21 种。本项目重点学习片剂、注射剂的分析。

学习药物制剂检验技术是为了更好地控制药物制剂的质量，保证用药的安全、有效；通过学习使学生掌握各类药物制剂检验的内容和方法，为后续典型药物的学习和将来从事药物检验技术岗位打下坚实的理论基础。

学习目标

【知识目标】

1. 掌握药物制剂常规检查的内容、方法和判断标准；
2. 掌握药物制剂中常见附加剂的干扰及排除方法。

【能力目标】

熟练应用药物制剂分析相关知识对各类药物制剂进行分析。

学习情境

任务一　片剂的分析

【任务分析】

片剂系指药物与适宜的辅料混匀压制而成的圆片状或异形片状的固体制剂。可供内服、外用，是目前临床应用最广泛的剂型之一。《中国药典》现行版收载的片剂类型以口服普通片为主，另有含片、舌下片、口腔贴片、咀嚼片、分散片、可溶片、泡腾片、阴道片、阴道泡腾片、缓释片、控释片与肠溶片等。

【知识准备】

一、外观性状

《中国药典》现行版规定：片剂外观应完整光洁、色泽均匀、有适宜的硬度和耐磨性。

二、常规检查

（一）重量差异

重量差异系指按规定方法测定每片的重量与平均片重之间的差异程度。片剂在生产过程中，由于颗粒的均匀度和流动性以及工艺、设备和管理等原因，每片片剂的重量会有些差异。为了保证用药剂量的准确，《中国药典》现行版规定片剂需检查重量差异。凡规定检查含量均匀度的片剂，一般不再进行重量差异检查。

检查法：取供试品 20 片，精密称定总重量，求得平均片重后，再分别精密称定每片的重量，每片重量与平均片重相比较（凡无含量测定的片剂，每片重量应与标示片重比较），超出重量差异限度的不得多于 2 片，并不得有 1 片超出限度 1 倍。《中国药典》现行版对重量差异的限度规定见表 5-2。

表 5-2　片剂的重量差异限度

平均片重或标示片重	重量差异限度
0.30 g 以下	±7.5%
0.30 g 或 0.30 g 以上	±5%

《中国药典》现行版规定：糖衣片的片芯应检查重量差异并符合规定，包糖衣后不再检查重量差异。薄膜衣片应在包薄膜衣后检查重量差异并符合规定。

（二）崩解时限

崩解时限系指固体制剂在规定的介质中，按规定的方法检查全部崩解溶散或成碎粒并通过筛网（不溶性包衣材料或破碎的胶囊壳除外）所需的时间限度。片剂口服后，需经崩散、溶解，才能为机体吸收而达到治疗目的。因此《中国药典》现行版规定片剂需检查崩解时限。凡规定检查溶出度、释放度的片剂，不再进行崩解时限检查。

检查法：《中国药典》现行版采用升降式崩解仪检查。升降式崩解仪，主要结构为能升降的金属支架与下端镶有筛网的吊篮，并附有挡板。将吊篮通过上端的不锈钢轴悬挂于金属支架上，浸入 1 000 ml 烧杯中，并调节吊篮位置使其下降时筛网距烧杯底部 25 mm，烧杯内盛有温度为 37℃±1℃的水，调节水位高度使吊篮上升时筛网在水面下 15 mm 处，升降金属支架上下移动距离为 55 mm±2 mm，往返频率为每分钟 30～32 次。

除另有规定外，取供试品 6 片，分别置上述吊篮的玻璃管中，启动崩解仪进行检查，各片均应在 15 min 内全部崩解。如有 1 片不能完全崩解，应另取 6 片复试，均应符合规定。《中国药典》现行版对不同类型的片剂的崩解时限检查的规定见表 5-3。

《中国药典》现行版规定：阴道泡腾片需检查发泡量，分散片需检查分散均匀性。

发泡量检查法：取 25 ml 具塞刻度试管（内径 1.5 cm）10 支，各精密加水 2 ml，置 37℃±1℃水浴中 5 min 后，各管中分别投入供试品 1 片，密塞，20 min 内观察最大发泡量的体积，平均发泡体积应不少于 6 ml，且少于 3 ml 的不得超过 2 片。

分散均匀性检查法：取供试品 2 片，置 20℃±1℃的 100 ml 水中，振摇 3 min，应全部崩解并通过二号筛。

表 5-3 《中国药典》现行版对不同类型的片剂崩解时限检查的规定

片剂类型	介质	时间限度
普通片	水	15 min
含片	水	30 min
舌下片	水	5 min
咀嚼片	不进行崩解时限检查	
可溶片	15～25℃的水	3 min
泡腾片	15～25℃的水	5 min
糖衣片	水	1 h
肠溶衣片	盐酸溶液（9→1 000）及 pH6.8 磷酸缓冲液	应符合规定
结肠定位肠溶片	盐酸溶液（9→1 000）及 pH6.8 以下磷酸缓冲液	应符合规定
薄膜衣片	水或盐酸溶液（9→1 000）	30 min
阴道片	进行融变时限检查	

（三）**溶出度**

溶出度系指药物从片剂或胶囊剂等固体制剂中在规定条件下中溶出的速度和程度。固体制剂中的药物只有溶解之后，才能被机体吸收，而崩解只是药物溶出的最初阶段，还不能客观反映药物在体内溶出的全过程。药物在体内吸收的速度通常由溶解的快慢决定，因此，溶出度是片剂质量控制的一个重要指标。对难溶性的药物一般都应检查溶出度。

检查法：《中国药典》现行版对溶出度的测定收载有 3 种方法，即转篮法、桨法、小杯法，均采用溶出度测定仪测定。

第一法（转篮法）

测定前，应对仪器装置进行必要的调试，使转篮底部距溶出杯的内底部 25 mm±2 mm。除另有规定外，分别量取经脱气处理的溶出介质 900 ml，置各溶出杯内，加温，待溶出介质温度恒定在 37℃±0.5℃后，取供试品 6 片（粒、袋），分别投入 6 个干燥的转篮内，按照各品种项下的规定调节电动机转速，待其平稳后，将转篮降入溶出杯中，自供试品接触溶出介质起，立即计时；至规定的取样时间，吸取溶出液适量（取样位置应在转篮顶端至液面的中点，距溶出杯内壁 10 mm 处；在多次取样时，所量取溶出介质的体积之和应在溶出介质的±1%之内，如超过总体积的 1%时，应及时补充溶出介质，或在计算时加以校正），立即用适当的微孔滤膜（滤孔应不大于 0.8μm，并使用惰性材料制成的滤器，以免吸附活性成分或干扰分析测定）滤过，自取样至滤过应在 30 s 内完成，取澄清滤液，按照该品种项下规定的方法测定，计算每片（粒、袋）的溶出量。

第二法（桨法）

桨法使用搅拌桨取代第一法的转篮，测定时将供试品分别放入容器中，启动搅拌桨至规定的时间取样，取样位置应在桨叶顶端至液面的中点，距溶出杯内壁 10 mm 处。其余装置和要求与转篮法相同。

第三法（小杯法）

小杯法的操作容器为 250 ml 的圆底溶出杯，测定时用取经脱气处理的溶出介质 100～250 ml，注入容器内，其余操作和要求同第二法。本法溶剂的体积较小，适用于药物含量较低的片剂溶出度的测定。

$$溶出度=\frac{溶出量}{标示量}\times 100\% \tag{5-2}$$

结果判定：

符合下述条件之一者，可判为符合规定：

（1）6 片（粒、袋）中、每片（粒、袋）的溶出量按标示量计算，均不低于规定限度（Q）；

（2）6 片（粒、袋）中，如有 1～2 片（粒、袋）低于 Q，但不低于 Q–10%，且其平均溶出量不低于 Q；

（3）6 片（粒、袋）中，有 1～2 片（粒、袋）低于 Q，其中仅有 1 片（粒、袋）低于 Q–10%，但不低于 Q–20%，且其平均溶出量不低于 Q 时，应另取 6 片（粒、袋）复试；初、复试的 12 片（粒、袋）中，有 1～3 片（粒、袋）低于 Q，其中仅有 1 片（粒、袋）低于 Q–10%，但不低于 Q–20%，且其平均溶出量不低于 Q。

以上结果判断中所示的 10%、20%是指相对于标示量的百分率（%）。

（四）含量均匀度

含量均匀度系指小剂量或单剂量的固体制剂、半固体制剂和非均相液体制剂的每片（个）含量符合标示量的程度。除另有规定外，片剂、胶囊剂或注射用无菌粉末，每片（个）标示量不大于 10 mg 或主药含量小于每片（个）重量 5%者；其他制剂中每个标示量小于 2 mg 或主药含量小于每个重量 2%者；以及透皮贴剂，均应检查含量均匀度。对于药物的有效浓度与毒副反应浓度比较接近的品种或混匀工艺较困难的品种，每片（个）标示量不大于 25 mg 者，也应检查含量均匀度。复方制剂仅检查符合上述条件的组分。凡检查含量均匀度的制剂，一般不再检查重（装）量差异。

检查法：除另有规定外，取供试品 10 片（个），按照各品种项下规定的方法，分别测定每片（个）以标示量为 100 的相对含量 X，求其均值 $\overline{X}$ 和标准差 S 以及标示量与均值之差的绝对值 A。

$$S=\sqrt{\frac{\sum(X-\overline{X})^2}{n-1}} \tag{5-3}$$

$$A=|100-\overline{X}| \tag{5-4}$$

结果判断：

如 $A+1.80S\leqslant 15.0$，则供试品的含量均匀度符合规定；

若 $A+S>15.0$，则不符合规定；

若 $A+1.80S>15.0$，且 $A+S\leqslant 15.0$，则应另取 20 片（个）复试。

根据初、复试结果，计算 30 片（个）的均值 $\overline{X}$、标准差 S 和标示量与均值之差的绝对值 A：如 $A+1.45S\leqslant 15.0$，则供试品的含量均匀度符合规定；若 $A+1.45S>15.0$，则不符合规定。

如该品种项下规定含量均匀度的限度为±20%或其他数值时，应将上述各判断式中的 15.0 改为 20.0 或其他相应的数值，但各判断式中的系数不变。

三、含量测定

（一）片剂中常用辅料的干扰及排除

片剂中除含主药外，通常还加入一些辅料（如淀粉、糊精、蔗糖、乳糖、硫酸钙、碳酸钙、硬脂酸镁、滑石粉等）。辅料的存在有时会对片剂的测定产生干扰，因此除可考虑采用其他方法避免干扰外，还可根据辅料的性质和特点排除其干扰。

1．糖类的干扰和排除

淀粉、糊精、蔗糖、乳糖等是片剂常用的辅料。其中乳糖为还原糖，而淀粉、糊精、蔗糖虽为非还原糖，但其水解产生的葡萄糖为还原糖，可以被强氧化剂（如高锰酸钾、溴酸钾等）氧化为葡萄糖酸，所以用强还原剂测定主药的含量时，会使含量测定结果偏高。如《中国药典》现行版中硫酸亚铁原料药的含量测定采用高锰酸钾法，而硫酸亚铁片的含量测定则采用铈量法。这是由于高锰酸钾是强氧化剂，它既可以氧化亚铁离子，又可以将片剂中的还原糖氧化成酸，所以硫酸亚铁片的含量测定就不能用高锰酸钾法，而采用氧化电位稍低的硫酸铈作为滴定剂，硫酸铈不能氧化葡萄糖，故消除干扰。

2．硫酸钙和碳酸钙的干扰及排除

Ca^{2+}能与 EDTA 发生配位反应，故对配位滴定法有干扰。一般可加入掩蔽剂，或分离除去或采用其他方法进行测定。

3．硬脂酸镁的干扰及排除

硬脂酸镁中的 mg^{2+}能与 EDTA 发生配位反应，而硬脂酸镁是弱碱，也能消耗高氯酸，故对配位滴定法和非水溶液滴定法有干扰。

在配位滴定中，mg^{2+}与 EDTA 发生配位反应的条件是 pH＞9.7，故可调节酸碱度，选用合适的指示剂或用掩蔽剂消除干扰。在非水溶液滴定中，若主药为脂溶性药物，可采用有机溶剂（如氯仿、丙酮或乙醚等）提取主药再进行测定；若主药为水溶性药物，可经酸化或碱化后再用有机溶剂提取后测定；若片剂中含主药量很少时，可采用溶解、滤过后，用紫外-可见分光光度法测定含量，以消除硬脂酸镁的干扰。

4．滑石粉等的干扰及排除

片剂中若有滑石粉、硫酸钙、硬脂酸镁、淀粉等，因其均不易溶于水及有机溶剂，使溶液产生浑浊，所以当采用紫外-可见分光光度法、比色法、比浊法及旋光法等测定片剂中主药的含量时，会产生干扰。可根据主药的溶解性确定排除干扰的方法。一般对水溶性的主药，可将片粉加水溶解后，滤过，除去干扰物；不溶于水的主药，可利用其能溶于有机溶剂而干扰物不溶于有机溶剂的特点，用有机溶剂提取主药，过滤分离后，再依法测定。

综上所述，在考虑辅料对片剂含量测定的干扰与排除时，应注意下列几个因素：

① 辅料的理化性质：应根据辅料的性质和特点，采取相应的措施消除其干扰。② 辅料与主药含量的配比：主药量大，辅料量小时，干扰影响较小，甚至可以忽略不计；如果主药量小，辅料量大，则干扰影响就大。③ 测定主药方法的选择：测定方法的专属性强，辅料的干扰就小；主药量很少时，可选用灵敏度高的测定方法，如比色法、紫外-可见分光光度法及色谱法等。

（二）含量测定

案例 1 盐酸氟奋乃静片（规格 2 mg）的含量测定

取本品20片，除去包衣后，精密称定，研细，精密称取适量（约相当于盐酸氟奋乃静 10 mg），置 100 ml 容量瓶中，加盐酸溶液（9→1 000）约 70 ml 振摇 30 min 使盐酸氟奋乃静溶解后，再用上述溶剂稀释至刻度，摇匀，滤过，精密量取续滤液 5 ml，置 50 ml 容量瓶中，加上述溶剂稀释至刻度，摇匀，按照紫外-可见分光光度法，在 255 nm 的波长处测定吸光度，按盐酸氟奋乃静（$C_{22}H_{26}F_3N_3OS \cdot 2HC1$）的吸收系数（$E_{1cm}^{1\%}$）为 573 计算，即得。含盐酸氟奋乃静应为标示量的 90.0%～110.0%。

解析：（1）盐酸氟奋乃静为有机碱性药物，原料药采用非水溶液滴定法，而片剂由于含量低，且含辅料硬脂酸镁对非水溶液滴定法有干扰，故采用灵敏度更高的紫外-可见分光光度法。

（2）在分析时，一般取片剂 10 片或 20 片，研细，取适量，按规定方法测定含量，这样使取样更具有代表性，以平均片重计算每片所含主药的量更具有可比性。

（3）本品为包糖衣片。除去糖衣的方法有：含有疏水性药品的糖衣片可先用乙醇洗去糖衣层，再用无水乙醇洗一次，用滤纸吸去乙醇后置硅胶干燥器干燥；含有亲水性药品的糖衣片用刀片小心削去糖衣层，不能刮去片芯，挑选完整的片剂做供试品用；肠溶衣片在包糖衣的片剂，可先用水洗去糖衣层后，用滤纸吸去水，置硅胶干燥器干燥。

（4）本品的辅料不能完全溶于水，可使溶液浑浊，故对紫外-可见分光光度法产生干扰。一般用定性滤纸或垂熔玻璃漏斗滤过。用滤纸滤过，为保证滤过前后药物的浓度一致，应弃去初滤液，取续滤液，滤过使用的漏斗、滤纸，收集滤液的容器也应是干燥的。用垂熔玻璃漏斗滤过，可以经过洗涤取全量。

（5）计算公式：

$$\text{标示量（\%）}=\frac{\frac{A}{E_{1cm}^{1\%}}\times\frac{1}{100}\times V\times D\times\overline{W}}{m\times S}\times 100\%$$

式中，A 为吸光度；$E_{1cm}^{1\%}$ 为百分吸收系数；V 为供试品溶液原始体积，ml；D 为稀释倍数；$\overline{W}$ 为平均片重，g；m 为供试品取样量，g；S 为标示量，g/片。

案例 2　枸橼酸喷托维林片（规格 25 mg）含量测定

取本品 50 片，除去包衣后，精密称定，研细，精密称取适量（约相当于枸橼酸喷托维林 0.5 g），置分液漏斗中，加水 15 ml，振摇使枸橼酸喷托维林溶解，加 20%氢氧化钠溶液 3 ml，摇匀，精密加三氯甲烷 50 ml，振摇提取 15 min，静置，分取三氯甲烷层，经干燥滤纸滤过，精密量取续滤液 25 ml，置锥形瓶中，加冰醋酸 20 ml，醋酐 3 ml 与结晶紫指示液 1 滴，用高氯酸滴定液（0.1 mol/L）滴定至溶液显蓝色，并将滴定的结果用空白试验校正。每 1 ml 高氯酸滴定液（0.1 mol/L）相当于 52.56 mg 的枸橼酸喷托维林（$C_{20}H_{31}NO_3 \cdot C_6H_8O_7$）。含枸橼酸喷托维林应为标示量的 90.0%～110.0%。

解析：（1）枸橼酸喷托维林为有机碱的有机酸盐，原料药采用非水溶液滴定法，而片剂由于含辅料硬脂酸镁，故对非水溶液滴定法有干扰，需排除干扰。

（2）喷托维林不易溶于水，易溶于三氯甲烷，而硬脂酸镁不易溶于三氯甲烷，故用强碱氢氧化钠将喷托维林置换出来，然后用与水不相溶的三氯甲烷提取，消除辅料的干扰，再采用与原料药相同的方法测定。

（3）计算公式：

$$\text{标示量}=\frac{(V-V_0)\times T\times F\times 10^{-3}\times\overline{W}}{m\times S} \qquad (5\text{-}6)$$

式中，V 为供试品消耗滴定液的体积，ml；V_0 为空白试验消耗滴定液的体积，ml；T 为滴定度，mg/ml；W 为平均片重，g；F 为高氯酸滴定液浓度校正因数；m 为供试品取样量，g；S 为标示量，g/片。

【任务实施】

实训十　对乙酰胺基酚片溶出度的测定

一、目的要求

1．掌握用转篮法测定片剂溶出度的操作方法；
2．掌握结果计算及溶出度判别标准。

二、仪器与试液配制

1．仪器 ZRS-4 型智能溶出仪，取样器等。
2．试剂及配制
（1）1%稀盐酸：量取浓盐酸 1 ml，加水稀释，使成 100 ml，摇匀后即得。
（2）氢氧化钠溶液（0.040%）：取氢氧化钠 0.4 g，加水溶解成 1 000 ml，摇匀后即得。

三、实验步骤

1．测定溶出度

（1）配制溶液：每片供试品以稀盐酸 24 ml 加水至 1 000 ml 为溶剂（按此比例共配制 7 000 ml 溶剂并经脱气处理）预热至 37℃。

（2）溶出仪的调试：将 6 个操作容器安装在溶出仪水浴中，在水浴中加水至离上沿约 5 cm，开启控温开关，调节水温至（37±0.5）℃。在 6 个操作容器内，沿器壁分别缓缓注入溶剂 1 000 ml，经水浴加热后，调节温度使溶剂达到（37±0.5）℃。将转篮轴装入轴孔内，拧紧，将转篮卡入转篮盖的 3 个弹簧片内，将转篮降入操作容器中，使转篮底部与容器底部的距离为（25±2）mm。用立柱上的卡环固定此距离，用调速开关调节转篮转速为每分钟 100 转。

（3）放入供试品转溶、取样机滤过：将转篮提出容器，拔下转篮，在每个篮内各加入 1 片标示量为 0.3 g 的对乙酰胺基酚片，重新将转篮装到转篮盖上，缓缓放下，使转篮降入操作容器中。注意观察转篮底部与溶剂接触时有无气泡存在，如有气泡，可提出溶剂液面，再重新放入，以转篮底部和盖下面无气泡为准。在容器上盖好有机玻璃盖，按下调速开关，立即开始计时。经 30 min 时，在转篮上端到溶剂液面中间，离操作容器壁 10 mm 处的取样点取样。用装有针头的注射器吸取溶液 5 ml，拔下针头，接上装有滤膜的滤器，使溶液经 0.8μm 滤膜滤过，滤入干燥洁净的容器中，自取样至滤过应在 30 s 内完成。

（4）测定吸光度并计算溶出浓度 c：精密量取滤液 1 ml，放入 50 ml 容量瓶中，加 0.040% 氢氧化钠溶液稀释至刻度，摇匀，按照紫外-可见分光光度法，在 257 nm 波长处测定其吸光度。按照 $C_8H_9NO_2$ 在 257 nm 处的百分吸收系（$E_{1cm}^{1\%}$）为 715。计算对乙酰氨基酚片的溶出浓度 c，g/ml：

$$c = \frac{A \times 0.01}{715}$$

（5）计算溶出质量（m），g。

$$m = c \times 50 \times 1\,000$$

（6）计算出每片对乙酰氨基酚的溶出度和平均溶出度

$$溶出度=\frac{m}{标示量}\times 100\%$$

$$平均溶出度=\frac{6片药百分溶出度之和}{6}$$

2．结果判断

除另有规定外，溶出限度（Q）为标示含量的 80%。

实验中如果 6 片中仅有 1～2 片低于规定限度，但不低于 Q–10%，且其平均溶出度不低于规定限额，仍可判为符合规定。

如果 6 片中仅有 1 片低于 Q–10%，但不低于 Q–20%，并且平均溶出度不低于 Q 时，则应另取 6 片药按上述方法进行复试。在初试和复试的 12 片中若有 1～3 片低于 Q，其中若仅有 1 片低于 Q–10%，但不低于 Q–20%且其平均溶出度不低于规定限度时，亦可判为符合规定。

四、说明

1．溶剂的脱气方法有煮沸脱气、真空脱气或超声脱气。

2．滤过时可以将滤膜预先装在圆形滤器中，将滤器旋紧，一端接注射器，另一端接取针头或通向滤液接收器。取样时，将针头插至取样点抽取溶液的同时，使溶液经滤膜滤过。

五、思考题

1．哪些药品应测定溶出度？测定溶出度时必须严格控制哪些实验条件？

2．本实验中溶出质量的计算公式中为何要乘以 50 和 1 000？

任务二　注射剂的分析

【任务分析】

注射剂系指药物与适宜的溶剂或分散介质制成的供注人体内的溶液、乳状液或混悬液及供临用前配制或稀释成溶液或混悬液的粉末或浓溶液的无菌制剂。注射剂可分为注射液、注射用无菌粉末与注射用浓溶液。任务二要熟悉并学会注射液分析的内容和方法。

【知识准备】

一、外观形状

《中国药典》现行版规定：溶液型注射液应澄明；除另有规定外，混悬型注射液药物粒度应控制在 15μm 以下，含 15～20μm（间有个别 20～50μm）者，不应超过 10%，若有可见沉淀，振摇时应容易分散均匀；乳状液型注射液应稳定，不得有相分离现象，静脉用乳状液型注射液分散相球粒的粒度 90%应在 1μm 以下，不得有大于 5μm 的球粒。

二、常规检查

（一）装量

为保证注射液的注射用量不少于标示量，以达到临床用药剂量的要求，需对单剂量注射液及注射用浓溶液的装量进行检查。

检查法：标示装量为不大于 2 ml 者取供试品 5 支，2～50 ml 者取供试品 3 支；开启时注意避免损失，将内容物分别用相应体积的干燥注射器及注射针头抽尽，然后注入经标化的量具内（量具的大小应使待测体积至少占其额定体积的 40%），在室温下检视。测定油溶液或混悬液的装量时，应先加温摇匀，再用干燥注射器及注射针头抽尽后，同前法操作，放冷，检视，每支的装量均不得少于其标示量。

标示装量为 50 ml 以上的注射液及注射用浓溶液按照《中国药典》现行版“最低装量查法”检查，应符合规定。

（二）装量差异

为保证药物含量的均匀性，保证临床用药剂量的准确，需对注射用无菌粉末进行装量差异检查。凡规定检查含量均匀度的注射用无菌粉末，一般不进行装量差异检查。

检查法：取供试品 5 瓶（支），除去标签、铝盖，容器外壁用乙醇擦净，干燥，开启时注意避免玻璃屑等异物落入容器中，分别迅速精密称定，倾出内容物，容器用水或乙醇洗净，在适宜条件干燥后，再分别精密称定每一容器的重量，求出每瓶（支）的装量与平均装量。每瓶（支）装量与平均装量相比较，应符合规定。如有一瓶（支）不符合规定，应另取 10 瓶（支）复试，均应符合规定。《中国药典》现行版对注射用无菌粉末装量差异限度的规定见表 5-4。

表 5-4　注射用无菌粉末装量差异限度

平均装量	装量差异限度	平均装量	装量差异限度
0.05 g 及 0.05 g 以下	±15%	0.15 g 以上至 0.50 g	±7%
0.05 g 以上至 0.15 g	±10%	0.50 g 以上	±5%

（三）可见异物

可见异物是指存在于注射剂中，在规定条件下目视可以观测到的不溶性物质，其粒径或长度通常大于 50μm。注射液中若有不溶性微粒，使用后可能引起静脉炎、过敏反应，较大的微粒甚至可以堵塞毛细血管。因此需对注射液进行可见异物检查。可见异物的检查按照《中国药典》现行版附录“可见异物检查法”进行，有灯检法和光散射法两种方法。一般常用灯检法，也可采用光散射法检查。灯检法不适用的品种（如用有色透明容器包装或液体色泽较深的品种）应选用散射法。现主要介绍常用的灯检法。

灯检法使用装有日光灯的伞棚式装置，背景用不反光的黑色绒布。无色注射液的检查，光照度应为 1 000～1 500lx；透明塑料容器或有色溶液注射剂的检查，光照度应为 2 000～3 000lx，混悬型注射液的检查，光照度应为 4 000lx，仅检查色块、纤毛等可见异物。

检查法：除另有规定外，取供试品 20 支（瓶），除去容器标签，擦净容器外壁，轻轻旋转和翻转容器使药液中存在可见异物悬浮（注意不使药液产生气泡），必要时将药液转移至洁净透明的专用玻璃容器内；置供试品与遮光板边缘处，在明视距离（指供试品至人眼的距离，通常为 25 cm），分别在黑色和白色背景下，手持供试品颈部使药液轻轻翻转，用目检视。

《中国药典》现行版规定，溶液型静脉用注射液、注射用浓溶液 20 支（瓶）供试品中，均不得检出可见异物，如检出可见异物的供试品不超过 1 支（瓶），应另取 20 支（瓶）同法检查，均不得检出。混悬型注射液 20 支（瓶）供试品中，均不得检出色块、纤毛等可见异物。

（四）不溶性微粒

不溶性微粒的检查是在可见异物检查符合规定后，检查溶液型静脉用注射液、注射用无菌粉末、注射用浓溶液中不溶性微粒的大小和数量。依照《中国药典》现行版附录“不溶性微粒检查法”中光阻法和显微计数法检查（除另有规定外，一般先采用光阻法，当光阻法测定结果不符合规定或供试品不适于用光阻法测定时，应采用显微计数法进行测定，并以显微计数法的测定结果作为判断依据），标示量为 100 ml 或 100 ml 以上的静脉注射液，除另有规定外，光阻法为每 1 ml 中含 10μm 以上的微粒不得超过 25 粒，含 25μm 以上的微粒不得超过 3 粒，而显微计数法分别为 12 粒、2 粒。标示量为 100 ml 以下的静脉注射液，除另有规定外，光阻法为每个供试品容器中含有 10μm 以上的微粒不得超过 6 000 粒，含 25μm 以上的微粒不得超过 600 粒，而显微计数法分别为 3 000 粒、300 粒。

（五）无菌、细菌内毒素或热原

分别依照《中国药典》现行版附录“无菌检查法”、“细菌内毒素检查法”、“热原检查法”检查，应符合规定。

三、含量测定

（一）注射剂中常见附加剂的干扰及排除

注射剂在生产过程中除主药和溶剂外，还要加入附加剂，如抗氧剂、等渗调节剂、助溶剂、抑菌剂等。目的是为了保证药液的稳定，减少对人体组织的刺激，抑制细菌生长等作用。这些附加剂有时会对药物的含量测定产生干扰，需予以排除。

1．抗氧剂的干扰及排除

具有还原性药物的注射剂，常需加入抗氧剂以增加药物的稳定性。常用的抗氧剂有亚硫酸钠、亚硫酸氢钠、焦亚硫酸钠、硫代硫酸钠、维生素 C 等。这些抗氧剂均具有较强的还原性，主要对氧化还原滴定法及亚硝酸钠滴定法测定注射液含量时有干扰。排除干扰的方法有以下几种：

$$Na_2S_2O_5+H_2O \longrightarrow 2NaHSO_3$$

$$(H_3C)_2C=O + NaHSO_3 \longrightarrow (H_3C)_2C(OH)(SO_3Na)$$

$$HCHO+NaHSO_3 \longrightarrow (H)_2C(OH)(SO_3Na)$$

$$HCHO+Na_2HSO_3+H_2O \longrightarrow (H)_2C(OH)(SO_3Na) + NaOH$$

（1）加入掩蔽剂消除干扰：当注射液中含有亚硫酸钠、亚硫酸氢钠、焦亚硫酸钠等抗氧剂，如采用碘量法、铈量法或亚硝酸钠滴定法测定注射剂中的主药时，会产生干扰，使测定结果偏高，可加入丙酮或甲醛使其生成加成物，从而排除干扰。

例如，维生素 C 注射液的含量测定，《中国药典》现行版采用碘量法，由于加入抗氧剂亚硫酸氢钠可产生干扰，故加入丙酮作掩蔽剂，消除干扰。又如安乃近注射液的含量测定，《中国药典》现行版也采用碘量法，加入甲醛作掩蔽剂，以消除所含抗氧剂焦亚硫酸钠的干扰。

（2）加酸使抗氧剂分解：亚硫酸钠、亚硫酸氢钠、焦亚硫酸钠、硫代硫酸钠在强酸作用下均能分解，产生二氧化硫气体，经加热可全部逸出，除去干扰。

课堂互动

当采用氧化性较强的氧化剂（如高锰酸钾）作滴定液时，能否以甲醛作掩蔽剂消除抗氧剂（如焦亚硫酸钠）的干扰？

$$Na_2S_2O_5 + H_2O \longrightarrow 2NaHSO_3$$
$$NaHSO_3 + HCl \longrightarrow NaCl + H_2SO_3$$
$$H_2SO_3 \xrightarrow{\Delta} SO_2\uparrow + H_2O$$
$$Na_2S_2O_3 + 2HCl \longrightarrow 2NaCl + H_2S_2O_3$$
$$H_2S_2O_3 \longrightarrow H_2SO_3 + S\downarrow$$
$$H_2SO_3 \xrightarrow{\Delta} SO_2\uparrow + H_2O$$

例如，盐酸普鲁卡因胺注射液的含量测定，《中国药典》现行版采用亚硝酸钠滴定法，由于加入亚硫酸氢钠作抗氧剂可产生干扰，因此加入盐酸，使抗氧剂分解，并且盐酸也参与滴定反应，故消除干扰。

（3）加入弱氧化剂：一些弱氧化剂如过氧化氢或硝酸，能氧化亚硫酸盐和亚硫酸氢盐，而不能氧化被测物，也不消耗滴定液，故以此排除抗氧剂的干扰。

$$Na_2SO_3 + H_2O_2 \longrightarrow Na_2SO_4 + H_2O$$
$$NaHSO_3 + H_2O_2 \longrightarrow NaHSO_4 + H_2O$$
$$Na_2SO_3 + 2HNO_3 \longrightarrow Na_2SO_4 + H_2O + 2NO_2\uparrow$$
$$2NaHSO_3 + 4HNO_3 \longrightarrow Na_2SO_4 + 2H_2O + H_2SO_4 + 4NO_2\uparrow$$

（4）利用主药和抗氧剂紫外吸收光谱的差异进行测定：抗氧剂维生素 C 具有紫外特征吸收，在 243 nm 波长处有最大吸收，因此对紫外-可见分光光度法测定主药含量时有干扰。可利用主药和抗氧剂紫外吸收光谱的差异进行测定。

例如，盐酸氯丙嗪注射液的含量测定，《中国药典》现行版采用紫外-可见分光光度法，在 306 nm 波长处测定吸光度。抗氧剂维生素 C 在此波长处无吸收，故不干扰测定。注射剂常用的抗氧剂见表 5-5。

表 5-5 注射剂常用的抗氧剂

名称	常用浓度/%	应用范围
亚硫酸钠	0.1～0.2	适用于偏碱性药物
亚硫酸氢钠	0.1～0.2	适用于偏酸性药物
焦亚硫酸钠	0.1～0.2	适用于偏酸性药物
硫代硫酸钠	0.1	适用于偏碱性药物
维生素 C	0.02～0.05	适用于偏酸性药物

2．等渗溶液的干扰及排除

注射剂中常用的等渗调节剂是氯化钠。氯化钠中的氯离子和钠离子分别对银量法和离子交换法测定主药含量时产生干扰，应设法排除。

例如，复方乳酸钠注射液中含有氯化钠，当用离子交换法测定含量时，氯化钠会干扰测定。

用强酸性阳离子交换树脂处理时：

$$R—SO_3H + CH_3CHOHCOONa \longrightarrow R—SO_3Na + CH_3CHOHCOOH$$

$$R—SO_3H + NaCl \longrightarrow R\text{-}SO_3Na + HCl$$

因此，必须另用银量法测得氯化钠的含量，再从离子交换法中所消耗的氢氧化钠物质的量中减去氯化钠所消耗的硝酸银物质的量，从而求得供试品中主药的含量。

用氢氧化钠滴定液滴定时：

$$CH_3CHOHCOOH + NaOH \longrightarrow CH_3CHOHCOONa + H_2O$$

$$HCl + NaOH \longrightarrow NaCl + H_2O$$

3．助溶剂的干扰及排除

在注射液中为增加主药溶解度，且使注射液比较稳定，常需加入助溶剂。助溶剂的存在可能会对主药的含量测定产生干扰。

例如，葡萄糖酸钙注射液，因加入氢氧化钙等作助溶剂，故干扰配位滴定法。为排除氢氧化钙的干扰，常在制备过程中控制钙盐的用量。《中国药典》现行版规定添加入的钙盐按钙（Ca）计算，不得超过葡萄糖酸钙中含有钙量的 5.0%。

4．溶剂水的干扰及排除

注射液一般以水作溶剂，故当采用非水滴定法测定主药时有干扰，必须先除去水后，再进行测定。如果主药对热稳定，测定前，可在水浴上加热蒸发或在 105℃下干燥，除去水分后，再按非水滴定法测定，如乳酸钠注射液的含量测定；如果主药遇热易分解，则在适当的 pH 条件下，用有机溶剂提取后，再按原料药的方法进行测定。

例如，盐酸氯胺酮注射液的含量测定，《中国药典》现行版采用在碱性条件下，用有机溶剂三氯甲烷提取主药，再按与原料药相同的非水滴定法测定含量。

5．溶剂油的干扰及排除

对于脂溶性的药物，一般将其注射液配成油溶液，且油溶液进行肌肉注射时，可以延长作用时间。注射用油溶液，我国多采用麻油、茶油或核桃油，植物油中往往含有甾醇和三萜类等物质，对主药的含量测定常有干扰。消除干扰的方法有：

（1）用有机溶剂稀释：对主药含量较高，而测定方法中规定取样量较少的注射液，经有机溶剂稀释后，可使油溶液对测定的影响减至最小。例如己酸羟孕酮注射液为油溶液，《中国药典》现行版规定精密量取注射液 1 ml，加甲醇溶解并稀释浓度为原来的 1/1 250，再用反相高效液相色谱法测定其含量。

（2）用有机溶剂提取后再测定：加入有机溶剂，将主药从油溶液中提取出来，再按不同方法测定。例如黄体酮注射液，先用乙醚溶解，再用甲醇分次提取黄体酮，然后采用高效液相色谱法测定含量。

综上所述，测定注射剂含量时，注射剂含主药量大，附加剂不干扰测定者，可按原料药相同的方法测定，也可直接蒸干后，用重量法测定；注射剂含主药量较小，若采用与原料药相同的方法，会消耗更多的供试品，可选用微量、灵敏的方法；若附加剂对主药的含量测定有干扰时，应排除干扰后再进行测定。

（二）含量测定

注射剂含量的测定常用的方法主要有化学法、仪器法、生物检定法等，具体见模块四。

案例　盐酸麻黄碱注射液（规格 1 ml∶30 mg）含量测定

步骤：

1．精密量取本品适量（约相当于盐酸麻黄碱 0.15 g），置水浴上蒸干，并在 105℃干燥 1 h，放冷至室温；

2．加冰醋酸 10 ml 溶解后，加醋酸汞试液 5 ml，醋酐 2 ml 与结晶紫指示液 1 滴，用高氯酸滴定液（0.1 mol/L）滴定至溶液显翠绿色，并将滴定的结果用空白试验校正。每 1 ml 高氯酸滴定液（0.1 mol/L）相当于 20.17 mg 的盐酸麻黄碱（$C_{10}H_{15}NO \cdot HCl$）。含盐酸麻黄碱应为标示量的 95.0%～105.0%。

解析：（1）本法采用非水溶液滴定法，注射液中溶剂水对滴定有干扰，因盐酸麻黄碱对热比较稳定，故把注射液蒸干后采用和原料药相同的方法测定。

（2）计算公式：

$$\text{标示量\%}=\frac{(V-V_0)\times T\times F\times 10^{-3}\times \overline{W}}{m\times S} \quad (5\text{-}7)$$

式中，V 为供试品消耗滴定液的体积，ml；V_0 为空白试验消耗滴定液的体积，ml；T 为滴定度，mg/ml；F 为高氯酸滴定液浓度校正因数；m 为供试品取样量，g；S 为标示量，g/ml。

【任务实施】

实训十一　注射用青霉素钠的鉴别和含量测定

一、目的要求

1．掌握青霉素钠的鉴别原理及方法；

2．掌握高效液相色谱仪法鉴别青霉素钠含量的原理及方法。

二、实验原理

根据《中国药典》现行版的规定，本实验分别采取高效液相色谱法和钠盐的火焰反应鉴别青霉素钠，并采用高效液相色谱法对注射用青霉素钠含量进行测定，以外标法进行计算。

三、仪器

高效液相色谱仪等。

四、实验步骤

1．鉴别

（1）高效液相色谱法：在含量测定项下记录的色谱图中，供试品溶液主峰的保留时间，与对照品溶液主峰的保留时间应一致。

（2）焰色反应：本品显钠盐的火焰反应，取铂丝，用盐酸湿润后，蘸取供试品，在无色火焰中燃烧，火焰即显持久的鲜黄色。

2．含量的测定

（1）装备差异检查：取注射用青霉素钠供试品 5 瓶，除去标签、铝盖，容器外壁用乙醇擦净，干燥，开启时注意避免玻璃屑等异物落入瓶内，分别迅速紧密称定，倾出内容物，容器用乙醇擦净，在适宜条件下干燥后，再分别精密称定每一个容器的重量，求出每瓶的装量与平均装量，每瓶装量与平均装量相比较，应符合下列规定，如有 1 瓶不符合规定，应领取 10 瓶复试，应符合规定。

平均装量	装量差异限度
0.05 g 及 0.05 g 以下	±15%
0.05 g 以上至 0.15 g	±10%
0.15 g 以上至 0.50 g	±7%
0.50 g 以上	±5%

将上述倾出的内容物混合均匀后，作为供试品。

（2）色谱条件与系统适用性实验：

色谱柱填充剂：十八烷基硅烷键合硅胶

流动相：0.1 mol/L 磷酸二氢钾溶液（用磷酸调节 pH 至 2.5）-乙腈（70∶30）

流速：每分钟 1 ml

检测器：紫外光度检测器

检测波长：225 nm

取青霉素对照品和 2-苯乙酰胺各 2 mg，混匀，置 10 ml 量瓶中，加水稀释至刻度，制成每 1 ml 中各含 0.2 mg 的混合溶液。

精密称取 20μl 上述混合溶液，注入液相色谱仪，记录色谱图，色谱峰流出顺序为 2-苯乙酰胺、青霉素。计算两峰之间的分离度，分离度不应小于 2.0。计算理论板数，理论板数按照青霉素峰计算应不低于 1 600。

（3）对照品溶液的制备：精密称取青霉素钠对照品 5 mg，置 10 ml 量瓶中，加水溶解稀释至刻度，制成 1 ml 中含 0.5 mg 的溶液，摇匀，作为对照品溶液。

（4）测定方法：去装量差异项下的内容物 5 mg，精密称定，置 10 ml 量瓶中，加水溶解并稀释至刻度，制成 1 ml 中约含 0.5 mg 的溶液，摇匀，作为供试品溶液。

精密量取供试品溶液 10μl 注入液相色谱仪，记录色谱图，另精密量取对照品溶液 10μl 注入液相色谱仪，记录色谱图，按外标法以峰面积计算供试品中 $C_{16}H_{17}N_2NaO_4S$ 的含量。

（5）结果计算：

① 含量计算：

$$\omega = \frac{C_R \times \frac{A_X}{A_R} \times V \times D}{m} \times 100\%$$

② 计算每瓶中所含青霉素单位，根据每 1 mg $C_{16}H_{17}N_2NaO_4S$ 相当于 1 670 青霉素单位，以平均装量（mg/瓶）计算出每瓶中所含青霉素单位：

$$每瓶中所含青霉素单位=\overline{W} \times W \times 1\,670（单位）$$

式中，A_S、A_X 为对照品和供试品的吸光度，C_S、C_X 对照品和供试品浓度，mg/ml；m 供试品质量，V 为供试品体积，ml。

五、说明

1. 有青霉素过敏史者不得参加本实验；
2. 指导教师应高度注意个别学生的过敏反应，并做好准备，以防事故发生。

六、思考题

1. 简述青霉素钠的鉴别方法。
2. 按实验结果计算每瓶供试品的效价为多少?

项目三　中药制剂的分析

项目分析

学习中药制剂分析的概念及特点，了解影响中药制剂质量的因素，明确中药制剂样品前处理的方法及其分析的基本程序，为学生从事中药制剂分析岗位工作奠定一定的理论基础。

学习目标

【知识目标】

1. 掌握中药制剂样品前处理的方法;
2. 掌握中药制剂分析的基本程序;
3. 熟悉中药制剂分析的特点以及影响中药剂质量的因素;
4. 了解中药制剂样品前处理的意义。

【能力目标】

1. 学会中药制剂样品前处理的方法;
2. 能按照药品质量标准完成中药制剂的检验操作。

学习情境

任务一　中药制剂分析特点

【任务分析】

中药制剂是根据中医药理论和用药原则，由单味或多味中药材（或中药浸出物、提取物）按规定的处方和方法加工而成的单方或复方制剂。中药制剂是祖国医药伟大宝库的重要组成部分，具有几千年的历史，疗效显著，品种繁多，是宝贵的医药遗产。近年来，我国医药工作者应用现代科学技术手段，在中药的有效成分、药理、制剂和质量控制等方面进行了大量的研究工作，取得了丰硕的成果。中药制剂在品种、产量、生产规模、新产品的研制方面也有较大发展，所以，在学习了一般制剂分析的基础上有必要让学生了解一些中药制剂分析特点。

【知识准备】

一、中药制剂分析的特点

为了保证中药制剂用药安全、合理、有效，必须对中药制剂进行质量分析。中药制剂分析就是以中医药理论为指导，运用现代分析理论和方法对中药制剂的质量进行分析。中药制剂因其组成的复杂性，与一般化学药物制剂分析相比，具有下列特点:

（一）有效成分的难确定性

根据中医理论重视整体观念的原则，中医临床用药一般由几味或几十味组成复方，由多种化学成分协调作用产生疗效，难以用某种化学成分作为中医用药的疗效指标。即使能够确定有效成分，其有效成分与无效成分的概念也是相对的，某一化学成分在一种药材中为有效成分，在另一种药材中就有可能是无效成分。如单宁，在地榆中为有效成分，有止血之功效，而在麻黄中则为无效成分。因此，对于中药制剂的质量分析也应当综合分析。

（二）化学成分的复杂性

中药制剂中化学成分十分复杂，有产生治疗作用的有效成分，也有目前认为无生物活性的无效成分；有有机成分，也有无机成分。单味药材本身就是个复杂的混合物，复方制剂所含的化学成分就更复杂。所以，中药制剂分析的对象是复杂的混合物。另外，有些中药的有效成分目前尚不十分清楚，也给中药制剂分析带来了一定的困难。因此，中药制剂分析应随不同的处方来确定测定药物、确定合适的测定指标。

（三）中药组方的规律性

中药制剂是严格按照中医理论和用药原则而组方的。各味药材在处方中所处的地位不同，有君、臣、佐、使之别。在进行中药制剂分析时，首先应进行组方分析，分清各味药在处方中所处的地位，确定君药、臣药、贵重药及毒剧药，着重进行分析。当君药无明显特征或有效成分不明确而难以分析时，方考虑分析臣药及其他药。其次对毒药、剧毒药成分进行检测，以达到临床用药安全可靠。

（四）各成分含量的差异性

在中药制剂中，各种成分的含量高低不一。许多成分的含量比较低，有的成分含量很低，甚至为十万分之几、百万分之几，这给分离、检测带来许多困难，因而要求分析方法有较高的灵敏度。

（五）剂型的多样性

中药制剂的剂型较多，各种剂型制备方法不一，存在状态不同。所以，在分析方法上除考虑方法的专属性、灵敏度外，尚需注意药材在制剂中的存在形式、辅料对测定的影响及各成分间的干扰。剂型的多样性，决定了分析方法的多样性。若制剂中含有药材粉末，保留有植物组织特征，可用显微法鉴别；进行化学成分分析时，则需将被测成分从植物细胞中提取出来。若制剂是由药材提取物、浸出物制成，则理化分析法是其主要的分析方法。此外，中药制剂分析时，大多需要进行提取、分离、净化等繁琐的预处理，以排除干扰。

（六）分析方法的先进性

由于中药制剂的组成十分复杂，所以要求其分析方法专属性强、灵敏度高。目前，主要运用先进的科学技术手段进行分析，以色谱法应用居多。

二、影响中药制剂质量的因素

影响中药制剂质量的因素较多，其中有效成分的含量是一个重要的方面。因此，在生产中需特别注重影响有效成分的因素，尽可能多地使有效成分进入制剂。影响中药制剂有效成分含量的主要因素有以下几个方面：

（一）原料药材的影响

原料药材的品种、产地、采收时间、药用部位和加工方法的不同，对有效成分的含量有较大的影响。例如，广州地道药材石牌广藿香，其挥发油中的抗菌成分广藿香酮含量较高，但海南产广藿香中广藿香酮则甚微；槐米（花蕾）中芦丁含量高达23.5%，而槐花中仅含13%，《中国药典》现行版规定槐米中的芦丁含量不得少于20%；第四季度采收的丹参质量较好，丹参酮ⅡA及丹参酮Ⅰ的含量比其他季节采收的高出2～3倍。《中国药典》现行版规定丹参中丹参酮ⅡA含量不得少于0.20%；益母草中水苏碱的含量与其生长期有明显的相关性，实验证明水苏碱在幼苗期和花期含量最高，所以《中国药典》现行版规定益母草鲜品应在幼苗期至初夏花期前采割；干品应在夏季茎叶茂盛花未开或初开时采割。其中水苏碱含量不得少于1.0%。以上种种，说明中药制剂质量必须从源头抓起，即通过实施《中药材生产质量管理规范》（GAP），使原料药具有良好的品质和一致性。因此，原料药在投料前应按药品标准进行真伪鉴别及含量测定，合格者才可投料。只有这样，才能从根本上保证中药制剂的质量，而且这种质量是一致的，不会因生产批次的不同而波动。

（二）炮制方法的影响

严格地说，中药制剂是以中药饮片为原料进行制备的。所谓中药饮片即药材的加工品或炮制品。原料药材经加工炮制后，其中的化学成分、性味、药理作用和功能主治等都会发生一定的变化。因此，中药饮片质量的优劣将直接影响制剂的品质。为了保证中药制剂的安全性和有效性，对所用药材应严格按处方规定，遵照炮制规范进行加工炮制，饮片还需进行质量检验，合格者方可投料使用。元胡中止痛成分主要为叔胺型生物碱，醋制后生物碱可转变成水溶性较大的醋酸盐，使水煎液中生物碱的溶出率明显提高，从而增强元胡的镇痛作用。故元胡止痛片、十香止痛丸等中成药中的元胡均以醋制品入药。又如肉豆蔻，为涩肠止泻药，含有大量油脂和部分毒素，可引起胃肠痉挛。因此制剂中的肉豆蔻须经面煨炮制以除去油脂及毒素，保证用药安全。特别是对含有毒性成分的原料药如乌头、附子等，必须经炮制后控制其毒性生物碱的限量，方可投料生产。《中国药典》现行版对某些常用饮片和毒性药材的炮制品制定了相应的内在质控标准。例如，制附子、制川乌和制草乌等采用薄层色谱法对其毒性成分乌头碱进行限度检查或含量测定。总之，随着药品标准的逐步完善，中药饮片的质量会得到不断的提高，并且对中药制剂的质量也会起到积极的促进作用。

（三）生产工艺的影响

制剂工艺是否合理是影响中药制剂质量的重要因素。设计合理的制剂工艺，并在生产过程中严格遵守操作规程，才能尽可能多地保留有效成分或有效部位，保证制剂质量。例如煎煮时加水量的多少，煎煮时间的长短，浓缩时的温度、压力，醇沉浓度等都会对有效成分的含量产生明显的影响。有时工艺对质量的影响不易察觉。但稍一疏忽，即可造成质量差异。在生产含桂皮酸液体制剂时，为除去不溶物采用不同的分离工艺，致使制剂的有效成分含量、色泽、稳定性等均产生一定差异。

（四）中药制剂的包装、贮藏、保管的影响

中药制剂的包装应能保证药品在生产、运输、贮藏及使用过程中的质量，并便于医疗使用。盛装药品的各种容器（包括塞子等）均应无毒、洁净，与内容药品不发生化学反应，且不影响药品的质量和检验。中药制剂的贮藏应符合药品标准规定的条件，避免高温、氧化、受潮、光照等不良因素对制剂质量的影响。中药制剂一般要求在密闭（封）、阴凉干燥（温度在20℃以下，相对湿度65%～75%）条件下贮藏，注射剂、滴眼剂、滴丸剂还需避光保存。

三、中药制剂样品的前处理

供测试的中药制剂样品有多种，如丸剂、片剂、膏剂、散剂、酊剂以及口服液等。中药制剂样品的前处理就是根据待测成分的物理性质、化学性质及存在于何种剂型来决定其提取、分离与净化的方法。

（一）中药制剂样品前处理的意义

中药制剂与西药制剂不同，西药制剂一般由原料药（一或多种）纯品投料，其含量测定也是测其主药的量，一般比中药制剂的含量测定简单，它的前处理也简单。而中药制剂大多由多种天然的植物（中药材）提取其总有效部位与部分中药原粉组成，是一个多种成分的混合体。混合体表现出来的是组方的综合作用，目前我们只能根据测定其部分的、有限的或毒害成分的量来控制其质量。因此中药制剂样品的前处理是否科学合理，直接影响到中药制剂成分的定量提取、被测成分的富集、杂质的除去等，直接影响到中药制剂分析的专属性。

知识拓展

中药指纹图谱

中药指纹图谱是指某些中药材或中药制剂经适当处理后，采用一定的分析手段，得到的能够标示其化学特征的色谱图或者光谱图。中药指纹图谱是一种综合的、可以量化的鉴定手段，它是建立在中药化学成分系统研究的基础上，主要用于评价中药材以及中药制剂半成品质量的真实性、优良性和稳定性。“整体性”和“模糊性”是其显著特点。建立中药指纹能较为全面地反映中药及其制剂中所含化学成分的种类与数量，进而对药品质量进行整体地描述和评价，这对于提高中药的质量，促进中药的现代化具有重要的意义。也正好符合中药整体学说。

（二）中药制剂样品前处理的方法

对于中药制剂样品的前处理方法大致遵循以下步骤：样品的粉碎（或分散）→提取→富集→供试品溶液。

1．样品的粉碎或分散

中药固体制剂一般体积较大，比表面积较小，不利于被测成分的提取和精制。粉碎或分散的目的主要是增大中药固体制剂的比表面积，增大制剂与提取溶剂的接触面积，有利于被测成分的提出。样品的粉碎或分散主要针对中药固体制剂。

2．样品的提取

中药制剂样品粉碎或分散后，其比表面积增大，颗粒与溶剂之间的接触面增大，此时加入适宜的溶剂进行提取可得到粗提液。

（1）浸渍法　是用定量的溶剂，在一定温度下，将药材浸泡一定的时间，以提取制剂成分的一种方法。如大黄流浸膏中土大黄苷的含量测定，取本品适量，加甲醇 2 ml，温浸 10 min，放冷，取上清液 10μl，点于滤纸上，以 45%乙醇展开，取出，晾干，放置 10 min，置紫外灯（365 nm）下观察，不得显持久的亮紫色荧光。

（2）回流法　是用乙醇等易挥发的有机溶剂提取药材成分，将浸出液加热蒸馏，其中挥发性溶剂馏出后又被冷凝，重复流回浸出器中浸提药材，这样周而复始，直至有效成分回流提取完全的方法。回流法又可分为回流热浸法和回流冷浸法。

（3）水蒸气蒸馏法　是根据道尔顿定律，相互不溶也不起化学作用的液体混合物的蒸气总压，等于该温度下各组分饱和蒸气压（即分压）之和。因此尽管各组分本身的沸点高于混合液的沸点，但当分压总和等于本气压时，液体混合物即开始沸腾并被蒸馏出来。本法适用于具有挥发性，能随水蒸气蒸馏而不被破坏，与水不发生反应，难溶或不溶于水的化学成分的提取、分离。

（4）微量升华法　利用中药制剂中所含的某些化学成分在加热到一定温度时升华，从制剂中分离出来，用适宜的方法收集升华物后，利用其所具有的某些理化性质进行分析。若制剂中两味以上药都含有升华物质，且升华的温度不同，可控制升温分段收集，分别进行鉴别。

（5）超声波提取法　将样品置适宜容器内，加入提取溶剂后，置超声波振荡器中进行提取。本法提取效率高，经实验证明，一般样品 30 min 即可完成提取。

3．常用的精制和富集方法

中药制剂样品提取液一般来说，体积较大、含量低、杂质多、干扰大。为提高分析效率，减小干扰，使分析结果更具有可靠性，常需对提取液进一步精制和富集。主要方法有液-液萃取法、蒸馏法和色谱法等。

任务二　中药制剂的分析

【任务分析】

本任务的目的就是要学会中药制剂的分析方法，并能按照药品质量标准完成中药制剂的检验操作。

【知识准备】

一、中药制剂分析的基本程序

中药制剂分析的基本程序有取样、供试品溶液的制备、鉴别、检查和含量测定。

（一）取样

取样是从整批成品中抽取一部分具有代表性的供试品。取样要有科学性、真实性和代表性。取样的原则是均匀合理。一般应从每个包装的四角和中间 5 处取样。袋装可从袋中间垂直插入，桶装可在桶中央取样，深度可达 1/3～2/3 处。取得的样品要妥善保管，同时注明品名、批号、数量、取样日期及取样人。

（二）供试品溶液的制备

中药制剂的组成是非常复杂的，除含有附加剂外，原料药材和提取物中还含有众多的化学成分。因此，在测定前一般需将待测组分从制剂中提取出来，有的还需要做进一步的纯化处理。

（三）供试品分析

供试品分析包括鉴别、检查和含量测定。

1．鉴别

中药制剂的鉴别是通过确认其中所含中药的存在来达到鉴别目的。

中药制剂组成复杂，少则几味，多则十几味药，一般不要求对所含有的每种中药都进行鉴别。选择鉴别哪种中药，应遵循处方的原则：首选君药与臣药进行鉴别；贵重药及毒、剧毒药物也应加强质量监督。鉴别的方法一般包括显微鉴别、理化鉴别和色谱鉴别等方法。

（1）显微鉴别：显微鉴别是利用显微镜来观察中药制剂中原药材的组织、细胞或内含物等特征，从而鉴别制剂的处方组成。鉴别特征如薄壁细胞、木栓组织、分泌细胞和分泌腔、纤维以及淀粉粒、花粉粒、碳酸钙结晶等。凡以药材粉碎后直接制成制剂或添加有粉末药材的制剂，由于其在制备过程中原药材的显微特征仍保留在制剂中，因此均可用显微鉴别法进行鉴别；

制剂处方中的主要药材及化学成分不清楚或尚无化学鉴别方法的中药，应做显微鉴别。显微鉴别应选择专属性的特征进行鉴别，处方中多味中药共同具有的显微特征不能作为鉴别的特征。

（2）化学鉴别：化学鉴别法是通过药材中的特定成分与一定试剂发生化学反应来进行鉴别的方法，一般有荧光法、显色法、沉淀法、升华法、结晶法等。所鉴别的成分应是已知的有效成分或其他特征成分，还应是处方中某一味药所单独含有的成分。鉴别反应的专属性强、灵敏、简便。有的反应，如泡沫反应、三氯化铁反应等，在植物中所含类似成分较多，专属性不强，不宜采用。其他成分是否有干扰，应做阴性对照试验。阴性对照试验是取不含鉴别药物的制剂（阴性对照），在相同的条件下反应，若不显正反应，则说明其他药物和辅料不干扰鉴别。

（3）色谱鉴别：色谱法分离效能高、灵敏，特别适合中药制剂的鉴别。其中薄层色谱法不需要特殊的仪器设备，操作简便，有多种专属性的检出方法，是目前中药制剂分析中应用最多的鉴别方法。该法是将中药制剂样品和对照品在同一条件下进行分离分析，观察样品在对照品相同斑点位置上是否有同一颜色（或荧光）的斑点，来确定样品中有无要检出的成分。

2．杂质检查

中药制剂的杂质检查主要包括两种类型的检查项目：① 一般杂质检查项目，如水分、灰分、重金属和砷盐，目前又增加了卫生学检查和残留农药检查。② 特殊杂质检查，如某些药材的伪品检查和有毒成分的检查。

（1）水分：固体中药制剂多数要检查水分，因为水分含量过高，可引起制剂结块、霉变或有效成分的分解。因此，水分是丸剂、散剂、颗粒剂、胶囊剂等固体制剂的常规检查项目，在《中国药典》现行版制剂通则中规定有水分的限量，水分测定法有烘干法、甲苯法和减压干燥法共 3 种方法。

（2）总灰分和酸不溶性灰分：总灰分是指药材或制剂经加热炽灼灰化遗留的无机物。总灰分除包含药物本身所含无机盐（称生理灰分）外，还包括泥土、砂石等药材外表黏附的无机杂质。因此，测定灰分的目的主要是控制药材中泥土、砂石的量，同时还可以反映药材生理灰分的量。《中国药典》现行版收载有植物药的总灰分检查。测定方法：精密称取供试品 2～3 g，置已炽灼至恒重的坩埚中，缓缓炽热使完全炭化，再在 500～600℃炽灼至完全灰化并至恒重，根据残渣的重量计算总灰分的含量。

有的中药生理灰分的差异较大，特别是组织中含草酸钙较多的药材，如大黄的总灰分由于生长条件不同可从 8%～20%以上。此类药材的总灰分就不能说明外来杂质的量，因此需要测定酸不溶性灰分。酸不溶性灰分的测定方法：于上述总灰分中，加入稀盐酸 10 ml，并置水浴上加热 10 min，用无灰滤纸滤过，用水洗净滤纸后，将滤渣连同滤纸移至同一坩埚中，炭化，并炽灼至恒重，即得酸不溶性灰分，因此，酸不溶性灰分能更准确地反映外来杂质的量。

中药制剂以合格的药材为原料，原则上可以不再进行杂质检查。但由于某些以根、茎等原药材粉末为原料的制剂，为控制外来杂质的量，仍需检查。

（3）重金属：药材由于环境污染和使用农药等原因，容易引入重金属杂质，所以中药制剂中重金属的量同样需要控制，特别是新研制的中药制剂和出口的中药制剂。由于中药制剂组成复杂，部分制剂含药材粉末，因此均需进行有机破坏后方能检查。有机破坏的方法有干法破坏和湿法破坏。干法破坏是将供试品置坩埚中，先缓缓加热至炭化，再在 500～600℃炽灼至完全灰化，加酸处理后用硫代乙酰胺法检查。湿法破坏是加入强酸及其盐加热破坏。

（4）砷盐：中药制剂的原料药材由于受除草剂、杀虫剂和化学肥料的影响，容易引入砷盐，因此控制砷盐的量是控制制剂纯度的一个很重要的方面。《中国药典》现行版收载的砷盐检查法有古蔡法和二乙基二硫代氨基甲酸银法。由于中药制剂在检查前必须对样品进行有机破坏，《中国药典》现行版规定多采用碱融法破坏。砷盐的检查也可采用原子吸收分光光度法，用砷空心阴极灯，在 193.7 nm 波长处检测，方法专属、灵敏。

（5）残留农药：药用植物在栽培过程中，为减少虫害，常需喷洒农药，土壤中残存的农药也可能引入药材中。多数农药的残留期短，但有机氯类如艾氏剂、氯丹、DDT 等以及少数有机磷农药能长期残留，所以需要加以控制。接触农药不明的样品，一般可测定总有机氯量和总有机磷量。对于使用过已知农药的样品多采用气相色谱法检查有关的农药。

3．含量测定

有效成分的含量测定是评价中药制剂内在质量的重要方法，但由于中药制剂成分十分复杂，大部分中药制剂的有效成分尚不十分清楚。然而药物的疗效必定有其物质基础，根据中医药理论，结合现代科学研究，选择其生理活性的主要化学成分，作为有效或指标性成分之一，确立含量测定项目，评价药物的内在质量。所以，对中药制剂的含量测定要在选定测定项目的前提下进行。中药制剂含量测定的方法，主要有化学分析法、分光光度法、薄层扫描法和高效液相色谱法等。

（1）化学分析法：化学分析法的精确度高，但不如光谱法等仪器分析方法灵敏、专属，当测定组分含量较高时方可应用，且多用于组成较简单的制剂，测定前一般都需要进行提取、纯化等处理过程，以排除干扰。

（2）分光光度法：由于中药制剂成分复杂，不同组分的紫外吸收光谱往往彼此重叠、干扰，因此测定必须经过提取、纯化等步骤，以排除干扰。同时应进行回收率试验，以检验测定方法的可靠性。

（3）薄层扫描法：薄层扫描法是用一定波长的光照射在薄层板上，对薄层色谱有吸收紫外光和可见光的斑点，或经激发后能发射出荧光的斑点进行扫描，将扫描得到的图谱及积分数据用于药品的鉴别、检查和含量测定的方法。凡在一定的薄层条件下，能得到很好分离的，具有紫外-可见吸收或经显色后有可见吸收和具有荧光的化合物，均可用本法进行含量测定。薄层扫描法具有分离效能高、快速、简便等特点。

（4）高效液相色谱法：高效液相色谱法是在经典的液相色谱基础上发展起来的一种分离效能高、分析速度快、灵敏度高、应用范围广的分析方法，是近年来中药制剂含量测定的首选方法。

知识链接

1．首先选君药及贵重药建立含量测定方法。如含有毒性药，也应建立含量测定项目，若含量太低无法测定，则应在检查项下规定限度检查项目。

2．若上述药物基础研究薄弱或无法进行含量测定的，也可依次选臣药及其他药测定含量。

3．有效成分或指标成分清楚的，可测定有效成分或指标成分的含量。

4．成分类别清楚的，可测定某一类总成分的含量，如总黄酮、总生物碱、总皂苷等。

5．所测成分应归属于某一单味药。如处方中有黄连和黄柏，最好不选小檗碱作为定量的成分。

6．待测组分应尽量与中医用药的功能主治相近。如山楂在制剂中若以消化健胃功能为主，应测定其有机酸含量，若以治疗心血管病为主，则应测定其黄铜类成分。

7．若确实无法进行含量测定的，可选适当溶剂，测定浸出物含量。如挥发油和脂溶性成分可测定醚浸出物含量，如含皂苷类成分可用正丁醇为溶剂测定浸出物含量。溶剂的选择应有针对性，一般不采用水或乙醇，因其溶出物量太大。

中药制剂分析中，多使用反相高效液相色谱法（RP-HPLC），即使用非极性的固定相，其中以十八烷基硅烷键合硅胶（ODS）最常用。以“甲醇-水或乙腈-水”的混合溶剂未能流动相。使用反相色谱，制剂中极性的附加剂及其他干扰组分先流出，不会停留在柱上污染色谱柱。若分离酸性组分，如丹参素、黄芩苷、甘草酸等，可在流动相中加入适量酸，如醋酸、磷酸，以抑制其离解；对酸性较强的组分，也可使用离子对色谱法，常用的反离子试剂有氢氧化四丁基铵等。若为碱性组分，如小檗碱麻黄碱等，多采用反相离子对色谱法：在酸性流动相中加入烷基磺酸盐、有机酸盐，也可使用无机阴离子，如磷酸盐作为反离子。一般使用紫外检测器。因此，一般只有在紫外、可见光区具有吸收的组分才适宜于高效液相色谱法测定。

以上几种方法的含量测定方法见“模块一中的项目二”。

【任务实施】

案例　六味地黄丸的质量分析

一、目的要求

学会中药制剂分析方法。

二、六味地黄丸质量分析

（一）性质

本品为棕褐色的水蜜丸，黑褐色的小蜜丸或大蜜丸；味甜而酸。本品由熟地黄、山茱萸、牡丹皮、山药、茯苓、泽泻六味药材，粉碎成细粉后加蜜等制成。

（二）原理

因存在大量植物组织细胞，可用显微法鉴别。此方中含有牡丹皮，主要成分为丹皮酚，易挥发而影响质量，故为必检成分。药方中熟地黄、山茱萸为君药应检测，但因熟地黄中的有效成分梓醇在加热过程中绝大部分已破坏，定量不可能，故药典中检测山茱萸中的有效成分熊果苷。

（三）鉴别

1．显微鉴别

取本品，置显微镜下观察，淀粉三角状卵形成矩圆形，直径24～40μm，脐点短缝状或人字状（山药），不规则分枝状，团块无色，遇水合氯醛试液溶化，菌丝无色，直径4～6μm（茯苓）。薄壁组织灰棕色到黑棕色，细胞多皱缩，内含棕色核状物（熟地黄），草酸钙簇晶存在于无色薄壁组织中，有时数个排列成行（牡丹皮）。果皮表皮细胞橙黄色，表面观类多角形，垂周壁略连珠状增厚（山茱萸）。薄壁细胞类圆形，有椭圆形纹孔，集成纹孔群（泽泻）。

2．薄层鉴别

取本品大蜜丸或小蜜丸9 g（水蜜丸6 g），蜜丸切碎，加硅藻土4 g，研匀；水蜜丸研碎，加乙醚40 ml回流1 h，滤过，滤液挥去乙醚，残渣加丙酮1 ml使溶解，作为供试品溶液。另取丹皮酚对照品，加丙酮制成每1 ml含1 mg的溶液，作为对照品溶液。依照薄层色谱法实验，吸取上述两种溶液各10μl，分别点于同一硅胶G薄层板上，以环己烷-醋酸乙酯（3∶1）为展开剂，展开，取出，晾干，喷以盐酸酸性5%三氯化铁乙醇溶液，热风吹至斑点显色清晰，供试品色谱中，在于对照品色谱相应的位置上，显相同蓝褐色斑点。

（四）含量测定

1．山茱萸

依照高效液相色谱法（《中国药典》附录Ⅵ D）测定。

色谱条件及系统适用性条件：以十八烷基键合硅胶为填充剂；以四氢呋喃-乙氰-甲醇-0.05%磷酸溶液（1∶8∶4∶87）为流动相，检测波长为236 nm，柱温为40℃，理论板数按马钱苷峰计算应不低于4 000。

对照品溶液的制备：取马钱苷对照品适量，精密称定，加50%的甲醇制成每1 ml含20μg的溶液，即得。

供试品溶液的制备：取本品，大蜜丸或小蜜丸，切碎，取约0.7 g，精密称定，或取重量差异项下的大蜜丸，剪碎，取约1 g，精密称定，置具塞锥形瓶中，精密加入50%的甲醇25 ml，密塞，称定重量，超声处理（功率50W，频率30 kHz）15 min使溶解，加热回流1 h，放冷，再称定重量，用50%的甲醇再补足减失的重量，摇匀，滤过。精密量取续滤液10 ml，置中性氧化铝柱（100～200目，4 g，直径1 cm，干法装柱）上，用40%甲醇50 ml洗脱，收集流出液及洗脱液，蒸干，残渣加50%的甲醇适量使溶解，并转移至10 ml容量瓶中，用50%的甲醇溶液稀释至刻度，摇匀，即得。

测定法：分别精密吸取对照品溶液和供试品溶液各10μl，注入液相色谱仪，测定，即得。

本品含山茱萸以马钱苷计，水蜜丸每1 g不得少于0.70 mg，小蜜丸每1 g不得少于0.50 mg，大蜜丸每丸不得少于4.5 mg。

2．牡丹皮

依照高效液相色谱法（《中国药典》附录Ⅵ D）测定。

色谱条件及系统适用性条件：以十八烷基键合硅胶为填充剂；以甲醇-水（70∶30）为流动相，检测波长为274 nm，理论塔板数按丹皮酚峰计算应不低于3 500。

对照品溶液的制备：取丹皮酚对照品适量，精密称定，加甲醇制成每1 ml含20μg的溶液，即得。

供试品溶液的制备：取本品，水蜜丸或小蜜丸，切碎，取约0.3 g，精密称定，或取重量差异项下的大蜜丸，剪碎，取约0.4 g，精密称定，置具塞锥形瓶中，精密加入50%的甲醇50 ml，密塞，称定重量，超声处理（功率250W，频率33 kHz）45 min，放冷，再称定重量，用50%的甲醇再补足减失的重量，摇匀，滤过取续滤液，即得。

测定法：分别精密吸取对照品溶液10μl和供试品溶液各20μl，注入液相色谱仪，测定，即得。

本品含牡丹皮以丹皮酚计，水蜜丸每1 g不得少于0.90 mg，小蜜丸每1 g不得少于0.70 mg，大蜜丸每丸不得少于6.3 mg。

学法指导

一般制剂分析应注意理解制剂常规检查的必要性和含量测定的复杂性，构建药物制剂知识体系。尽管制剂包含较多，但我们只选择了片剂和注射剂2个重点进行了分析，其余6种制剂与之有很大的联系性，可以通过查阅《中国药典》进行比较学习。在学习中还要重视理论和实验相结合，通过实验，加深对理论知识的理解和掌握。

项目二在学习中应抓住中药制剂分析的特点，如样品前处理的意义及方法等，要注意与前面原料药和制剂对比来学习中药制剂的鉴别、检查及含量测定。

目标检测

一、选择题

1．注射用水与纯化水质量检查相比较，增加的检查项目是

A. 亚硝酸盐　B. 氨　C. 微生物限度　D. 细菌内毒素

2．片重在 0.3 g 或 0.3 g 以上的片剂的重量差异限度为

A. ±7.5%　B. ± 5.0%　C. ±6.0%　D. ±7.0%

3．片剂中应检查的项目有

A. 可见异物

B. 检查生产和贮存过程中引入的杂质

C. 应重复原料药的检查项目

D. 含量均匀度和重量差异检查应同时进行

4．药物制剂的崩解时限测定可被下列哪项试验代替

A. 重量差异检查　B. 含量均匀度检查

C. 溶出度测定　D. 含量测定

5．片剂溶出度的检查操作中，溶出液的温度应恒定在

A. 30℃±0.5℃　B. 36℃±0.5℃

C. 37℃±0.5℃　D. 39℃±0.5℃

6．溶出度测定的结果判断中，除另有规定外，“Q”值应为标示量的

A. 60%　B. 70%　C. 80%　D. 90%

7．《中国药典》现行版规定，凡检查含量均匀度的制剂可不进行

A. 崩解时限检查　B. 溶出度检查

C. 重量差异检查　D. 脆碎度检查

8．含量均匀度符合规定的片剂测定结果是

A. $A + 1.8S \leqslant 15.0$　B. $A + 1.8S > 15.0$

C. $A + 1.45S > 15.0$　D. $A + 1.45S < 15.0$

9．含量均匀度检查判别式（$A+1.80S \leqslant 15.0$）中 A 表示

A. 初试中以 100 表示的标示量与测定均值之差

B. 初试中以 100 表示的标示量与测定均值之差的绝对值

C. 复试中以 100 表示的标示量与测定均值之差

D. 复试中以 100 表示的标示量与测定均值之差的绝对值

10．下列物质中不属于抗氧剂的是

A. 硫酸钠　C. 硫代硫酸钠

B. 亚硫酸氢钠　D. 焦亚硫酸钠

11．为了消除注射液中抗氧剂焦亚硫酸钠对测定的干扰，可在测定前加入一种物质使焦亚硫酸钠分解，这种物质是

A. 丙酮　B. 中性乙醇　C. 甲醛　D. 盐酸

12．含量测定时受水分影响的方法是

A. 紫外分光光度法　　C. 配位滴定法

B. 非水溶液滴定法　　D. 氧化还原滴定法

13．新药稳定性考察测试间隔时间为

A. 1 个月、3 个月、6 个月、1 年　　B. 3 个月、6 个月、1 年

C. 1 个月、3 个月、1 年　　D. 1 个月、6 个月、1 年

14．对中药及其制剂进行残留农药检查时，当接触农药不明时，一般可测定

A. 总有机磷量　　B. 总有机氯量

C. 总有机溴量　　D. 总有机氯量和总有机磷量

15．对中药制剂进行含量测定，首先应当选择的含量测定项目是

A. 一类总成分的含量　　B. 浸出物的含量

C. 君药及贵重药　　D. 臣药及其他药

二、问答题

1．简述片剂含量测定过程中常见辅料的干扰及排除方法。

2．简述注射剂中抗氧剂的干扰及排除方法。

三、计算题

1．对氨基水杨酸钠片（标示量 0.5 g）的含量测定：取本品 10 片，除去糖衣后，精密称定为 5.206 9 g，研细，再精密称取片粉 1.055 6 g，置 100 ml 容量瓶中，加纯化水使溶解并稀释至刻度，摇匀，用干燥滤纸滤过，弃去初滤液，精密量取续滤液 50 ml 加纯化水 60 ml 与盐酸（1→2）8 ml，按照永停滴定法，用亚硝酸钠滴定液（0.100 9 mol/L）滴定至终点，消耗 24.08 ml。每 1 ml 亚硝酸钠滴定液（0.1 mol/L）相当于 21.12 mg 的 $C_7H_6NNaO_3 \cdot 2H_2O$。试计算本品是否符合《中国药典》现行版规定的含量限度。《中国药典》现行版规定本品应为标示量的 95.0%～105.0%。

2．维生素 B_6 片（标示量 10 mg）的含量测定：取本品 20 片，精密称定为 1.608 9 g，研细，精密称取片粉 0.210 6 g，置研钵中，加盐酸溶液（9→1 000）数滴，研磨成糊状后，用盐酸溶液（9→1 000）50 ml 移至 100 ml 容量瓶中，时时振摇 30 min 使维生素 B_6 溶解，加盐酸溶液（9→1 000）稀释至刻度，摇匀，滤过，精密量取续滤液 5 ml，置另一 100 ml 容量瓶中，加盐酸溶液（9→1 000）稀释至刻度，摇匀，按照紫外-可见分光光度法在 291 nm 波长处测得吸光度为 0.561，按 $C_8H_{11}NO_3 \cdot HCl$ 的吸收系数（$E_{1cm}^{1\%}$）为 427 计算。试计算本品是否符合《中国药典》现行版规定的含量限度。《中国药典》现行版规定本品应为标示量的 93.0%～107.0%。

模块六

典型药物分析

模块分析

本模块以《中国药典》现行版收载的各类典型药物为主，在总结其结构与性质的基础上，依据药品质量标准，以实例释理论，对典型药物的质量分析方法进行解析。通过本模块的学习，掌握各类药物的质量分析方法，同时具备解析类似结构药物质量分析方法的能力。

学习目标

【知识目标】

1．掌握《中国药典》现行版中各类代表药物的鉴别、检查和含量测定方法；

2．熟悉各类典型药物的结构特点、性质与分析方法之间的关系；

3．了解药物的分类及常用药物。

【能力目标】

1．熟练应用药物分析的基本知识和基本技术，依据药品质量标准，完成对药物的鉴别检查及含量测定等质量分析的基本操作；

2．初步具备从事药品质量检测的能力。

学习情境

项目一　芳酸及其酯类药物分析

项目分析

芳酸及其酯类药物系指分子结构中既含有苯环，又含有羧基的化合物。本类药物按结构特征可分为苯甲酸类、水杨酸类和其他芳酸类 3 种类型。本项目的目的是在了解芳酸类药物结构和性质的基础上，学会芳酸类药物的分析方法。

任务一　芳酸及其酯类药物结构与性质

【知识准备】

典型药物结构与性质

（一）水杨酸类药物

《中国药典》现行版收载的水杨酸类药物有消毒防腐药（水杨酸）、解热镇痛药（阿司匹林和贝诺酯）和抗结核病药（对氨基水杨酸钠）等。

本类药物除对氨基水杨酸钠易溶于水外，其他药物在水中微溶或几乎不溶，能溶于乙醇、乙醚及三氯甲烷等有机溶剂。水杨酸类典型药物结构与性质见表 6-1。

表 6-1 水杨酸类典型药物的结构与性质

<table>
<tr><th>药物</th><th>结构式</th><th>性质</th></tr>
<tr><td>水杨酸</td><td>COOH
OH</td><td rowspan="5">1. 酸性 水杨酸、阿司匹林的结构中因具有游离羧酸而显酸性，易溶于氢氧化钠溶液及碳酸钠试液，可用于鉴别和含量测定
2. 三氯化铁反应 水杨酸、对氨基水杨酸钠具有游离酚羟基，阿司匹林、贝诺酯水解后生成具有游离酚羟基的水杨酸，可与三氯化铁试液作用，生成紫色或紫堇色的配位化合物，用于鉴别
3. 芳香第一胺的特性 对氨基水杨酸钠结构中具有芳香第一胺，贝诺酯水解产物结构中也具有芳香第一胺，可发生重氮化-偶合反应，生成猩红色的沉淀，可用于鉴别及含量测定
4. 水解性 水杨酸的酯类在一定的条件下可水解，其水解产物具有特殊的性质，可用于鉴别</td></tr>
<tr><td>阿司匹林</td><td>COOH
$OCOCH_3$</td></tr>
<tr><td>对氨基水杨酸钠</td><td>COONa
OH ，$2H_2O$
NH_2</td></tr>
<tr><td>贝诺酯</td><td>COO—　$NHCOCH_3$
$OCOCH_3$</td></tr>
<tr><td>双水杨酯</td><td>COOH　O　OH
O—C</td></tr>
</table>

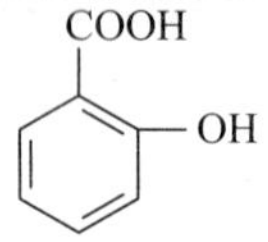

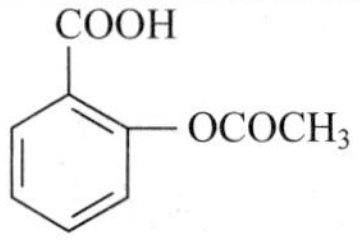

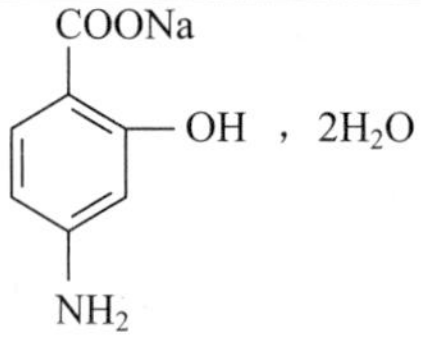

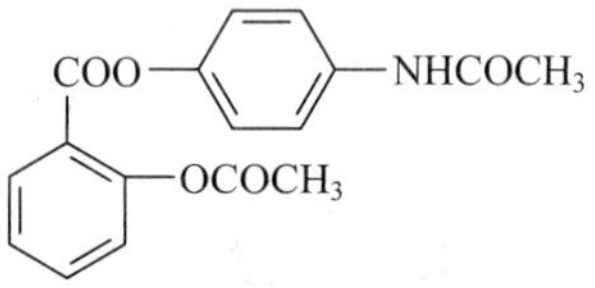

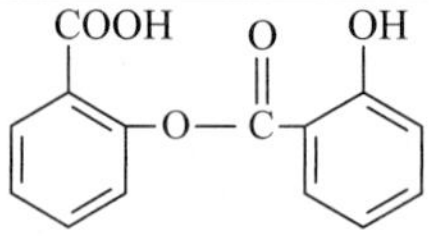

（二）**苯甲酸类**

常用的苯甲酸类药物包括消毒防腐药（苯甲酸、苯甲酸钠和羟苯乙酯）、抗痛风药（丙磺舒）以及诊断用药（泛影酸）等。

本类药物均为固体，具有一定的熔点，均能溶于氢氧化钠溶液。除苯甲酸钠溶于水外，其他药物在水中均微溶或几乎不溶，苯甲酸易溶于乙醇、乙醚等有机溶剂；丙磺舒在丙酮中溶解，在乙醇或三氯甲烷中略溶；而甲芬那酸在乙醚中略溶，在乙醇或三氯甲烷中微溶。苯甲酸类典型药物结构与性质见表 6-2。

（三）**其他芳酸类**

《中国药典》现行版收载的本类药物有氯贝丁酯和布洛芬等。其结构为：

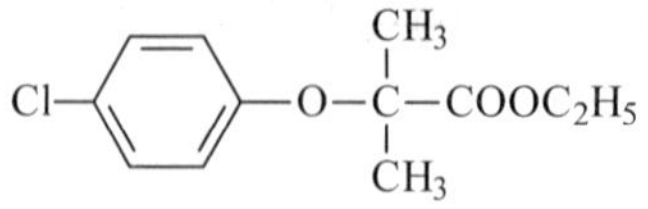

Cl—　—O—C—$COOC_2H_5$（C 上连两个 CH_3）

氯贝丁酯

H_3C、H_3C >HCH_2C—　—CHCOOH（CH 上连 CH_3）

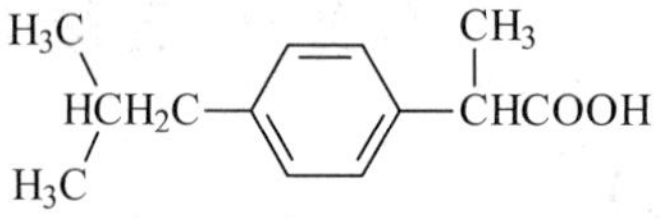

布洛芬

布洛芬为苯乙酸衍生物，在乙醇、丙酮、三氯甲烷或乙醚中易溶，在水中几乎不溶，在氢氧化钠或碳酸钠试液中易溶，其分子结构中具有羧基，羧基通过苄基相连，具酸性，与苯甲酸及水杨酸类比较，酸性较弱，溶于中性乙醇后，可用氢氧化钠直接滴定。氯贝丁酯（又名安妥明或氯苯丁酯）为无色或黄色的澄清油状液体，遇光不稳定；在乙醇、丙酮、三氯甲烷、乙醚或石油醚中易溶，在水中几乎不溶，其分子中具有羧酸酯结构，易水解，可用两步滴定法测定含量。二者均具有特征的紫外和红外吸收光谱，可用于鉴别。

表 6-2　苯甲酸类典型药物的结构与性质

药物	结构式	性质
苯甲酸（钠）	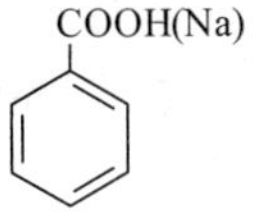 COOH(Na)	1．酸性　本类药物分子结构中羧基与苯环直接相连，具有较强的酸性，可用于含量测定 2．三氯化铁反应　本类药物的芳酸结构可与三氯化铁试液作用，生成在水中溶解度小，且具有特殊颜色的铁盐，可用于鉴别 3．紫外吸收特性　本类药物结构中的苯环及取代基，具有较强的紫外吸收和红外吸收特征，可用于鉴别和含量测定 4．分解性　某些药物在一定条件下可发生分解，其分解产物具有特殊的物理性质，可用于鉴别。如含硫的丙磺舒受热分解生成亚硫酸盐，泛影酸加热破坏后分解产生碘蒸汽
羟苯乙酯	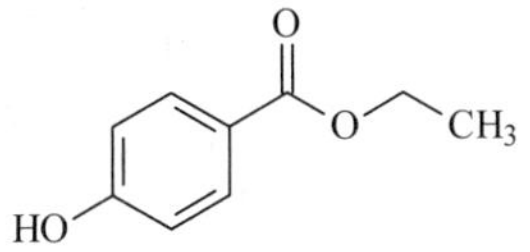 O　O　CH_3　HO	
丙磺舒	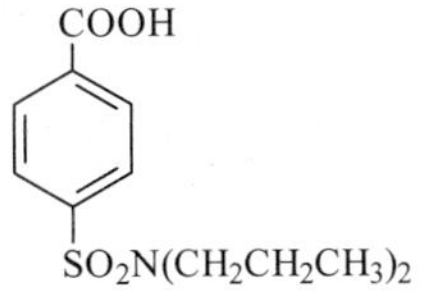 COOH　$SO_2N(CH_2CH_2CH_3)_2$	
泛影酸	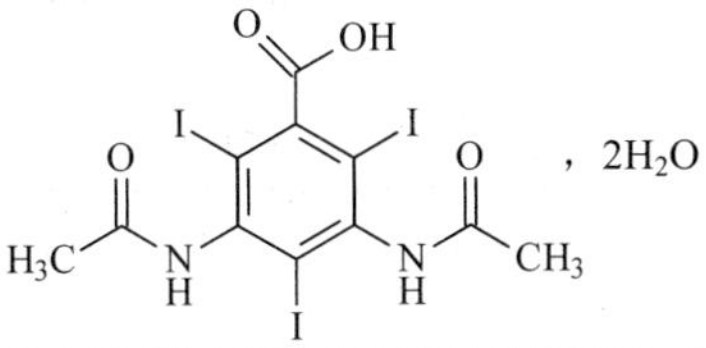 O　OH　I　I　O　O　，$2H_2O$　H_3C　N H　N H　CH_3　I	
甲芬那酸	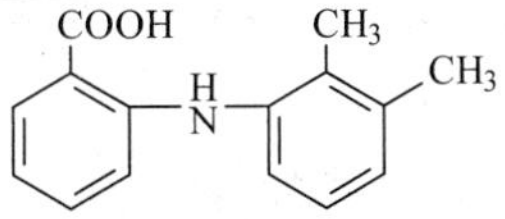 COOH　CH_3　H N　CH_3	

任务二　芳酸及其酯类药物的质量分析

本任务以阿司匹林为代表药物，学习芳酸及其酯类药物的质量分析方法。

【知识准备】

阿司匹林为水杨酸与醋酐所成的酯，在水中微溶，在乙醇中易溶，遇湿气即缓缓水解。阿司匹林有羧基，具有酸性，可以采用酸碱滴定法测定含量。

一、鉴别

（一）三氯化铁反应

取本品约 0.1 g，加水 10 ml，煮沸，放冷，加三氯化铁试液 1 滴，即显紫堇色。

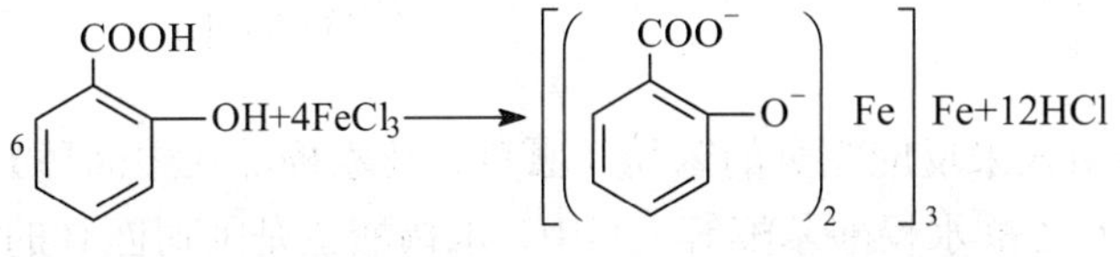

$$6\ \text{(COOH)C}_6\text{H}_4\text{—OH} + 4FeCl_3 \longrightarrow \left[\left(\text{(COO}^-\text{)C}_6\text{H}_4\text{—O}^-\right)_2 Fe\right]_3 Fe + 12HCl$$

解析：阿司匹林分子结构中无游离的酚羟基，不能直接与三氯化铁试液反应，但其水解产物水杨酸在中性或弱酸性（pH 为 4～6）条件下，可与三氯化铁试液反应，生成紫堇色配位化合物。

（二）水解反应

取本品约 0.5 g，加碳酸钠试液 10 ml，煮沸 2 min 后，放冷，加过量的稀硫酸，即析出白色沉淀，并发生醋酸的臭气。

$$\text{C}_6\text{H}_4(\text{COOH})(\text{OCOCH}_3) + Na_2CO_3 \xrightarrow[\triangle]{\text{水解}} \text{C}_6\text{H}_4(\text{COONa})(\text{OH}) + CH_3COONa + CO_2\uparrow$$

$$2\,\text{C}_6\text{H}_4(\text{COONa})(\text{OH}) + H_2SO_4 \longrightarrow 2\,\text{C}_6\text{H}_4(\text{COOH})(\text{OH})\downarrow + Na_2SO_4$$

$$2CH_3COONa+H_2SO_4 \longrightarrow 2CH_3COOH+Na_2SO_4$$

解析：阿司匹林在碱性溶液中加热，水解生成水杨酸钠及醋酸钠，放冷后用稀硫酸酸化，析出白色的水杨酸沉淀，并产生醋酸的臭气。

课堂互动

如何用简便的化学方法鉴别苯甲酸、阿司匹林和水杨酸？

（三）红外光谱法

阿司匹林分子中含有羧基、酯基及邻位取代苯环，它们都可在红外光谱中产生特征吸收峰，峰的归属见表 6-3。

表 6-3 阿司匹林红外光谱中特征峰归属

波数	振动类型	归属
3 300～2 300	ν_{O-H}	羟基
1 760，1 695	$\nu_{C=O}$	羰基
1 610，1 580	$\nu_{C=C}$	苯环
1 310，1 190	ν_{C-O}	酯基
750	δ_{C-H}	邻位取代苯环

二、检查

阿司匹林是以水杨酸为原料，在硫酸催化下，用醋酐乙酰化制得。

$$\text{C}_6\text{H}_4(\text{COOH})\text{-OH}+(CH_3CO)_2O \xrightleftharpoons{H_2SO_4} \text{C}_6\text{H}_4(\text{COOH})(\text{OCOCH}_3) + CH_3COOH$$

合成反应中可能引入未反应完全的苯酚（原料）及水杨酸（中间体），同时生成副产物醋酸苯酯、水杨酸苯酯及乙酰水杨酸苯酯等。其中，水杨酸也是阿司匹林的水解产物，可能在贮藏过程中水解而产生。

阿司匹林除需检查“炽灼残渣”和“重金属”等一般杂质外，还应检查以下特殊杂质。

（一）**溶液的澄清度**

取本品 0.50 g，加温热至约 45℃的碳酸钠试液 10 ml 溶解后，溶液应澄清。

解析：该项检查系控制阿司匹林原料药中无羧基的特殊杂质的量。其原理是利用药物与杂质在溶解行为上的差异，检查碳酸钠试液中不溶物。阿司匹林分子结构中含羧基，可溶于碳酸钠试液；而苯酚、醋酸苯酯、水杨酸苯酯及乙酰水杨酸苯酯等杂质不溶。

（二）**游离水杨酸**

取本品 0.1 g，加乙醇 1 ml 溶解后，加冷水适量使成 50 ml 立即加新制的稀硫酸铁铵溶液 [取盐酸溶液（9→100）1 ml，加硫酸铁铵指示液 2 ml 后，再加水适量使成 100 ml] 1 ml，摇匀；30 s 内如显色，与对照液（精密称取水杨酸 0.1 g，加水溶解后，加冰醋酸 1 ml，摇匀，再加水使成 1 000 ml，摇匀，精密量取 1 ml，加乙醇 1 ml、水 48 ml 与上述新制的稀硫酸铁铵溶液 1 ml，摇匀）比较，不得更深。其限量为 0.1%。

解析：该项检查系控制阿司匹林中的游离水杨酸的量。水杨酸对人体有毒性，其分子中所含的酚羟基易被氧化，在空气中被逐渐氧化成一系列醌型有色化合物（如淡黄、红棕甚至深棕色）而使成品变色，因而需加以控制。阿司匹林因分子中无游离酚羟基，不与高铁离子反应，不干扰检查。

知识链接

通常，制剂不再检查原料药项下的有关杂质，但由于阿司匹林在制剂过程中易水解生成水杨酸，因此，《中国药典》现行版规定阿司匹林片和肠溶片均按上述类同的方法控制游离水杨酸的量，限量分别为 0.3%和 1.5%。而阿司匹林肠溶胶囊、泡腾片及栓剂采用高效液相色谱法检查游离水杨酸，限量为 3.0%。

（三）**易炭化物**

取本品 0.5 g，缓缓加入 5 ml 硫酸中，振摇使溶解，静置 15 min 后，溶液如显色，与对照液（取比色用氯化钴液 0.25 ml、比色用重铬酸钾液 0.25 ml，比色用硫酸铜液 0.40 ml，加水使成 5 ml）比较，不得更深。

解析：该项检查系控制药物中遇硫酸易炭化或氧化而呈色的微量有机杂质的量。此外，阿司匹林片需依照《中国药典》“溶出度测定法”（第一法）测定溶出度，阿司匹林肠溶片需依照《中国药典》“释放度测定法”（第二法 1）测定释放度。

三、含量测定

（一）阿司匹林原料药的测定

《中国药典》现行版采用酸碱滴定法测定阿司匹林含量。利用阿司匹林分子结构中的游离羧基具有一定的酸性，可与碱成盐的性质，以标准碱滴定液直接滴定。反应式如下：

$$C_6H_4(COOH)(OCOCH_3) + NaOH \longrightarrow C_6H_4(COONa)(OCOCH_3) + H_2O$$

1．测定方法：取本品约 0.4 g，精密称定，加中性乙醇（对酚酞指示液显中性）20 ml 溶解后，加酚酞指示液 3 滴，用氢氧化钠滴定液（0.1 mol/L）滴定。每 1 ml 氢氧化钠滴定液

（0.1 mol/L）相当于 18.02 mg 的阿司匹林（$C_9H_8O_4$）。

2．含量计算：

$$\text{含量（\%）}=\frac{V\times F\times T\times 10^{-3}}{m}\times 100\% \qquad (6\text{-}1)$$

式中，V 为消耗氢氧化钠滴定液的体积，ml；F 为氢氧化钠滴定液的浓度校正因数；T 为滴定度，mg/ml；m 为供试品的取样量，g。

解析：阿司匹林在水中微溶，在乙醇中易溶，同时为防止阿司匹林在测定过程中由于酯键的水解而使结果偏高，故使用中性乙醇为溶剂。因本品为有机酸，显弱酸性，用氢氧化钠滴定时，化学计量点偏碱性，故选用碱性区变色的酚酞作为指示剂。因乙醇对酚酞显微酸性，故乙醇在使用前需用氢氧化钠中和后使用。

滴定应在不断振摇下稍快地进行，以防止局部碱浓度过大而促使阿司匹林水解。温度控制在 0～40℃时，对测定结果无显著影响。供试品中所含水杨酸超过规定限度时，则不宜用本法测定，否则测定结果偏高。

（二）阿司匹林片的含量测定

由于阿司匹林在制片时加入了少量酒石酸或枸橼酸作稳定剂，同时，在制片或贮存过程中阿司匹林的酯键还可能水解产生水杨酸和醋酸，这些酸性物质的存在给直接酸碱滴定带来干扰。因此，《中国药典》采用先中和供试品中共存的酸，再在碱性条件下将阿司匹林定量水解后测定的两步滴定法。操作如下：

1．第一步中和：取本品 10 片，精密称定，研细，精密称取片粉适量（约相当于阿司匹林 0.3 g），置锥形瓶中，加中性乙醇（对酚酞指示液显中性）20 ml，振摇使阿司匹林溶解，加酚酞指示液 3 滴，滴加氢氧化钠滴定液（0.1 mol/L）至溶液显粉红色。

$$C_6H_4(COOH)(OCOCH_3) + NaOH \xrightarrow{\text{中和}} C_6H_4(COONa)(OCOCH_3) + H_2O$$

2．第二步水解与滴定：在中和后的滴定液中，加入定量过量的氢氧化钠滴定液（0.1 mol/L）40 ml，置水浴上加热 15 min 并振摇（使酯键水解），迅速放冷至室温，用硫酸滴定液（0.05 mol/L）回滴（滴定剩余的氢氧化钠滴定液），并将滴定的结果用空白试验校正。每 1 ml 氢氧化钠滴定液（0.1 mol/L）相当于 18.02 mg 的阿司匹林（$C_9H_8O_4$）。

$$C_6H_4(COONa)(OCOCH_3) + NaOH \xrightarrow{\text{水解}} C_6H_4(COONa)(OH) + CH_3COONa$$

$$2NaOH + H_2SO_4 \xrightarrow{\text{滴定}} Na_2SO_4 + 2H_2O$$

3．含量计算：

$$\text{标示量（\%）}=\frac{(V_0-V)\times F\times T\times \overline{W}\times 10^{-3}}{m\times S}\times 100\% \qquad (6\text{-}2)$$

式中，V_0 为空白试验消耗硫酸滴定液体积，ml；V 为剩余滴定时消耗硫酸滴定液体积，ml；F 为硫酸滴定液的浓度校正因数；T 为滴定度，mg/ml；$\overline{W}$ 为平均片重，g/片；m 为供试品的片粉的取样量，g；S 为标示量即片剂“规格”项下的标示值。

解析：第一步中和了供试品中存在的各种游离酸，同时阿司匹林也被中和为钠盐。供试品中阿司匹林的含量，由第二步水解时消耗的碱量计算。由于加热时氢氧化钠易吸收空气中的二氧化碳而降低浓度，所以应在同样条件下做空白试验，校正二氧化碳带来的误差。

知识链接

阿司匹林肠溶片、氯贝丁酯的原料及其胶囊的含量测定亦采用两部滴定法。由于栓剂的基质不易分离，制剂中的杂质、辅料以及稳定剂等对主成分含量测定均有干扰，《中国药典》采用高效液相色谱法测定阿司匹林栓剂、肠溶胶囊及泡腾片的含量。

项目二 胺类药物分析

项目分析

胺类药物的涉及面较广，《中国药典》现行版收载的此类药物品种繁多。根据化学结构，胺类药物可分为脂肪胺类、芳胺类、芳烃胺类和磺酰胺类四大类。本项目重点讨论芳胺类药物中的对氨基苯甲酸酯类和酰胺类、芳烃胺类药物中的苯乙胺类药物的质量分析方法。

任务一 胺类药物的结构与性质

【知识准备】

典型药物结构与性质

（一）芳胺类药物的分析

芳胺类药物的基本结构有两类：一类为芳香第一胺未被取代，而在芳环对位有取代的对氨基苯甲酸酯类；另一类则为芳香第一胺被酰化，并在芳环对位有取代的芳酰胺类药物。

1. 对氨基苯甲酸酯类药物本类药物分子中都具有对氨基苯甲酸酯的母体，结构通式如下：

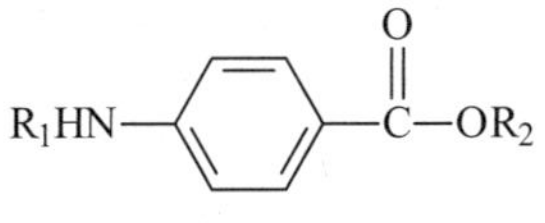

$$R_1HN-C_6H_4-\overset{\overset{O}{\|}}{C}-OR_2$$

《中国药典》现行版收载的本类药物主要有苯佐卡因、盐酸普鲁卡因和盐酸丁卡因等局部麻醉药。

本类药物的游离碱多为碱性油状液体或低熔点固体，难溶于水，可溶于有机溶剂。其盐酸盐均系白色结晶性粉末，具有一定的熔点，易溶于水和乙醇，难溶于有机溶剂。典型药物结构与性质见表 6-4。

2. 酰胺类药物本类药物属苯胺的酰基衍生物，分子结构中具有芳酰氨基，结构通式如下：

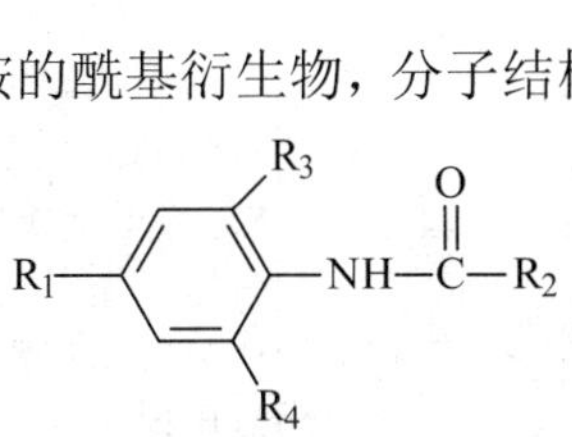

$$R_1-C_6H_2(R_3)(R_4)-NH-\overset{\overset{O}{\|}}{C}-R_2$$

表 6-4　对氨基苯甲酸酯类典型药物的结构与性质

药物	结构式	性质
苯佐卡因	O; H_2N—; —C—OCH_2CH_3	1．芳香第一胺的特性　本类药物结构中具有芳香第一酰（除盐酸丁卡因外），显重氮化-偶合反应；可用于鉴别及含量测定与芳醛缩合成 Schiff 碱；易氧化变色 2．水解性　因分子结构中含有酯键，故易水解，尤其是药物受光、热或碱性条件的影响，更易促进其水解；苯佐卡因、盐酸普鲁卡因水解产物主要为对氨基苯甲酸（PABA）；盐酸丁卡因水解产物为对丁氨基苯甲酸（BABA） 3．弱碱性　分子结构中脂烃胺侧链为叔胺氮原子（除苯佐卡因外），故游离体具有弱碱性；能与生物碱沉淀剂发生沉淀反应；引起碱性较弱，在水溶液中不能用酸滴定液直接滴定，只能在非水溶剂中滴定
盐酸普鲁卡因	$CO_2CH_2CH_2N$; CH_2CH_3; CH_2CH_3; ，HCl; H_2N	
盐酸丁卡因	O; C; O; CH_2CH_2N; CH_3; CH_3; ，HCl; $H_3C(H_2C)_3HN$	

临床常用的本类药物主要有解热镇痛药（对乙酰氨基酚）、局部麻醉药（盐酸利多卡因、盐酸布比卡因）和抗麻风药（醋氨苯砜）等。

本类药物多为白色结晶或结晶性粉末，游离碱难溶于水，其盐酸盐易溶于水和乙醇。典型药物结构与性质见表 6-5。

表 6-5　酰胺类典型药物的结构与性质

药物	结构式	性质
对乙酰氨基酚	HO—; —NH—C—CH_3; O	1. 芳香第一胺的特性　本类药物结构中具有芳酰胺基，在酸性溶液中易水解为芳香第一胺的化合物，并显芳香第一胺特性反应。其水解反应速度，对乙酰氨基酚相对比较快。利多卡因和布鲁卡因在酰氨基邻位存在两个甲基，由于空间位阻影响，较难水解，所以其盐的水溶液比较稳定
醋氨苯砜	C_4H_9; CH_3; N; —NH—C—; O; CH_3; ，HCl，H_2O	
盐酸利多卡因	CH_3; H_2; H; N; C; C; N; CH_2CH_3; O; CH_3; CH_2CH_3; ，HCl，H_2O	2．水解产物易酯化　对乙酰氨基酚和醋氨苯砜，水解后生成醋酸，可在硫酸介质中与乙醇反应，产生醋酸乙酯的香味 3．酚羟基的特性　对乙酰氨基酚具有酚羟基，与三氯化铁发生显色反应，可与利多卡因和醋氨苯砜区别
盐酸布比卡因	C_4H_9; CH_3; N; —NH—C—; O; CH_3; ，HCl，H_2O	4．弱碱性　利多卡因和布比卡因的脂烃胺侧链有叔胺氮原子，显碱性，可以成盐；还可与生物碱沉淀剂发生沉淀反应，如与三硝基苯酚试液反应生成的沉淀具有一定的熔点，可用于鉴别。对乙酰氨基酚和醋氨苯砜不具有此侧链，亦无此类反应，可以区别 5．与重金属离子发生沉淀反应　利多卡因和布比卡因酰氨基上的氮可在水溶液中与铜离子或钴离子发生配位反应，生成有色的配位化合物沉淀。此沉淀可溶于三氯甲烷等有机溶剂后呈色

（二）苯乙胺类药物的分析

本类药物为拟肾上腺素类药物，基本结构为苯乙胺，多数在苯环上有 1～2 个酚羟基取代（除盐酸克仑特罗外）。其中肾上腺素、盐酸异丙肾上腺素和盐酸多巴胺分子结构中苯环的 3、4 位上都有 2 个邻位酚羟基，与儿茶酚类似，都属于儿茶酚胺类药物。本类药物的基本结构为：

$$R_1-\underset{OH}{\overset{H}{\underset{|}{\overset{|}{C}}}}-\underset{R_3}{\overset{H}{\underset{|}{\overset{|}{C}}}}-NH-R_2,\ HX$$

《中国药典》现行版收载的苯乙胺类药物 17 种，现列举在质量分析方面具有代表性的典型药物，其结构与性质见表 6-6。

表 6-6　苯乙胺类典型药物的结构与性质

药物	R_1	R_2	R_3	HX	性质
肾上腺素	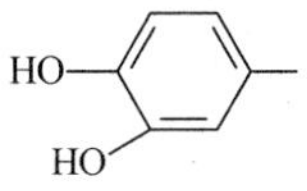 HO— HO	$-CH_3$	$-H$		1．碱性　本类药物分子结构中具有脂烃胺基侧链，其氮为仲胺氮，故显弱碱性。其游离碱难溶于水，易溶于有机溶剂，其盐可溶于水 2．酚羟基特性　本类药物分子结构中具有邻苯二酚（或苯酚）结构，可与重金属离子配位呈色；露置空气中或遇光、热易氧化，色渐变深，在碱性溶液中更易氧化变色
盐酸异丙肾上腺素	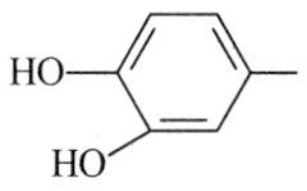 HO— HO	$-CH(CH_3)_2$	$-H$	HCl	
重酒石酸去甲肾上腺素	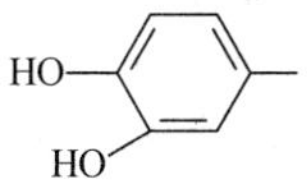 HO— HO	$-H$	$-H$	CH(OH)COOH | CH(OH)COOH	
盐酸多巴胺	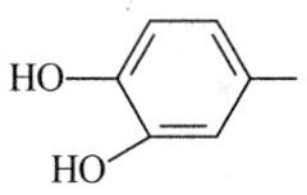 HO— HO	$-H$	$-H$	HCl	
盐酸去氧肾上腺素	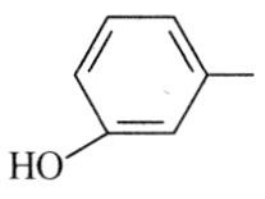 HO	$-CH_3$	$-H$	HCl	
重酒石酸间羟胺	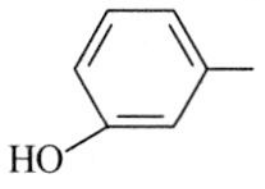 HO	$-H$	$-CH_3$	CH(OH)COOH | CH(OH)COOH	3．光学活性　多数药物分子结构中具有手性碳原子，具有旋光性 4．其他性质　药物分子结构中的苯环上有其他取代基，各具特性，可供分析用。如盐酸克仑特罗有芳香第一胺结构。还可利用其紫外吸收和红外吸收光谱进行
盐酸克仑特罗	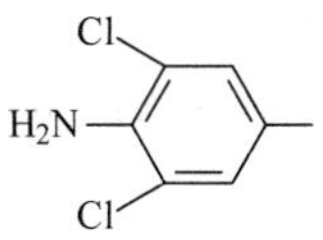 Cl H_2N— Cl	$-C(CH_3)_3$	$-H$	HCl	
硫酸沙丁胺醇	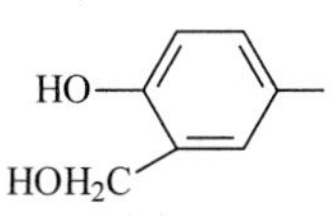 HO— HOH_2C	$-C(CH_3)_3$	$-H$	H_2SO_4	
盐酸甲氧明	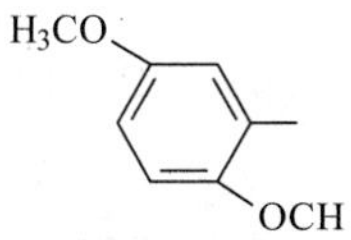 H_3CO OCH	$-H$	$-CH_3$	HCl	

任务二　芳胺类药物的质量分析

本任务以盐酸普鲁卡因为代表药物，讨论芳胺类药物的质量分析方法。

【知识准备】

盐酸普鲁卡因为常用的局部麻醉药，是对氨基苯甲酸和二乙氨基乙醇的酯与盐酸形成的盐，盐酸普鲁卡因为白色结晶或结晶性粉末，易溶于水，在乙醇中略溶，在三氯甲烷中微溶，在乙醚中几乎不溶。

一、鉴别

（一）水解反应

取本品约 0.1 g，加水 2 ml 溶解后，加 10%氢氧化钠溶液 1 ml，即生成白色沉淀；加热，变成油状物，继续加热，发生的蒸气能使湿润的红色石蕊试纸变为蓝色；热至油状物消失后，放冷，加盐酸酸化，即析出白色沉淀；此沉淀可溶于过量的盐酸。

$$H_2N-C_6H_4-CO_2CH_2CH_2N(CH_2CH_3)_2,\ HCl \xrightarrow{NaOH} H_2N-C_6H_4-CO_2CH_2CH_2N(CH_2CH_3)_2\downarrow \xrightarrow{NaOH}$$

$$H_2N-C_6H_4-C(=O)-ONa + HOCH_2CH_2N(CH_2CH_3)_2\uparrow$$

$$H_2N-C_6H_4-C(=O)-ONa \xrightarrow{HCl} H_2N-C_6H_4-C(=O)-OH\downarrow\text{（白色）}$$

解析：盐酸普鲁卡因遇氢氧化钠试液即游离出普鲁卡因白色沉淀，该沉淀熔点低，受热成为油状物，继续加热则水解，产生具有挥发性的二乙氨基乙醇和对氨基苯甲酸钠。二乙氨基乙醇能使湿润的红色石蕊试纸变为蓝色。含有对氨基苯甲酸钠的水溶液放冷后，加盐酸酸化，生成对氨基苯甲酸的白色沉淀，加入过量的盐酸，生成其盐酸盐而溶解。

（二）红外光谱法

盐酸普鲁卡因分子结构中存在芳伯氨基、苯环、酯基等基团，其红外光谱中显示相应的吸收峰。峰的归属见表 6-7。

（三）氯化物的反应

盐酸普鲁卡因中的 Cl^-，按《中国药典》附录“一般鉴别试验”中“氯化物”项下的沉淀反应和氧化还原反应进行鉴别。

（1）沉淀反应：取供试品溶液，加稀硝酸使成酸性后，滴加硝酸银试液，即生成白色凝乳状沉淀；分离，沉淀加氨试液即溶解，再加稀硝酸酸化后，沉淀复生成。

表 6-7　盐酸普鲁卡因红外光谱中特征峰归属

波数	振动类型	归属
3 315、3 200	ν_{NH_2}	伯胺
2 585	ν_{NH^+}	胺基
1 692	$\nu_{C=O}$	羰基
1 645	δ_{N-H}	胺基
1 604、1 520	$\nu_{C=C}$	苯环
1 271、1 170、1 115	ν_{C-O}	酯基

（2）氧化还原反应：取供试品少量，置试管中，加等量的二氧化锰，混匀，加硫酸湿润，缓缓加热，即产生氯气，能使用水湿润的碘化钾淀粉试纸显蓝色。

（四）芳香第一胺反应

取供试品约 50 mg，加稀盐酸 1 ml，必要时缓缓煮沸使溶解，放冷，加 0.1 mol/L 亚硝酸钠溶液数滴，滴加碱性β-萘酚试液数滴，生成橙黄到猩红色的沉淀。反应式如下：

$$H_2N-C_6H_4-COOCH_2CH_2N(C_2H_5)_2 + NaNO_2 + 2HCl \longrightarrow ClN_2-C_6H_4-COOCH_2CH_2N(C_2H_5)_2 + NaCl + H_2O$$

$$ClN_2-C_6H_4-COOCH_2CH_2N(C_2H_5)_2 + C_{10}H_7OH + NaOH \longrightarrow (C_2H_5)_2NCH_2CH_2OOC-C_6H_4-N{=}N-C_{10}H_6OH \downarrow + NaCl + H_2O$$

解析：此反应又称重氮化-偶合反应，用于鉴别芳香第一胺（即芳伯氨），收载于《中国药典》附录“一般鉴别试验”项下。盐酸普鲁卡因具有芳伯氨基，在盐酸介质中与亚硝酸钠作用，生成重氮盐，重氮盐进一步与β-萘酚偶合，生成有色偶氮化合物。

盐酸丁卡因分子结构中无芳香第一胺，不发生重氮化-偶合反应，但其分子结构中的芳香仲胺在酸性溶液中与亚硝酸钠反应，生成 *N*-亚硝基化合物的乳白色沉淀，可与具有芳香第一胺的同类药物区别。

$$C_4H_9HN-C_6H_4-COOCH_2CH_2N(CH_3)_2 + HNO_2 \longrightarrow C_4H_9-N(NO)-C_6H_4-COOCH_2CH_2N(CH_3)_2 \downarrow + H_2O$$

二、检查

（一）盐酸普鲁卡因的杂质检查项目

盐酸普鲁卡因的检查项目有：“酸度”、“溶液的澄清度”、“干燥失重”、“炽灼残渣”、“铁盐”及“重金属”。

酸度检查：取本品 0.40 g，加水 10 ml 溶解后，加甲基红指示液 1 滴，如显红色，加氢氧化钠滴定液（0.02 mo1/L）0.2 ml，应变为橙色。

解析：盐酸普鲁卡因在生产过程中的氧化、酯化、成盐等反应，都需要在酸性条件下进行，可能会引入酸性杂质；在贮藏过程中，可能会水解生成游离酸（对氨基苯甲酸），所以，药典规定要进行酸度检查。

（二）盐酸普鲁卡因注射液中对氨基苯甲酸的检查

分别取供试品溶液（2.5 mg/ml）和对氨基苯甲酸对照品溶液（30μg/ml）各 10μl，分别点于以羧甲基纤维素钠为黏合剂的硅胶 H 薄层板上，用苯-冰醋酸-丙酮-甲醇（14∶1∶1∶4）为展开剂，展开，取出，晾干，再喷以对二甲氨基苯甲醛溶液显色。供试品溶液如显与对照品溶液相应的杂质斑点，其颜色与对照品溶液的主斑点比较，不得更深。

解析：盐酸普鲁卡因分子结构中有酯键，易发生水解反应，其注射液在制备过程中，受灭菌温度、时间、溶液 pH 及贮藏时间等因素的影响，可水解生成对氨基苯甲酸和二乙氨基乙醇。对氨基苯甲酸随贮存时间的延长或受热，可进一步脱羧转化为苯胺，进而被氧化为有色物使注射液变黄、疗效下降、毒性增加。因此，《中国药典》现行版规定，采用薄层色谱法检查盐酸普鲁卡因注射液中的对氨基苯甲酸，其限度不得超过 1.2%。

知识链接

苯乙胺类典型药物的含量测定方法

苯乙胺类药物多具有碱性，其原料药多采用非水溶液滴定法测定含量。而盐酸去氧肾上腺素和重酒石酸间羟胺原料药则采用溴量法测定含量，本法利用药物分子中的苯酚结构，在酸性溶液中酚羟基的邻、对位活泼氢能与过量的溴定量的发生溴代反应，再以剩余碘量法测定其含量。

制剂的含量测定方法很多，如《中国药典》现行版收载的盐酸异丙肾上腺素注射液、重酒石酸间羟胺注射液、盐酸甲氧明注射液和硫酸沙丁胺醇注射液及其胶囊均采用紫外-可见分光光度法测定含量;盐酸克仑特罗栓剂、盐酸多巴胺注射液采用比色法测定含量，而重酒石酸去甲肾上腺素注射液、硫酸沙丁胺醇片、缓释片与缓释胶囊均采用高效液相色谱法测定含量。

三、含量测定

盐酸普鲁卡因分子结构中含有芳香第一胺，《中国药典》现行版采用亚硝酸钠滴定法进行含量测定，用永停滴定法指示终点。

（一）测定方法

取本品约 0.6 g，精密称定，按照永停滴定法，在 15～25℃，用亚硝酸钠滴定液（0.1 mol/L）滴定。每 1 ml 亚硝酸钠滴定液（0.1 mol/L）相当于 27.28 mg 的盐酸普鲁卡因（$C_{13}H_{20}N_2O_2 \cdot HCl$）。

（二）含量计算：

$$标示量（\%）=\frac{V \times F \times T \times 10^{-3}}{m} \times 100\% \quad （6\text{-}3）$$

式中，V 为消耗亚硝酸钠滴定液的体积，ml；F 为亚硝酸钠滴定液的浓度校正因数；T 为滴定度，mg/ml；m 为供试品的取样量，g。

《中国药典》现行版收载的苯佐卡因、盐酸普鲁卡因注射液直接采用亚硝酸钠滴定法进行含量测定。醋氨苯枫及其注射液，经水解后可用本法测定其含量。

项目三　磺胺类药物分析

项目分析

磺胺类药物是一类用于治疗细菌感染性疾病的化学合成药物。由于磺胺类药物对一些疾病治疗的不可替代性及新的适应证的发现，使其在抗菌类药物中具有重要地位。本项目主要的任务是学会磺胺类药物分析方法。

任务一　胺类药物结构与性质

【知识准备】

典型药物结构与性质

本类药物均具有对氨基苯磺酰胺的基本结构：

$$H_2N-C_6H_4-SO_2NHR$$

由于取代基 R 的不同，构成了不同的磺胺类药物，常用的磺胺类药物多为杂环取代（如磺胺嘧啶）或乙酰化（如磺胺醋酰钠）；磺酰胺基上的氢可被重金属取代生成难溶性盐类药物（如磺胺嘧啶银）。《中国药典》现行版收载的磺胺类药物主要有：磺胺嘧啶、磺胺甲噁唑、磺胺异噁唑、磺胺多辛和磺胺醋酰钠及制剂等 20 余个。

磺胺类药物均为白色或类白色结晶性粉末，具有一定的熔点。除磺胺醋酰钠易溶于水外，其他药物在水中几乎不溶，略溶或微溶于乙醇或丙酮等有机溶剂。典型磺胺类药物的结构与性质见表 6-8。

表 6-8　磺胺类典型药物的结构与性质

药物	结构式	性质
磺胺嘧啶	$H_2N-C_6H_4-SO_2NH-$（嘧啶-2-基）	1．酸碱两性　磺胺类药物分子结构中的芳香第一胺显弱碱性，磺酰基显弱酸性，为酸碱两性化合物 2．芳香第一胺的特性　磺胺类药物大多具有芳香第一胺基，在酸性条件下可与亚硝酸钠发生重氮化-偶合反应，再在碱性条件下与 β-萘酚发生偶合反应，可用于鉴别和含量测定；芳香第一胺也可与芳醛缩合成有色的希夫碱 3．取代杂环的特性　当 R 基被含氮杂环取代时，该取代基除具有较强的紫外吸收和红外吸收特征外，在酸性条件下，还可与生物碱沉淀剂发生沉淀反
磺胺甲噁唑	$H_2N-C_6H_4-SO_2NH-$（5-CH_3-异噁唑-3-基）	
磺胺异噁唑	$H_2N-C_6H_4-SO_2NH-$（3,4-二甲基（H_3C，CH_3）异噁唑-5-基）	
磺胺醋酰钠	$H_2N-C_6H_4-S(=O)_2-N(Na)-COCH_3$，$H_2O$	

药物	结构式	性质
磺胺多辛	$H_2N-C_6H_4-SO_2-NH-$（5,6-二甲氧基嘧啶-4-基）	应，可用于鉴别

任务二 磺胺类药物的质量分析

本任务以磺胺嘧啶为代表药物，讨论芳胺类药物的质量分析方法。

【知识准备】

磺胺嘧啶在乙醇或丙酮中微溶，在水中几乎不溶；在氢氧化钠试液或氨试液中易溶，在稀盐酸中溶解。本品结构上的取代基为嘧啶环，具有芳香第一胺基的重氮化及重氮化-偶合反应和磺酰胺基与重金属离子的反应。

一、鉴别

（一）与硫酸铜试液的反应

磺胺嘧啶与硫酸铜反应生成黄绿色沉淀，放置后变为紫色。

鉴别方法：取本品约 0.1 g，加水与 0.4%氢氧化钠溶液各 3 ml，振摇使溶解，滤过，取滤液，加硫酸铜试液 1 滴，即生成黄绿色沉淀，放置后变为紫色。

解析：磺胺类药物磺酰胺基上的氢原子可被金属离子（银、铜、钴）取代，并生成不同颜色的难溶性的金属盐沉淀。其中与硫酸铜的反应常用于本类药物的鉴别。

（二）红外光谱法

磺胺嘧啶分子结构中含有磺酰胺、芳胺、嘧啶环及苯环，其红外光谱中的特征峰归属见表 6-9。

表 6-9 磺胺嘧啶红外光谱中特征峰归属

波数	振动类型	归属
3 420、3 350、3 255	ν_{N-H}	胺、磺酰胺
1 650	δ_{N-H}	胺
1 580、1 490、1 440	$\nu_{C=C}$，$\nu_{C=N}$	嘧啶、苯环
1 325、1 155	$\nu_{S=O}$	磺酰胺

知识链接

不同的磺胺类药物的铜盐沉淀颜色或颜色的变化不同，所以根据铜盐反应可用作本类药物的区别。如磺胺甲噁唑为草绿色；磺胺异噁唑为淡棕色→暗绿色；磺胺醋酸钠为蓝绿色。

（三）芳香第一胺的反应

凡具有芳香第一胺的药物均可用重氮化-偶合反应进行鉴别。反应原理：

$H_2N-C_6H_4-SO_2NHR + NaNO_2 + 2HCl \longrightarrow N^+\equiv NCl^-$（$SO_2NHR$）$+ NaCl + 2H_2O$

$N^+\equiv NCl^-$（SO_2NHR）+ OH $\xrightarrow{NaOH}$ N=N（HO，SO_2NHR）$\downarrow + NaCl + H_2O$

（橙黄到猩红色）

鉴别方法：取供试品约 50 mg，加稀盐酸 1 ml，必要时缓缓煮沸使溶解，放冷，加 0.1 mol/L 亚硝酸钠溶液数滴，滴加碱性 β-萘酚试液数滴，生成橙黄到猩红色沉淀。

二、检查

（一）酸度

取本品 2.0 g，加水 100 ml，置水浴中振摇加热 10 min，立即放冷，滤过；分取滤液 25 ml，加酚酞指示液 2 滴与氢氧化钠滴定液（0.1 mol/L）0.20 ml，应显粉红色。

（二）碱性溶液的澄清度与颜色

取本品 2.0 g，加氢氧化钠试液 10 ml 溶解后，加水至 25 ml；溶液应澄清无色；如显色，与黄色 3 号标准比色液比较，不得更深。

解析：该项目检查本品中不溶于碱性溶液的杂质和有色杂质。

（三）氯化物

取上述酸度项下剩余的滤液 25 ml，依法检查，与标准氯化钠溶液 5.0 ml 制成的对照液比较，不得更浓（0.01%）。

（四）炽灼残渣

按“炽灼残渣检查法”检查，遗留残渣不得超过 0.1%。

（五）重金属

取本品约 1.0 g，照“重金属检查法”（第三法）检查，含重金属不得超过百万分之十。

三、含量测定

凡分子结构中有芳香第一胺或经水解后具有芳香第一胺的磺胺类药物均可用亚硝酸钠滴定法测定含量。磺胺嘧啶具有芳香第一胺，可采用亚硝酸钠滴定法测定含量，《中国药典》现行版采用永停滴定法指示终点。

课堂互动

亚硝酸钠滴定法测定芳胺类药物含量时，在滴定前为什么要加入溴化钾？为避免滴定中亚硝酸的挥发和分解，应如何控制滴定速度？

1．测定方法

取本品约 0.5 g，精密称定，按照永停滴定法，用亚硝酸钠滴定液（0.1 mol/L）滴定。每 1 ml 亚硝酸钠滴定液（0.1 mol/L）相当于 25.03 mg 的磺胺嘧啶（$C_{10}H_{10}N_4O_2S$）。

2．含量计算

$$标示量（\%）=\frac{V \times F \times T \times 10^{-3}}{m} \times 100\% \qquad （6\text{-}4）$$

式中，V 为消耗亚硝酸钠滴定液的体积，ml；F 为亚硝酸钠滴定液的浓度校正因数；T 为滴定度，mg/ml；m 为供试品的取样量，g。

还可利用磺胺类药物的紫外特征吸收光谱进行定量分析。《中国药典》现行版规定，用分光光度法测定磺胺类药物片剂的溶出度；用双波长分光光度法或高效液相色谱法测定磺胺类药物复方制剂的含量。

项目四　巴比妥类药物分析

项目分析

巴比妥类药物是常用的镇定催眠药，《中国药典》现行版收载有苯巴比妥、苯巴比妥钠、异戊巴比妥、异戊巴比妥钠、司可巴比妥钠和注射用硫喷妥钠等原料及制剂。

任务一　巴比妥类药物结构与性质

【知识准备】

典型药物结构与性质

本类药物具有典型的环状丙二酰脲母核结构：

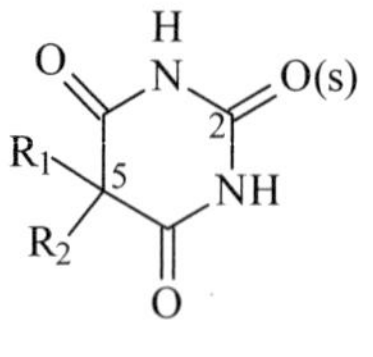

除硫喷妥钠为 C_2 位硫取代的硫代巴比妥酸衍生物外，均为 C_5 位双取代的巴比妥酸衍生物。

本类药物多为白色或类白色结晶性粉末，钠盐可溶于水，原形药物易溶于乙醇或乙醚。均具有环状丙二酰脲基本结构的性质及特征官能团的性质，典型药物的结构和性质详见表 6-10。

表 6-10　巴比妥类典型药物的结构与性质

药物名称	结构	性质
苯巴比妥		1. 弱酸性　环状丙二酰脲的 1,3-二酰亚胺基团发生酮式-烯醇式互变异构，在水溶液中电离显弱酸性（p*K*a 为 7.3～8.4）。巴比妥类药物可溶于水氢氧化钠或碳酸钠溶液 2. 水解性　巴比妥类药物钠盐接触水分后可水解失效，温度升高以及碱性条件可加速水解 3. 与重金属离子的反应　结构中的—CONHCONHCO—可与金属离子，如 Ag^+、Cu^{2+}、Hg^+等，生成有特征颜色的物质 4. 紫外吸收特征　巴比妥类药物仅在碱性条件下才可电离产生共轭体系，并随碱性条件变化产生不同的紫外吸收光谱；硫喷妥钠在酸性和碱性条件下均有紫外吸收 5. 官能团性质　药物中具有的特征官能团如苯环、不饱和烃、S 等均具有特定的化学性质，可用于药物的鉴别
苯巴比妥钠		
司可巴比妥钠		
异戊巴比妥		
异戊巴比妥钠		
硫喷妥钠		

任务二　巴比妥类药物质量分析

本任务以苯巴比妥为代表药物，讨论苯巴比妥类药物的质量分析方法。

【知识准备】

苯巴比妥为常用的镇静催眠和抗惊厥药物，为白色有光泽的结晶性粉末，在乙醇或乙醚中溶解，在三氯甲烷中略溶，在水中极微溶解；在氢氧化钠或碳酸钠溶液中溶解。具有丙二酰脲基本结构，5 位取代基为苯环，呈现典型的丙二酰脲类鉴别反应和苯环鉴别反应。

一、鉴别

（一）丙二酰脲类的鉴别反应

本品显丙二酰脲类的鉴别反应（《中国药典》附录III）。

环状丙二酰脲可与金属离子结合，被《中国药典》收载于附录III“一般鉴别试验”中，主要包括银盐和铜盐的反应。《中国药典》现行版在巴比妥类药物的鉴别项下均注明“应显丙二酰脲类的鉴别反应”。

1．银盐反应

$\xrightarrow[Na_2CO_3]{AgNO_3}$ $\xrightarrow{AgNO_3}$ ↓

反应原理：巴比妥类药物溶于碳酸钠溶液，与硝酸银试液反应，先生成可溶性的一银盐，加入过量的硝酸银试液后即生成难溶性的二银盐白色沉淀。

鉴别方法：取供试品约 0.1 g，加碳酸钠试液 1 ml 与水 10 ml，振摇 2 min，滤过，滤液中逐滴加入硝酸银试液，即生成白色沉淀，振摇，沉淀即溶解；继续滴加过量的硝酸银试液，沉淀不再溶解。

此反应用于苯巴比妥、苯巴比妥钠、异戊巴比妥、异戊巴比妥钠、司可巴比妥钠的鉴别。

课堂互动

现有 3 种药物粉末，可能为苯巴比妥钠、注射用硫喷妥钠和司可巴比妥钠，请阐述如何利用简单的化学试验来鉴别？试验现象如何？

2．铜盐反应

反应原理：此类药物在吡啶溶液中与铜吡啶试液反应，产物具有特征颜色，巴比妥类药物为紫堇色或紫色，含硫巴比妥类药物为绿色。

鉴别方法：取供试品约 50 mg，加吡啶溶液（1→10）5 ml，溶解后，加铜吡啶试液 1 ml，即显紫色或生成紫色沉淀。

注：X = O，紫色；S，绿色。

（二）苯环的鉴别反应

苯巴比妥 5 位具有苯基取代，《中国药典》现行版采用苯环的硝化和缩合反应，鉴别苯巴比妥及其钠盐。

1．硫酸-亚硝酸钠反应：取本品约 10 mg，加硫酸 2 滴与亚硝酸钠约 5 mg，混合，即显橙黄色，随即转橙红色。

2．甲醛-硫酸反应：取本品约 50 mg，置试管中，加甲醛试液 1 ml，加热煮沸，冷却，沿管壁缓缓加硫酸 0.5 ml，使成两液层，置水浴中加热。接界面显玫瑰红色。本法亦可用于其他苯基取代化合物的鉴别。

3．钠盐的鉴别反应：巴比妥类钠盐药物，如苯巴比妥钠、司可巴比妥钠、注射用硫喷妥钠可根据钠离子的性质来进行药物的鉴别，方法简单，易行。参见《中国药典》附录“一般鉴别试验”钠盐实验方法。

知识链接

巴比妥类药物其他取代基鉴别实验

1. 不饱和烃的鉴别实验

司可巴比妥、己索巴比妥等具有不饱和烃基，可利用其加成特征和还原性进行鉴别。

2. 硫元素的鉴别实验

硫代巴比妥可利用硫元素的特征性质鉴别。

二、检查

苯巴比妥需检查酸度、乙醇溶液的澄清度和中性或碱性物质。

（一）酸度

取本品 0.20 g，加水 10 ml，煮沸搅拌 1 min，放冷，滤过，取滤液 5 ml，加甲基橙指示液 1 滴，不得显红色。酸度的检查主要是控制反应中由于乙基化不完全引入的副产物苯基丙二酰脲，其为 5 位单取代，酸性强，可使甲基橙指示剂呈红色。

（二）乙醇溶液的澄清度

取本品 1.0 g，加乙醇 5 ml，加热回流 3 min，溶液应澄清。本检查主要用于控制苯巴比妥酸等乙醇中不溶解的杂质。

（三）中性或碱性物质

取本品 1.0 g，置分液漏斗中，加氢氧化钠试液 10 ml 溶解，加水 5 ml、乙醚 25 ml，振摇 1 min，分取醚层，用水振摇洗涤 3 次，每次 5 ml，取醚液用干燥滤纸滤过，滤液置 105℃恒重的蒸发皿中，蒸干，在 105℃干燥 1 h，遗留残渣不得过 3 mg。本检查采取提取容量法控制反应中间体及分解产生的酰胺、酰脲类等杂质。

巴比妥类钠盐，则需要检查碱度及溶液的澄清度。

三、含量测定

（一）苯巴比妥原料药的测定

环状丙二酰脲具有与银盐定量结合的性质，《中国药典》现行版采用银量法测定苯巴比妥原料的含量。反应式见《中国药典》鉴别 1.丙二酰脲类的鉴别反应。

1．测定方法：取本品约 0.2 g，精密称定，加甲醇 40 ml 使溶解，再加新制的 3%无水碳酸钠溶液 15 ml，按照电位滴定法，用硝酸银滴定液（0.1 mol/L）滴定。每 1 ml 硝酸银滴定液（0.1 mol/L）相当于 23.22 mg 的苯巴比妥（$C_{12}H_{12}N_2O_3$）。

2．含量计算：

$$\text{标示量（\%）}=\frac{V\times F\times T\times 10^{-3}}{m}\times 100\% \quad (6\text{-}5)$$

式中，V 为消耗滴定液的体积，ml；F 为滴定液浓度校正因数；T 为滴定度，mg/ml；m 为苯巴比妥供试品的取样量，g。

解析：银量法操作简便，药物中的分解产物等相关杂质不与硝酸银反应，专属性较强。本法采用新制的甲醇和 3%无水碳酸钠碱性溶液为介质，银-玻璃电极系统电位法指示终点。《中国药典》现行版中，银量法用于大多数巴比妥类药物及其钠盐的原料和相应制剂的含量测定。如异戊巴比妥及其钠盐和制剂、苯巴比妥原料、苯巴比妥钠的原料及注射剂。

（二）苯巴比妥片的含量测定

《中国药典》自 2005 年版开始采用高效液相色谱法测定苯巴比妥片剂的含量。

1．测定方法

色谱条件与系统适应性实验：十八烷基硅烷键合硅胶为填充剂；甲醇-磷酸盐缓冲液（40∶60）为流动相；检测波长为 215 nm。理论板数按苯巴比妥峰计算不低于 2 000。

知识链接

巴比妥类药物含量测定的溴量法及紫外分光光度法

1．溴量法

含有不饱和烃的巴比妥类药物（司可巴比妥钠），可利用双键的加成特点，在适宜的盐酸酸性条件下，用定量过量的溴滴定液与药物完全反应，剩余的溴与过量碘化钾作用析出碘，再用硫代硫酸钠回滴生成的碘，通过消耗硫代硫酸钠滴定液的体积计算药物含量。

2．紫外分光光度法

硫喷妥钠具有显著的紫外吸收特征，《中国药典》现行版采用紫外分光光度法测定注射用硫喷妥钠的含量，方法灵敏度高，专属性强。

测定法：取本品 20 片，精密称定，研细，精密称取适量（约相当于苯巴比妥 30 mg）；置 100 ml 容量瓶中，加 40%甲醇溶液适量，超声处理 10 min 使苯巴比妥溶解，加 40%甲醇稀释至刻度，摇匀，滤过，精密量取续滤液 5 ml，置 50 ml 容量瓶中，加 40%甲醇稀释至刻度，摇匀，精密量取 20μl 注入液相色谱仪，记录色谱图。另取苯巴比妥对照品适量，精密称定，用 40%甲醇溶解并定量稀释制成每 1 ml 中约含苯巴比妥 30μg 的溶液，同法测定，按照外标法以峰面积计算。

2．含量计算

$$\text{标示量（\%）}=\frac{\frac{A_X}{A_R}\times C_R\times D\times V\times \overline{W}\times 10^{-3}}{m\times S}\times 100\% \quad (6\text{-}6)$$

式中，A_X 为苯巴比妥片供试品峰面积；A_R 为苯巴比妥对照品峰面积；C_R 为对照品溶液的浓度，μg/ml；D 为苯巴比妥片供试品的稀释倍数；V 为苯巴比妥供试品的原始体积，ml；m 为苯巴比妥片供试品取样，mg；$\overline{W}$ 为 20 片平均片重，mg；S 为苯巴比妥片标示量，mg。

项目五　杂环类药物分析

项目分析

杂环类药物是指分子结构中含有杂环的一类药物，环中的杂原子一般为氮、氧、硫等。杂环类药物种类繁多，如一些生物碱、维生素、抗生素及化学合成药物等，是现代药物中应用最广泛的一大类药物。

任务一　杂环类药物结构与性质

本任务主要介绍应用较为广泛的异烟肼、盐酸氯丙嗪、地西泮、诺氟沙星 4 种典型药物的结构与性质。

【知识准备】

典型药物结构与性质

目前，杂环类药物一般按母核的化学结构分类，《中国药典》现行版收载的杂环类药物主要有喹诺酮、吡啶类、吩噻嗪类及苯并二氮杂卓类。

（一）喹诺酮类药物

喹诺酮类药物是人工合成的含 4-喹诺酮母核的抗菌药物。该类药物因其抗菌谱广，抗菌活性强，不良反应少等优点，临床上得到了广泛应用，并成为国内外众多制药企业竞相开发和生产的热门药品。典型药物主要有吡哌酸、诺氟沙星、氧氟沙星等。典型喹诺酮类药物的结构与性质见表 6-11。

表 6-11　喹诺酮类典型药物的结构与性质

药物名称	结构式	性质
诺氟沙星	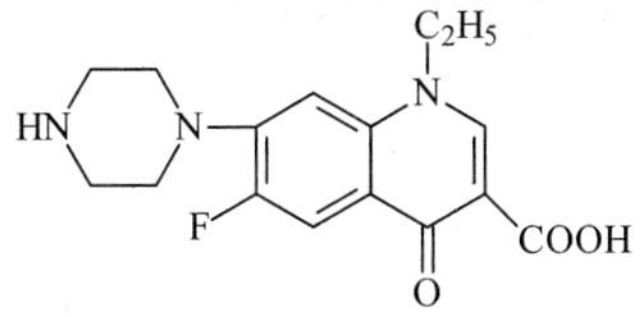	1. 酸碱两性　本类药物因含有酸性的羧基和碱性的哌嗪基，呈酸碱两性，易溶于醋酸、盐酸和氢氧化钠溶液中。有哌嗪基的药物还可与丙二酸、醋酐作用，生成有色产物，故可供鉴别 2. 还原性　本类药物分子结构中的哌嗪基具有还原性，遇光易被氧化，颜色渐变深 3. 紫外吸收光谱特征　本类药物分子结构中均有共轭体系，在一定的紫外光区有特征吸收，可进行鉴别和含量测定
吡哌酸	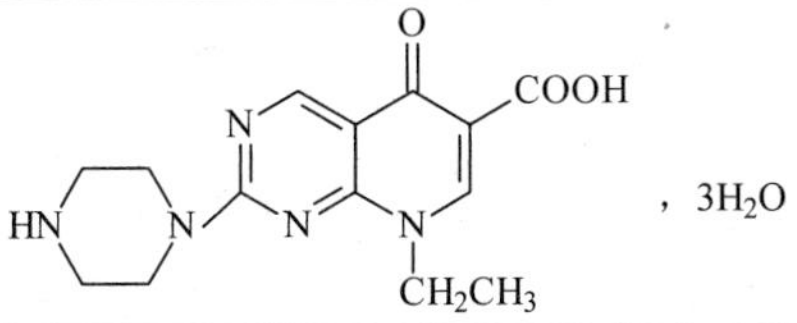 , $3H_2O$	

（二）吡啶类药物

吡啶类药物的分子结构中，均含有氮杂原子不饱和六元单环。典型药物主要有异烟肼、尼可刹米、硝苯地平、尼群地平等。典型吡啶类药物的结构与性质见表 6-12。

表 6-12 吡啶类典型药物的结构与性质

药物名称	结构式	性质
异烟肼	$CONHNH_2$；N	1．母核吡啶环的性质 （1）弱碱性：吡啶环上的氮原子为碱性氮原子，在水中其 pK_b 值为 8.8，可用非水溶液滴定法进行含量测定 （2）吡啶环性质：本类药物在其吡啶环上α、α'位未被取代，而β或γ位被羧基衍生物所取代，均可发生吡啶环的开环反应，异烟肼和尼可刹米均具有此性质 （3）紫外吸收光谱特征：吡啶环为芳香杂环，对紫外光有特征吸收，可用于鉴别和测定 2．取代基的性质 （1）还原性：异烟肼的分子结构中，吡啶环 γ 上被酰肼基取代，酰肼基具有较强的还原性，可被氧化剂氧化；硝苯地平由于苯环上有硝基取代，遇光不稳定，极易发生自身氧化还原反应 （2）酰肼基性质：异烟肼结构中的酰肼基可与某些含羰基的化合物（如芳醛）发生缩合反应生成腙，具有一定的颜色和熔点，可用于鉴别和含量测定 （3）水解性：异烟肼分子结构中的酰肼基，尼可刹米分子结构中的酰胺基以及硝苯地平分子结构中的酯键均具有水解性，在一定条件下能发生水解反应，可供鉴别
尼可刹米	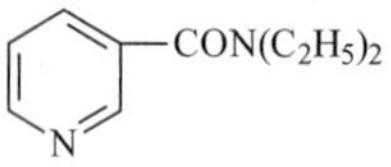 $CON(C_2H_5)_2$；N	
硝苯地平	NO_2；H_3COOC；$COOCH_3$；H_3C；N H；CH_3	
尼群地平	O_2N；H_3COOC；$COOCH_3$；H_3C；N H；CH_3	
碘解磷定	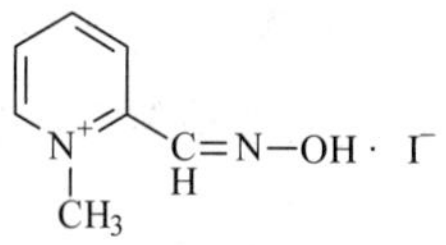 N^+；$C=N-OH \cdot I^-$；H；CH_3	

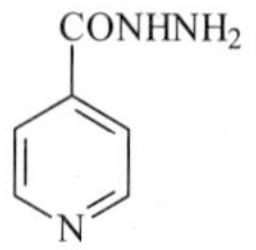

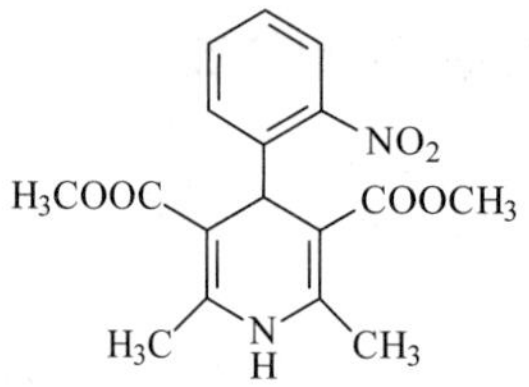

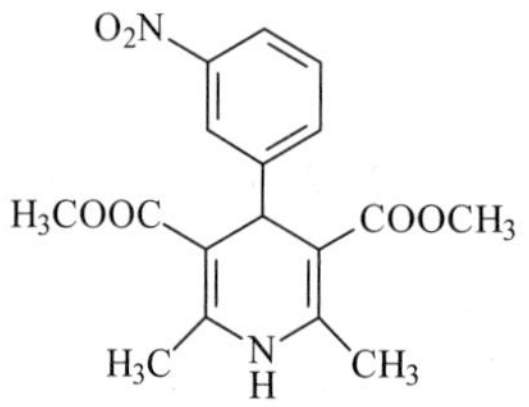

（三）**吩噻嗪类药物**

吩噻嗪类药物为苯并噻嗪的衍生物，其分子结构中均含有硫氮杂蒽母核。

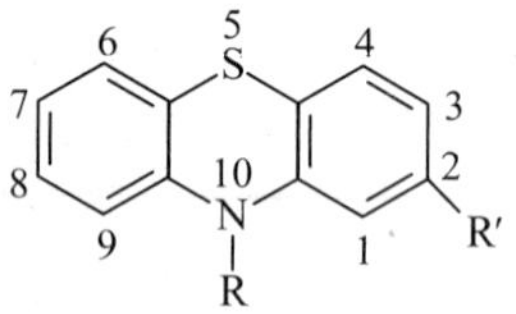

本类药物在结构上的差异，主要表现在母核 2 位上 R′取代基和 10 位 R 取代基的不同。R′基团通常为—H，—Cl，—CF_3，—$COCH_3$，—SCH_3 等。R 基团则为具有 2～3 个碳链的二甲或二乙氨基；或为含氮杂环，如哌嗪和哌啶的衍生物等。

临床上常用的本类药物多为其盐酸盐。《中国药典》现行版收载本类的典型药物有：盐酸氯丙嗪、盐酸异丙嗪、奋乃静、盐酸氟奋乃静等。典型吩噻嗪类药物的结构与性质见表 6-13。

表 6-13　吩噻嗪类典型药物的结构与性质

药物名称	结构式	性质
盐酸氯丙嗪	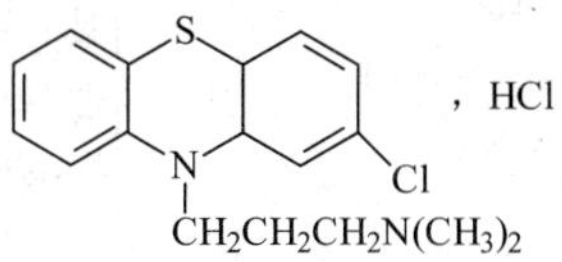 S, N, Cl, $CH_2CH_2CH_2N(CH_3)_2$，HCl	1. 还原性　本类药物吩噻嗪环上的二价硫原子具有较强的还原性，易被氧化剂（如硫酸、硝酸、三氯化铁、过氧化氢等）氧化，生成砜、亚砜等产物，其氧化产物随取代基的不同而成不同颜色。因此，可用于本类药物的鉴别和含量测定 2. 碱性　本类药物母核上氮原子的碱性极弱，10 位侧链上烃胺基，如二甲氨基或哌嗪基碱性较强，所以临床上用其盐酸盐。也可根据其碱性，用非水溶液滴定法进行含量测定 3. 与金属离子的反应　本类药物分子结构中未被氧化的硫，可与金属离子如钯离子（Pd^{2+}）形成有色配合物，其氧化产物砜和亚砜则无此反应。利用此性质可用于其鉴别和含量测定 4. 紫外吸收光谱特征　本类药物结构中的吩噻嗪环为三环共轭的 π 系统，有较强的紫外吸收，在紫外光区一般有 3 个吸收峰，分别在 205 nm、254 nm、300 nm 附近，最强峰多在 254 nm 附近处，所以本类药物可用紫外分光光度法进行鉴别和含量测定
盐酸异丙嗪	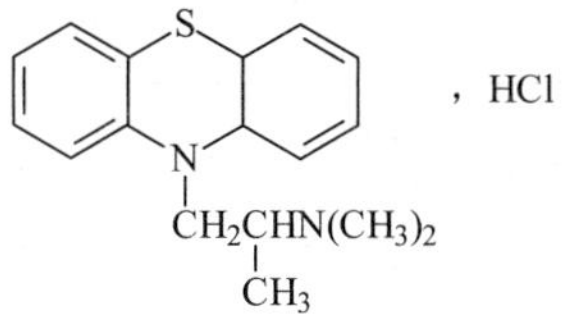 S, N, $CH_2CHN(CH_3)_2$, CH_3，HCl	
奋乃静	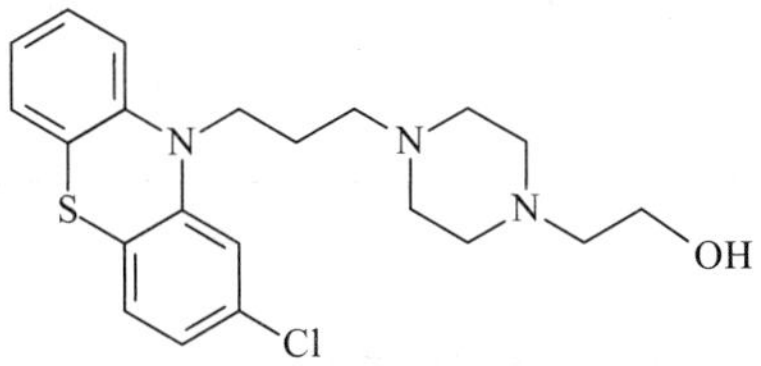 S, N, N, N, OH, Cl	
盐酸氟奋乃静	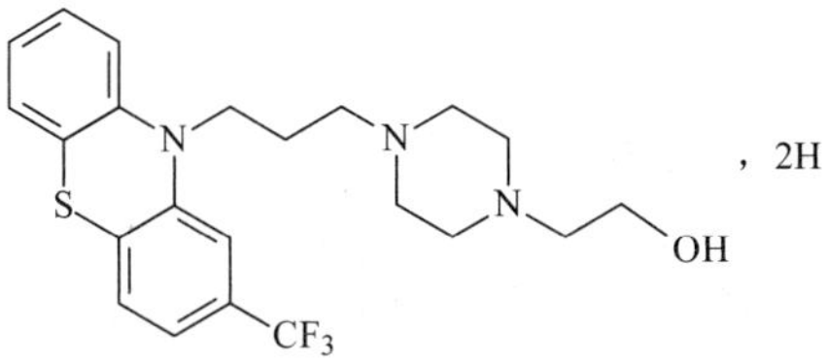 S, N, N, N, OH, CF_3，2H	
盐酸三氟拉嗪	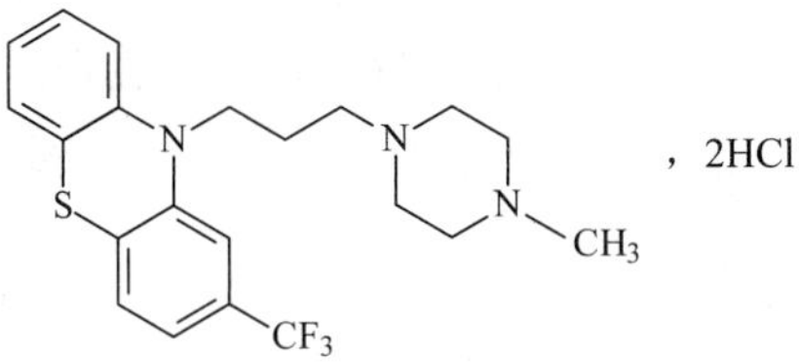 S, N, N, N, CH_3, CF_3，2HCl	

（四）苯并二氮杂卓类

苯并二氮杂卓类药物为苯环与七元含氮杂环稠合而成的有机药物。其中 1,4-苯并二氮杂卓类药物是目前临床应用最广泛的抗焦虑和抗惊厥药。典型药物主要有地西泮、奥沙西泮、氯氮卓、阿普唑仑等。典型苯并二氮杂卓类药物的结构与性质见表 6-14。

表 6-14　苯并二氮杂卓类典型药物的结构与性质

药物名称	结构式	性质
地西泮	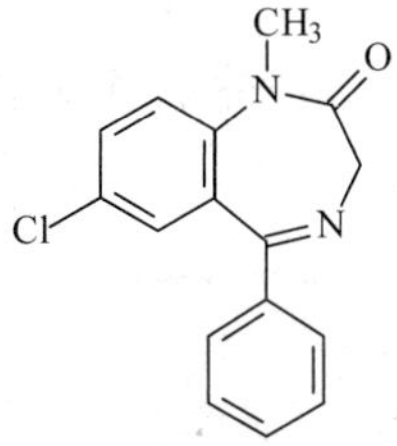 CH_3, N, O, N, Cl	1. 紫外吸收光谱特征　本类药物分子中有较长的共轭体系，在紫外区有特征吸收，随着介质 pH 的不同，紫外吸收光谱也不同；且溶于硫酸后在 365 nm 处显不同的荧光。可利用这一特性鉴别本类药物

药物名称	结构式	性质
奥沙西泮	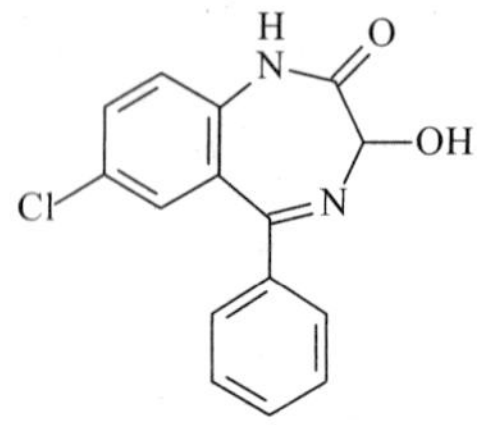	2. 碱性　二氮杂卓七元环上的氮原子具有强碱性，但苯基的取代可使其碱性降低，因而在含量测定时不能用直接酸碱滴定法，而需用非水溶液滴定法测定。同时，氮原子还可以和某些有机碱沉淀剂发生沉淀反应，可用于鉴别
氯氮卓	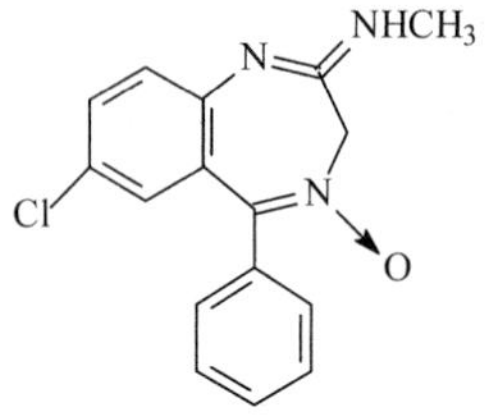	3. 水解性　二氮杂卓七元环在强酸性溶液中能水解开环，生成含有芳香第一胺结构的二苯甲酮衍生物，根据水解产物的不同性质可对本类药物进行鉴别

任务二　杂环类药物质量分析

本任务以异烟肼为例，讨论杂环类药物质量的分析方法。

【知识准备】

异烟肼属吡啶类药物，异烟肼分子结构中有吡啶环，其环上的氮原子有碱性，可以和某些重金属离子形成沉淀。γ位上的酰肼基取代基，有较强的还原性，可与氨制硝酸银试液等氧化试剂反应，同时还可以和某些含羰基的试剂发生缩合反应，用于鉴别。还可利用其还原性采用氧化还原滴定法测定其含量。

一、鉴别

（一）制备衍生物测定熔点

方法为：取本品约 0.1 g，加水 5 ml 溶解后，加 10%香草醛的乙醇溶液 1 ml，摇匀，微热，放冷，即析出黄色结晶；滤过，用稀乙醇重结晶，在 105℃干燥后，依法测定，熔点为 228～231℃，熔融时同时分解。

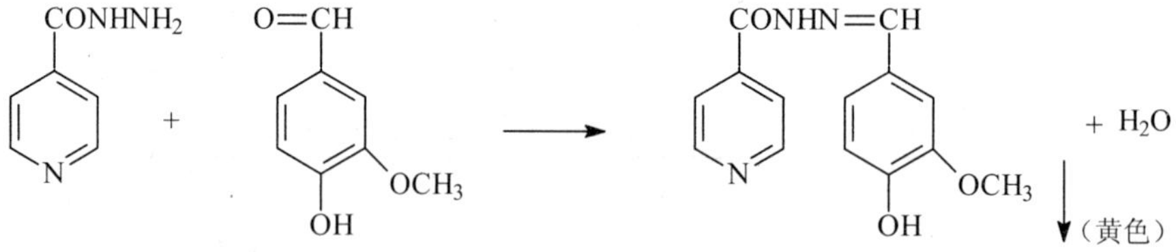

CONHNH$_2$ + O=CH … OCH$_3$ OH → CONHN=CH … OCH$_3$ OH ↓（黄色） + H_2O

解析：异烟肼的酰肼基可以和羰基的试剂如香草醛发生缩合反应，生成异烟腙生物，然后测定其熔点，用于鉴别。

> **课堂讨论**
>
> 1. 鉴别异烟肼常用的方法是什么？
> 2. 吩噻嗪类药物为什么易氧化变色？如何利用此性质进行鉴别？

（二）与氨制硝酸银试液的反应

方法为：取本品约 10 mg，置试管中，加水 2 ml 溶解后，加氨制硝酸银试液 1 ml，即发生气泡与黑色浑浊，并在试管壁上生成银镜。其反应式为：

$$\text{(4-}CONHNH_2\text{-pyridine)} + AgNO_3 + H_2O \longrightarrow \text{(4-}COOAg\text{-pyridine)}\downarrow + H_2N-NH_2 + HNO_3$$

$$H_2N-NH_2 + 4AgNO_3 \longrightarrow 4Ag\downarrow + N_2\uparrow + 4HNO_3$$

解析：异烟肼的酰肼基具有还原性，可还原硝酸银中的 Ag^+成单质银。

知识链接

异烟肼中的游离肼可由合成时的原料引入，也可在贮存过程中降解产生。肼是一种致癌物质，因此，国内外药典均要求对异烟肼原料药及其制剂中的游离肼进行检查。

（三）红外分光光度法

本品的红外光吸收图谱应与对照的图谱一致。

解析：异烟肼分子结构中含有吡啶环，红外光谱中具有特征吸收，可用于鉴别。

二、检查

异烟肼除需检查“酸碱度”、“溶液的澄清度”与“干燥失重”、“重金属”、“颜色”及“炽灼残渣”等一般杂质外，还应检查以下特殊杂质。

（一）游离肼

取本品，加水制成每 1 ml 中约含 50 mg 的溶液，作为供试品溶液。另取硫酸肼加水制成每 1 ml 中约含 0.20 mg（相当于游离肼 50μg）的溶液，作为对照品溶液。按照薄层色谱法试验，吸取供试品溶液 10μl 与对照品溶液 2μl，分别点于同一硅胶 G 薄层板上，以异丙醇-丙酮（3∶2）为展开剂，展开，晾干，喷以乙醇制对二甲氨基苯甲醛试液，15 min 后检视。在供试品溶液主斑点相应的位置上，不得显黄色斑点。

解析：异烟肼斑点呈棕橙色，R 值约为 0.21。游离肼斑点呈鲜黄色，R_f值约为 0.3。本法以试验条件下不出现游离肼斑点为合格。肼的检测限为 0.1μg，控制限量为 0.02%。

（二）无菌

取本品，按“无菌检查法”检查，应符合规定。

解析：供注射用的原料药需作此项检查。

三、含量测定

异烟肼分子中的酰肼基具有还原性，可采用氧化还原滴定法测定其含量，《中国药典》现行版采用溴酸钾法。

（一）测定方法

取本品约 0.2 g，精密称定，置 100 ml 容量瓶中，加水使溶解并稀释至刻度。摇匀；精密量取 25 ml，加水 50 ml，盐酸 20 ml 与甲基橙指示液 1 滴，用溴酸钾滴定液（0.016 67 mol/L）

缓缓滴定（温度保持在 18～25℃）至粉红色消失。每 1 ml 溴酸钾滴定液（0.016 67 mol/L）相当于 3.429 mg 的异烟肼（$C_6H_7N_3O$）。

$$3\,\text{(4-pyridyl)}CONHNH_2 + 2KBrO_3 \xrightarrow{HCl} 3\,\text{(4-pyridyl)}COOH + 3N_2\uparrow + 3H_2O + 2KBr$$

解析：本滴定反应属氧化还原滴定法，需在强酸溶液中进行以提高滴定剂的氧化能力。本实验用甲基橙作指示剂，其变色原理属氧化破坏，等当点过后，稍过量的溴酸钾立即氧化甲基橙使其粉红色消失而指示终点。

（二）含量计算

$$含量（\%）=\frac{V\times F\times T\times 10^{-3}}{m}\times 100\% \qquad（6\text{-}7）$$

式中，V 为消耗溴酸钾滴定液的体积，ml；F 为溴酸钾滴定液的浓度校正因数；T 为滴定度，mg/ml；m 为称样量，g。

解析：异烟肼的原料药、片剂、注射剂均采用本法测定含量。

项目六　生物碱类药物分析

【项目分析】

生物碱是指存在于生物体内一类含有氮原子的有机化合物，多呈碱性，故有生物碱之称。生物碱的数目较多，结构复杂，大多具有特殊而显著的生理活性，广泛应用于临床。生物碱大部分有毒性，因此，临床应用须慎重，应严格控制其质量，以确保用药安全。

任务一　生物碱类药物结构与性质

【知识准备】

典型药物结构与性质

目前，生物碱类药物一般按母核的化学结构分类，《中国药典》现行版收载的生物碱类药物主要有苯烃胺类、托烷类、喹啉类、异喹啉类、吲哚类及黄嘌呤类。典型药物结构与性质见表 6-15。

表 6-15　生物碱类典型药物的结构与性质

药物		结构式	性质
苯烃胺	盐酸麻黄碱	(Ph–C(H)(OH)–C(H)(CH₃)–N(H)–CH₃ 结构式), HCl	1. 碱性　本类药物的结构特点是其氮原子不在环状结构内，而是在侧链上，且都是仲胺，因此，

药物		结构式	性质
类	盐酸伪麻黄碱	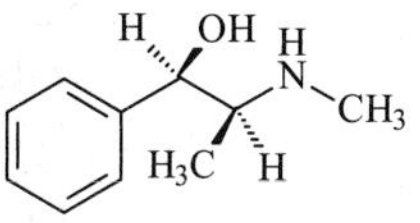 , HCl	碱性较强，易与酸成盐 2. 旋光性　侧链上具有两个手性碳原子，具有旋光性。盐酸麻黄碱为左旋体，盐酸伪麻黄碱为右旋体 3. 具有光谱吸收特征　结构中都含有芳环及特征官能团，有紫外和红外光谱特征吸收，可供鉴别和含量测定 4. 氨基醇性质　芳环侧链上有氨基醇结构，可发生双缩脲反应，用于鉴别
托烷类	硫酸阿托品	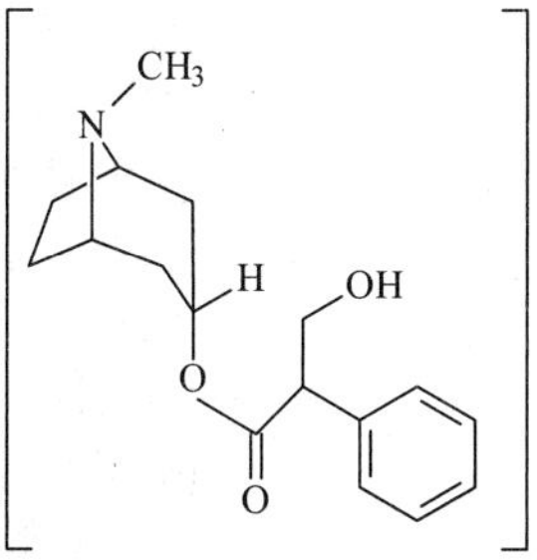 , H_2SO_4, H_2O	1. 水解性　硫酸阿托品和氢溴酸山莨菪碱均为莨菪烷衍生的氨基醇和莨菪酸形成的酯，易水解，莨菪酸维他立（vitAili）反应呈阳性，可用于鉴别 2. 碱性　分子结构中的五元脂环上含有叔胺氮原子，碱性较强，易与酸成盐 3. 旋光性　结构中含有不对称碳原子，氢溴酸山莨菪碱为左旋体，阿托品因外消旋化而为消旋体，无旋光性
	氢溴酸山莨菪碱	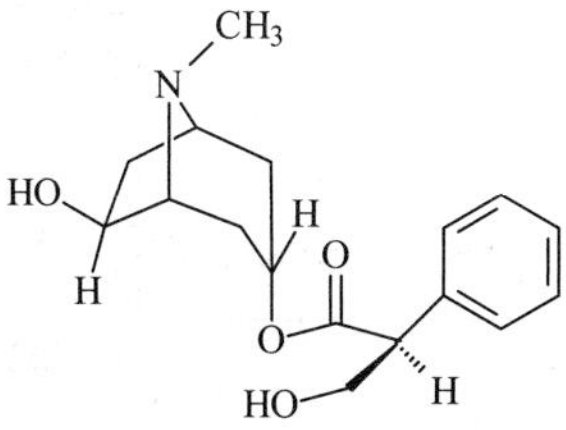 , HBr	
喹啉类	硫酸奎宁	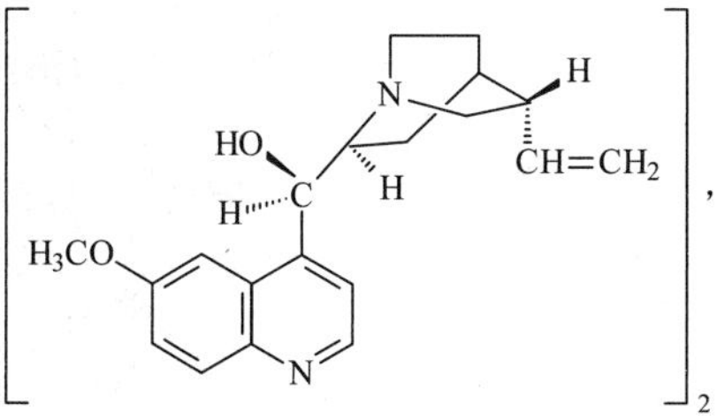 , H_2SO_4, $2H_2O$	1. 碱性　奎宁和奎尼丁结构中包括喹啉环和喹核碱两部分，各含一个氮原子，其中喹啉环上的氮为芳环氮，碱性较弱，不能与硫酸成盐，喹核碱含脂环氮，碱性强，能与硫酸成盐。奎宁的碱性略大于奎尼丁 2. 旋光性　奎宁和奎尼丁的分子式完全相同，但喹核碱部分的立体结构不同，前者为左旋体，后者为右旋体，立体结构的不同导致了两者的碱性、溶解性能和药理作用的不同 3. 荧光特性　硫酸奎宁和硫酸奎尼丁在稀硫酸溶液中显蓝色荧光
	硫酸奎尼丁	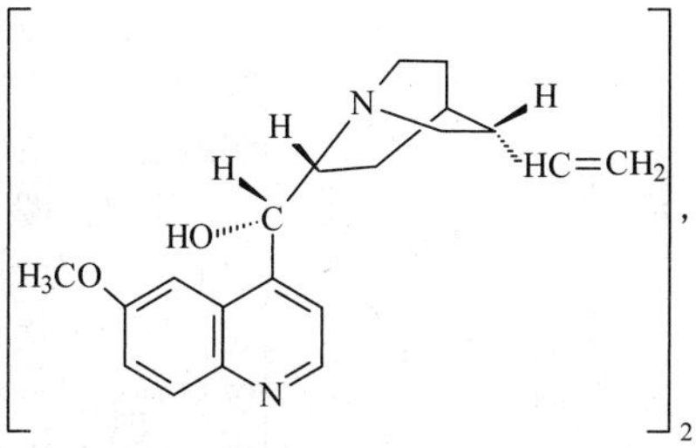 , H_2SO_4, $2H_2O$	

药物		结构式	性质
异喹啉类	盐酸吗啡	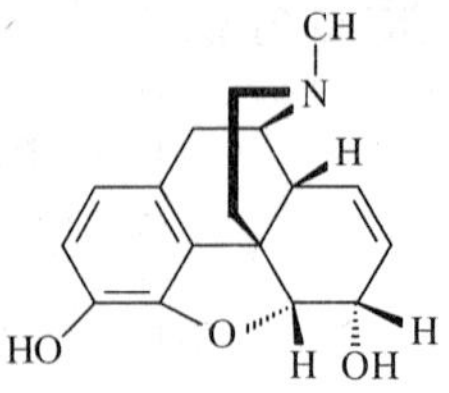 ，HCl，$3H_2O$	1. 酸碱性　吗啡分子中含酚羟基和叔胺基团，具酸碱两性，但碱性略强；可待因分子中无酚羟基，仅含叔胺基团，碱性比吗啡强 2. 吗啡生物碱的显色反应　盐酸吗啡可与甲醛硫酸、钼硫酸试液分别发生反应，可用于鉴别，亦可与铁氰化钾试液反应生成蓝绿色而与可待因区别
	磷酸可待因	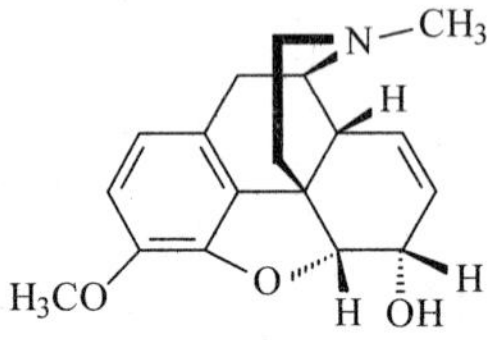 ，H_3PO_4，$3/2H_2O$	
黄嘌呤类	咖啡因	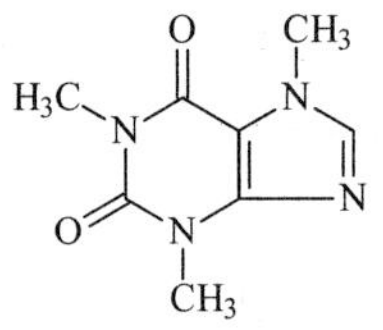 ，H_2O	1. 酸碱性　本类药物结构中含有四个氮原子，但受邻位羰基的影响，碱性极弱。咖啡因 pK_b 为 14.15，不易与酸成盐，以游离碱供药用；茶碱分子中具有活泼氢，呈酸性，可溶于碱的水溶液中，临床上使用的氨茶碱即为乙二胺与茶碱形成的盐 2. 紫脲酸铵特征反应　咖啡因和茶碱具有黄嘌呤结构，加盐酸和氯酸钾水浴蒸干后的残渣遇氨气生成甲基紫脲酸铵，显紫色，再加氢氧化钠，则紫色消失
	茶碱	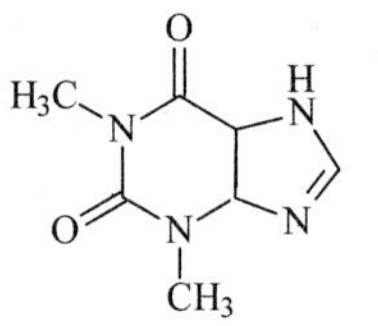 ，H_2O	
吲哚类	硝酸士的宁	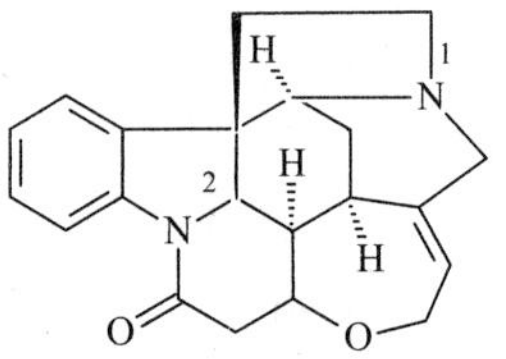 ，HNO_3	1. 碱性　本类药物结构中均含有两个碱性强弱不同的氮原子，吲哚环上的氮（N^2）由于与芳环共轭，几乎无碱性，不与酸成盐。士的宁分子中脂环叔氨氮（N^1）碱性较强（PK_{b1} 为 6.0），可与硝酸成盐；而利血平分子中的脂环叔胺氮（N^1）受邻近基团空间位阻的影响，碱性较弱（PK_{b1} 为 7.93），不能与酸结合成稳定的盐，而以游离状态存在 2. 水解性　利血平含有酯键，在弱碱或受热条件下易水解 3. 还原性和荧光性　利血平在光照和氧气存在情况下极易被氧化，氧化产物为黄色的 3,4-二去氢利血平，并带有黄绿色荧光，进一步氧化为 3,4,5,6-四去氢利血平，具蓝色荧光
	利血平	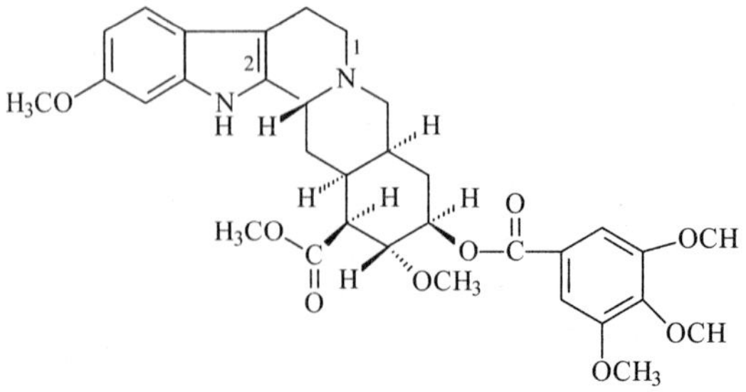	

任务二　生物碱类药物质量分析

本任务以硫酸阿托品为代表解析生物碱类药物质量分析方法。

【知识准备】

硫酸阿托品为无色结晶或白色结晶性粉末，在水中极易溶解，在乙醇中易溶。阿托品是由莨菪烷衍生的氨基醇和莨菪酸形成的酯类药物，易水解，水解产物可用于鉴别。分子结构中，氮原子位于桥环上，碱性较强，易与酸成盐。硫酸阿托品虽具有不对称碳原子，但为外消旋体，故无旋光性。

一、鉴别

（一）红外光谱法

本品的红外光吸收图谱应与对照的图谱一致。

（二）托烷生物碱的反应（Vitaili 反应）

取供试品约 10 mg，加发烟硝酸 5 滴，置水浴上蒸干，得黄色的残渣，放冷，加乙醇 2～3 滴湿润，加固体氢氧化钾一小粒，即显深紫色。其反应式为：

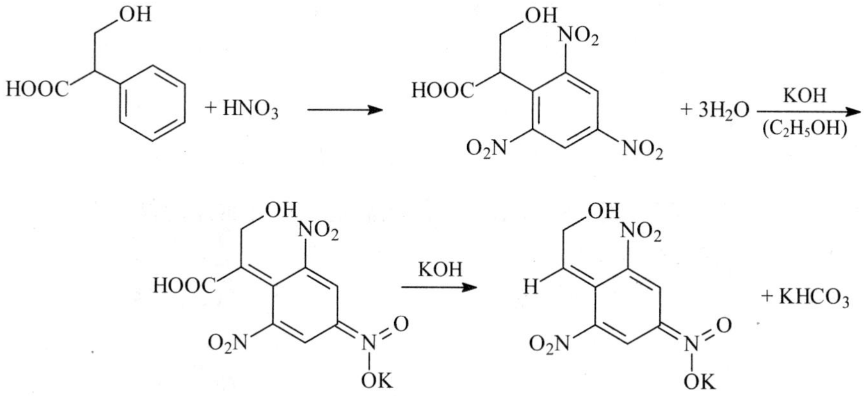

解析：该反应系托烷类生物碱的专属鉴别反应。硫酸阿托品结构中的酯键水解后生成莨菪酸，莨菪酸与发烟硝酸共热，生成黄色的三硝基（或二硝基）衍生物，再与醇制氢氧化钾溶液或固体氢氧化钾作用，转变成醌型产物，呈深紫色。

（三）硫酸根的反应

依照《中国药典》附录“一般鉴别试验”项下“硫酸盐”的鉴别方法试验：

1．取供试品溶液，滴加氯化钡试液，即生成 $BaSO_4$ 的白色沉淀；分离，沉淀在盐酸或硝酸中均不溶解。

2．取供试品溶液，滴加醋酸铅试液，即生成 $PbSO_4$ 的白色沉淀；分离，沉淀在醋酸铵试液或氢氧化钠试液中溶解。

3．取供试品溶液，加盐酸，不生成白色沉淀（与硫代硫酸盐区别）。

二、检查

硫酸阿托品除需检查“酸度”、“干燥失重”和“炽灼残渣”等一般杂质外，还应检查以下特殊杂质：

（一）莨菪碱

取本品，按干燥品计算，加水制成每 1 ml 中含 50 mg 的溶液，依法测定，旋光度不得超过−0.4°。已知莨菪碱的比旋度为-32.5°，本法控制莨菪碱的限量为 24.6%。

解析：硫酸阿托品中的莨菪碱是由于生产过程中消旋化不完全而引入，其毒性较大，故应予检查。

（二）其他生物碱

取本品 0.25 g，加盐酸溶液（9→1 000）1 ml 溶解后，用水稀释成 15 ml，分 5 ml，加氨试液 2 ml，振摇，不得立即发生浑浊。

解析：其他生物碱系指在硫酸阿托品的制备过程中，可能引入的莨菪碱、颠茄碱等生物碱杂质。检查是依据其他生物碱的碱性要比阿托品的碱性弱的性质来进行的，在硫酸阿托品的盐酸溶液中加入氨试液时，若有其他生物碱存在则立即游离，发生浑浊。

知识链接

生物碱类药物大多是从植物中提取，部分也有合成，由于其结构复杂，生产工艺长，引入杂质的途径较多，生物碱一般又有较强的生理活性和毒性，所以为确保用药安全、有效，药典规定对各种生物碱中存在的特殊杂质应严格控制。

生物碱类药物中特殊杂质的检查，主要是根据药物和杂质在物理性质（溶解行为、旋光性、对光选择性吸收）、化学性质（酸碱性、颜色反应）以及色谱行为上的差异来进行的。

三、含量测定

阿托品具有碱性，《中国药典》现行版采用非水溶液滴定法（非水碱量法）。

（一）硫酸阿托品原料药的含量测定

1. 测定方法：取本品约 0.5 g，精密称定，加冰醋酸与醋酐各 10 ml 溶解后，加结晶紫指示液 1～2 滴，用高氯酸滴定液（0.1 mol/L）滴定，至溶液显纯蓝色，并将滴定的结果用空白试验校正。每 1 ml 的高氯酸滴定液（0.1 mol/L）相当于 67.68 mg 的硫酸阿托品 $(C_{17}H_{23}NO_3)_2 \cdot H_2SO_4$。

$$(BH^+)_2 \cdot SO_4^{2-} + HClO_4 \longrightarrow (BH^+) \cdot ClO_4^- + (BH^+) \cdot HSO_4^-$$

2. 含量计算：

$$含量（\%）= \frac{(V - V_0) \times F \times T \times 10^{-3}}{m} \times 100\% \qquad (6\text{-}8)$$

式中，V 为滴定时消耗高氯酸滴定液的体积，ml；V_0 为空白试验消耗高氯酸滴定液体积，ml；F 为高氯酸滴定液的浓度校正因数；T 为滴定度，mg/ml；m 为供试品的取样量，g。

解析：生物碱类药物通常具有弱碱性，在水溶液中用酸直接滴定没有明显的突跃，而在非水酸性（如冰醋酸、醋酐）介质中，碱强度明显增大，可用高氯酸滴定液直接滴定。

采用非水溶液滴定法测定生物碱类药物时，除少数药物（如咖啡因、麻黄碱等）以游离碱的形式供分析外，绝大多数为盐类。生物碱盐类的滴定，实质上是一个置换滴定。即强酸（$HClO_4$）置换出与生物碱结合的较弱的酸（HA）。

$$BH^{+}\cdot A^{-}+HClO_4 \longrightarrow BH^{+}\cdot ClO_4^{-}+HA$$

本法主要用于 $K_b<10^{-8}$（即 $pK_b>8$）的有机弱碱及其有机酸盐、氢卤酸盐、磷酸盐、硫酸盐、硝酸盐及有机酸的碱金属盐类药物的含量测定。

只要选择合适的溶剂、滴定剂和指示终点的方法，pK_b 为 8～13 的弱碱性药物都能采用本法测定，见表 6-16。

表 6-16　非水溶液滴定法测定生物碱类药物含量的条件

序号	pK_b	代表药物	溶剂	指示剂	终点颜色	备注
1	8～10	盐酸麻黄碱	冰醋酸	结晶紫	翠绿色	加醋酸汞
		氢溴酸莨菪碱	冰醋酸	结晶紫	纯蓝色	加醋酸汞
		硝酸士的宁	冰醋酸	电位法		硝酸有干扰
2	10～12	硫酸奎宁	冰醋酸	结晶紫	蓝绿色	需加醋酐
		硫酸奎尼丁	冰醋酸	结晶紫	绿色	需加醋酐
3	>2	咖啡因	醋酐-冰醋酸	结晶紫	黄色	

（二）硫酸阿托品片的含量测定

1．对照品溶液的制备：取硫酸阿托品对照品约 25 mg，精密称定，置 25 ml 容量瓶中，加水溶解并稀释至刻度，摇匀，精密量取 5 ml，置 100 ml 容量瓶中，加水稀释至刻度，摇匀，作为对照品溶液。

2．供试品溶液的制备：取本品 20 片，精密称定，研细，精密称取适量（约相当于硫酸阿托品 2.5 mg），置 50 ml 容量瓶中，加水振摇使硫酸阿托品溶解并稀释至刻度，滤过，取续滤液，作为供试品溶液。

3．测定方法：精密量取供试品溶液与对照品溶液各 2 ml，分别置预先精密加入三氯甲烷 10 ml 的分液漏斗中，各加溴甲酚绿溶液（取溴甲酚绿 50 mg 与邻苯二甲酸氢钾 1.021 0 g，加 0.2 mol/L 氢氧化钠溶液 6.0 ml 使溶解，再加水稀释至 100 ml，摇匀，必要时滤过）2.0 ml，振摇提取 2 min 后，静置使分层，分取澄清的三氯甲烷液，按照紫外-可见分光光度法，在 420 nm 的波长处分别测定吸光度，计算，并将结果与 1.027 相乘，即得供试品中含有 $(C_{17}H_{23}NO_3)_2\cdot H_2SO_4\cdot H_2O$ 的重量。

4．含量计算：

$$\text{标示量（\%）}=\frac{\frac{A_X}{A_R}\times C_R\times V\times 1.027\times \overline{W}}{m\times S}\times 100\% \qquad (6\text{-}9)$$

式中，A_X 为供试品溶液的吸光度；A_R 为对照品溶液的吸光度；C_R 为对照品溶液的浓度，mg/ml；V 为供试品溶液的体积，50 ml；$\overline{W}$ 为平均片重，g；m 为供试品取样量，g；S 为标示量，mg/片；1.027 为分子量换算因数，系每 1 g 无水硫酸阿托品相当于硫酸阿托品 $(C_{17}H_{23}NO_3)_2\cdot H_2SO_4\cdot H_2O$ 的克数。

解析：本法测定使用的试剂是酸性染料，故称为酸性染料比色法。本法具有专属性和准确度较好，样品用量少，测定灵敏度高的特点，测定时注意水相最佳 pH 的选择，注意除去水分和有色杂质的干扰。此法适用于小剂量的有机碱性药物及制剂或体内有机碱性药物的监测。

项目七　甾体激素类药物分析

项目分析

甾体激素类药物是指具有甾体结构的激素类药物，是临床上非常重要的一类药物，有着十分重要的生理功能。本类药物一些来自生物物质，一些为人工合成或半合成。它们既具有相同的母核，又各自具有不同的官能团和性质。《中国药典》现行版收载的本类药物及制剂有近百个品种。

任务一　体激素类药物结构与性质

【知识准备】

典型药物结构与性质

本类药物均具有环戊烷并多氢菲的基本结构，主要由 3 个六元环和 1 个五元环所组成，其基本骨架及位次编号如下：

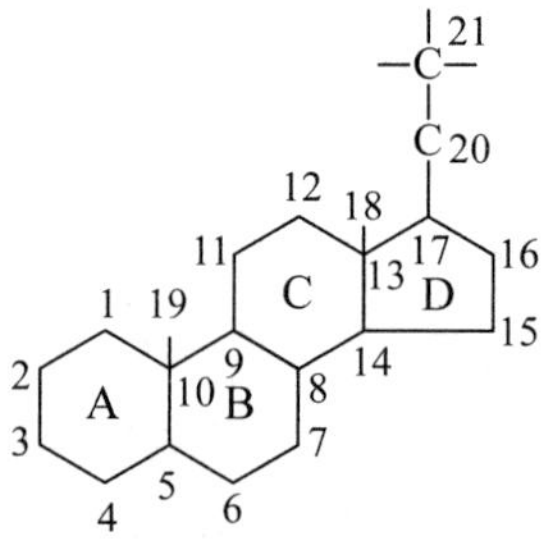

21
C
C 20
12 18
11 17 16
C 13 D
1 19 15
9 14
2 A 10 B 8
3 7
4 5 6

根据总碳原子数、A 环及 17 位取代基的特点将甾体激素类药物分为肾上腺皮质激素和性激素两大类，性激素又可分为雄性激素及蛋白同化激素、孕激素和雌性激素等，具体分类特征见表 6-17。

表 6-17　甾体激素类药物的分类

甾体激素	碳原子数	A 环	17 位取代基
肾上腺皮质激素	21	Δ^4-3-酮	α-醇酮基
雄性激素	19	Δ^4-3-酮	β-OH；α-CH_3
孕激素	21	Δ^4-3-酮	甲酮基
雌激素	18	苯环 C_3-酚 OH	β-OH；α-C ≡ CH

本类药物具有甾体的母核，结构近似，《中国药典》现行版性状项下，多收载有药物的熔点、比旋度、吸收系数等物理常数的测定项目。红外分光光度法特征性较强，原料药几乎都采用红外分光光度法进行鉴别。典型载体激素类药物的结构与性质见表 6-18。

知识链接

不同的甾体激素类药物与硫酸发生呈色反应，呈色不同，加水稀释后的现象也不同，所以根据颜色变化可用来区别本类药物。如氢化可的松为棕黄色至红色→黄色至橙黄色；地塞米松为淡红棕色→颜色消失；炔雌醇为橙红色→玫瑰红色絮状沉淀。

表 6-18 甾体激素类典型药物的结构与性质

药物		结构式	性质
肾上腺皮质激素	氢化可的松	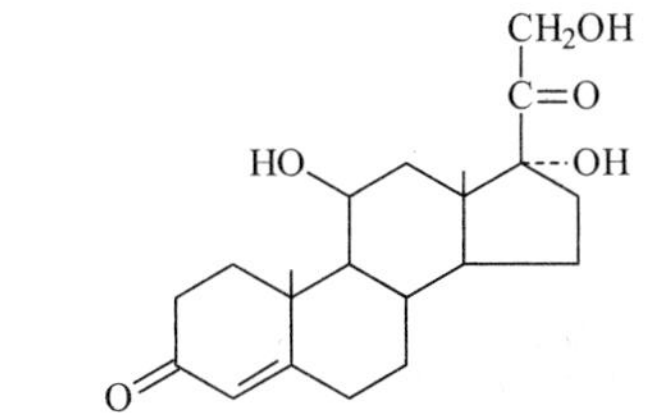	1．呈色反应 ①与强酸的呈色反应：多数甾体激素类药物能与硫酸、盐酸、高氯酸、磷酸等反应呈色。其中，与硫酸的呈色反应应用较广。该反应被认为是甾体母核结构的反应。②酮基的呈色反应：含 C_3-酮和 C_{20}-酮的甾体激素类药物能与羰基试剂 2,4-二硝基苯肼、硫酸苯肼、异烟肼等反应呈色。③甲酮基的呈色反应：甾体激素结构中含有甲酮基时，能与羰基试剂。④氟的呈色反应：某些含氟物，再与茜素 2,4-二硝基苯、芳香醛等反应呈色氟蓝及硝酸亚铈反应，生成蓝紫色配位化合物。 2．沉淀反应 ①与多伦试液：氨制硝酸银也是弱氧化剂，能被肾上腺皮质激素类药物还原成黑色单质银的沉淀。②与斐林试液：肾上腺皮质激素类药物 C_{17} 位上的 α 醇酮基具有还原性，能与碱性酒石酸铜发生氧化还原反应生成红色的氧化亚铜沉淀。③与硝酸银试液：具有炔基的甾体激素类药物，可与硝酸银试液反应，生成白色的炔银盐沉淀。④与硝酸-硝酸银：含有机氯的甾体激素类药物，经有机物破坏后，有机氯转化为无机氯，在硝酸酸性下与硝酸银反应，生成氯化银白色沉淀。
肾上腺皮质激素	醋酸地塞米松	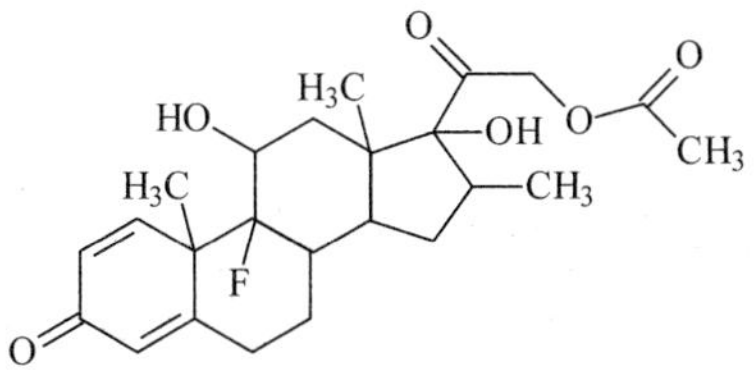	
雄性激素	甲睾酮	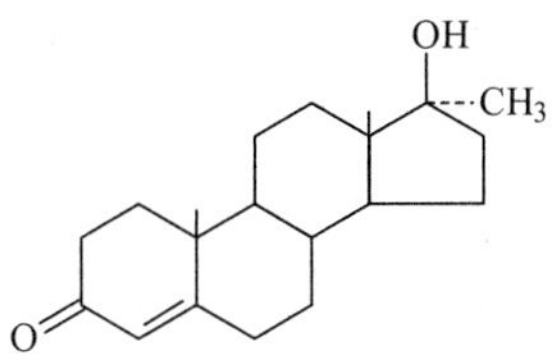	
雄性激素	丙酸睾酮	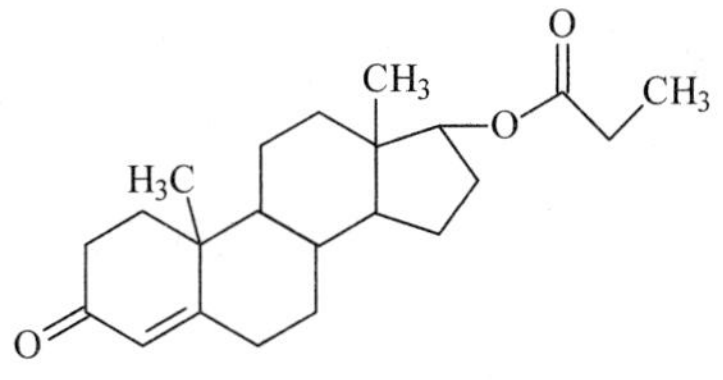	
孕激素	黄体酮	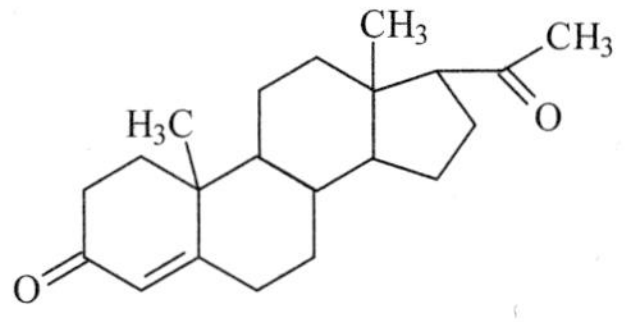	
孕激素	醋酸甲地孕酮	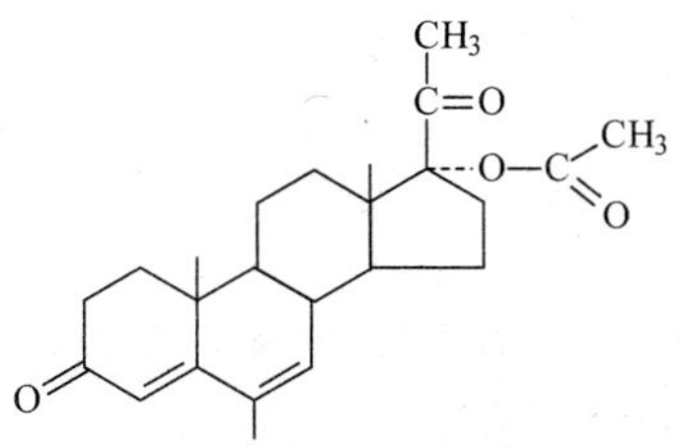	

药物		结构式	性质
雌激素	雌二醇	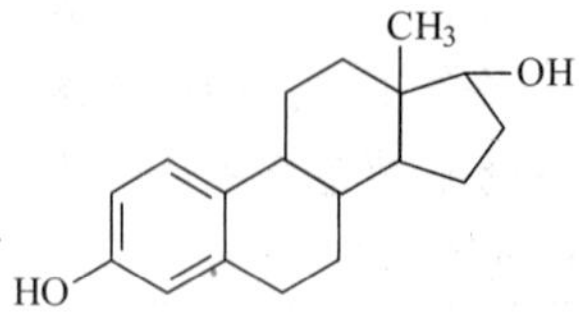	3．水解性 一些甾体激素类药物具有羧酸酯的结构，可水解后产生相应的羧酸，可根据羧酸的性质来鉴别。 4．紫外吸收光谱特征 甾体激素类药物具有 Δ^4-3-酮、苯环或其他共轭结构，在紫外光区有特征吸收，可用紫外分光光度法进行鉴别。 5．红外吸收光谱特征 是鉴别该类药物有效而可靠的办法。 6．色谱特征 可用薄层色谱法和高效液相色谱法进行鉴别。
	炔雌醇	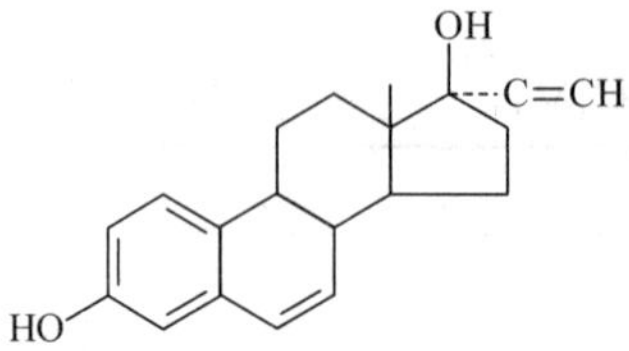	

任务二　甾体激素类药物质量分析

本任务以黄体酮为代表解析甾体激素类药物质量分析方法。

【知识准备】

黄体酮为孕激素（也称为黄体激素或孕酮）类药物，其结构特点为：A 环上有$\triangle^4$-3-酮基，有紫外吸收；C_{17}上有甲酮基，可与亚硝基铁氰化钠或羰基试剂反应显色。

一、鉴别

（一）与亚硝基铁氰化钠的反应

取本品约 5 mg，置小试管中，加甲醇 0.2 ml 溶解后，加亚硝基铁氰化钠的细粉约 3 mg，碳酸钠及醋酸铵各约 50 mg，摇匀，放置 10～30 min，应显蓝紫色。

解析：该反应是黄体酮专属、灵敏的鉴别方法。黄体酮与亚硝基铁氰化钠显蓝紫色，而其他甾体激素类药物均不显蓝紫色，故可与其他甾体激素类药物相区别。

（二）与异烟肼的反应

取本品约 0.5 mg，置小试管中，加异烟肼约 1 mg 与甲醇 1 ml 溶解后，加稀盐酸 1 滴，即显黄色。

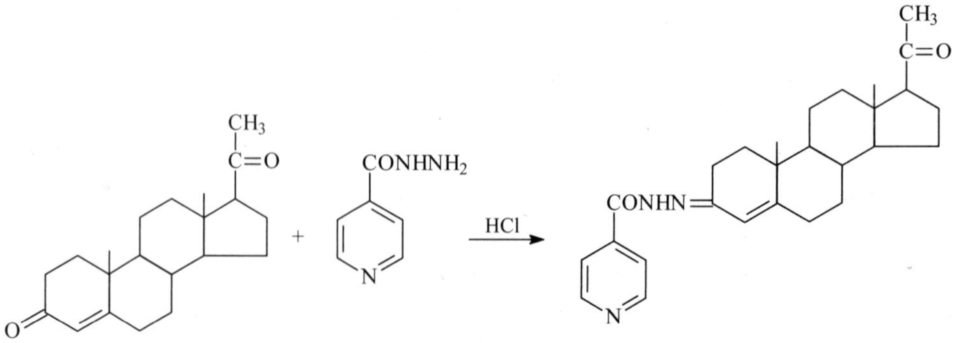

解析：甾体激素的 C_3 酮基及某些其他位置上的酮基，都能在酸性条件下与异烟肼、2,4-二硝基苯肼等羰基试剂反应，缩合形成黄色的腙而用于鉴别。

课堂互动

可用哪些方法鉴别黄体酮，依据哪些性质？

（三）**红外光谱法**

本品的红外光吸收图谱应与对照的图谱一致，其主要特征峰的归属见表 6-19。

表 6-19 黄体酮红外光谱中特征峰归属

波数/cm^{-1}	归属	波数/cm^{-1}	归属
1 700	20 位酮 $\upsilon_{C=O}$	1 615	4 位烯 $\upsilon_{C=C}$
1 665	3 位酮 $\upsilon_{C=O}$	870	烯 γ_{C-H}

二、检查

（一）**有关物质**

取本品适量，精密称定，加甲醇溶解并稀释制成每 1 ml 中约含 1 mg 的溶液，作为供试品溶液；精密量取 1 ml，置 50 ml 容量瓶中，加甲醇稀释至刻度，摇匀，作为对照溶液。依照含量测定项下的色谱条件，取对照溶液 10μl，注入液相色谱仪，调节检测灵敏度，使主成分色谱峰的峰高约为满量程的 50%。再精密量取供试品溶液与对照溶液各 10μl，分别注入液相色谱仪，记录色谱图至主成分峰保留时间的 1.5 倍。供试品溶液色谱图中如有杂质峰，不得多于 1 个，其峰面积不得大于对照溶液主峰面积的 3/4。

解析：本品中的有关物质主要是合成的中间体和副产物。《中国药典》现行版采用高效液相色谱法检查有关物质，色谱条件与含量测定项下的方法相同，检查方法为不加校正因子的主成分自身对照法。

（二）**干燥失重**

取本品，在 105℃干燥至恒重，减失重量不得过 0.5%。

三、含量测定

《中国药典》现行版采用高效液相色谱法测定黄体酮含量，用内标法加校正因子定量，内标物为己烯雌酚。

课堂互动

高效液相色谱法测定含量时，内标法和外标法各自的优缺点是什么？

（一）**测定方法**

取本品约 25 mg，精密称定，以甲醇溶解并稀释至刻度，摇匀；精密量取该溶液与内标溶液各 5 ml，置 25 ml 容量瓶中，以甲醇稀释至刻度，摇匀，取 5μl 注入液相色谱仪，记录色谱图；另取黄体酮对照品适量，同法测定。按内标法以峰面积计算，即得。

（二）**色谱条件与系统适用性试验**

用十八烷基硅烷键合硅胶为填充剂；以甲醇-水（65∶35）为流动相，检测波长为 254 nm。

理论板数按黄体酮峰计算不低于 1 000，黄体酮峰与内标物质峰的分离度应符合要求。

内标溶液的制备：取己烯雌酚约 25 mg，精密称定，置 25 ml 容量瓶中，以甲醇溶解并稀释至刻度，摇匀，即得。

项目八 维生素类药物的分析

项目分析

维生素（vitamins）是维持人体正常代谢功能所必需的一类活性物质，体内不能自行合成，需从食物中摄取。从化学结构上看，维生素多为醇、酚、酯、醛、胺或酸类等有机化合物，各自具有不同的理化性质和生理作用。按其溶解性能可分为脂溶性维生素和水溶性维生素两大类。其中脂溶性维生素有维生素 A、维生素 D、维生素 E 和维生素 K 等；水溶性维生素有维生素 B 族、维生素 C、烟酸、泛酸和叶酸等。

维生素类药物的分析方法有生物法、微生物法、化学法和物理化学法，目前常用的分析方法是化学法或物理化学法。

《中国药典》现行版收载有维生素 A、维生素 B_1、维生素 B_2、维生素 B_6、维生素 B_{12}、维生素 C、维生素 D_2、维生素 D_3、维生素 E、维生素 K_1、叶酸、烟酸及烟酰胺等原料及制剂共 40 余种。本项目结合《中国药典》仅对 3 类较为重要的维生素（A、E、C）的质量分析方法进行讨论。

任务一 维生素 A 的分析

【知识准备】

一、维生素 A 结构与性质

维生素 A（vitamins A）包括维生素 A_1（视黄醇）、去氢维生素 A（维生素 A_2）和去水维生素 A（维生素 A_3）等，其中维生素 A_1 活性最高，维生素 A_2 的生物活性是维生素 A_1 的 30%～40%，维生素 A_3 的生物活性是维生素 A_1 的 0.4%，故通常所说的维生素 A 系指维生素 A_1。维生素 A_1 是一种不饱和脂肪醇，在自然界中，其天然产物主要来源于鲛类无毒海鱼肝脏中提取的脂肪油（即鱼肝油），但目前主要是用人工合成方法制取。在鱼肝油中，维生素 A 多以各种酯类混合物形式存在。其中主要为醋酸酯和棕榈酸酯。

《中国药典》现行版收载的维生素 A 是指人工合成的维生素 A 醋酸酯结晶加精制植物油制成的油溶液，其制剂有维生素 A 胶丸、维生素 AD 胶丸和维生素 AD 滴剂 3 个品种。

（一）结构

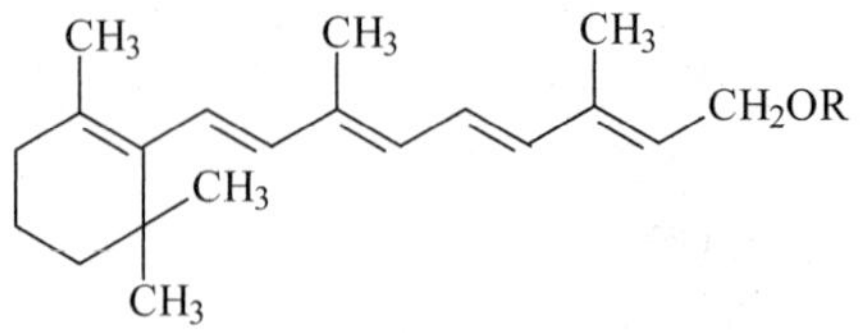

CH_3 CH_3 CH_3 CH_2OR CH_3 CH_3

维生素 A 的结构为具有一个共轭多烯醇侧链的环己烯，因而具有许多立体异构体。天然维生素 A 主要是全反式维生素 A，尚有多种其他异构体，R 不同则可以是维生素 A 醇或其酯。

（二）性质

1．溶解性：维生素 A 为淡黄色油溶液，维生素 A 可与三氯甲烷、乙醚、环己烷或石油醚任意混合，在乙醇中微溶，在水中不溶。

2．不稳定性：维生素 A 分子结构中有多个不饱和键，性质不稳定，易被空气中氧或氧化剂氧化，易被紫外光裂解变质，特别在受热或有金属离子存在时更易氧化变质，生成无生物活性的环氧化合物、维生素 A 醛或维生素 A 酸。维生素 A 醋酸酯较维生素 A 稳定，一般将本品或棕榈酸酯溶于植物油中供临床使用。因此，维生素 A 及其制剂除需密封在凉暗处保存外，还需充氮气或加入合适的抗氧剂。

3．紫外吸收特性：维生素 A 分子结构中具有共轭多烯侧链，在 325～328 nm 波长处有最大吸收，可用于鉴别和含量测定。

4. 与三氯化锑呈色反应：维生素 A 在三氯甲烷中与三氯化锑试剂作用产生不稳定的蓝色，渐变成紫红色。可以用此进行鉴别或用比色法测定含量。

二、维生素 A 鉴别

《中国药典》现行版采用三氯化锑反应（CArr-Price 反应）：取本品 1 滴，加三氯甲烷 10 ml 振摇使溶解；取出 2 滴，加三氯甲烷 2 ml 与 25%三氯化锑的三氯甲烷溶液 0.5 ml，即显蓝色，渐变成紫红色。

CH_2OCOCH_3 $\xrightarrow{SbCl_5}$

CH_2OCOCH_3

$SbCl_5 \cdot RCOO^-$

CH^+

+

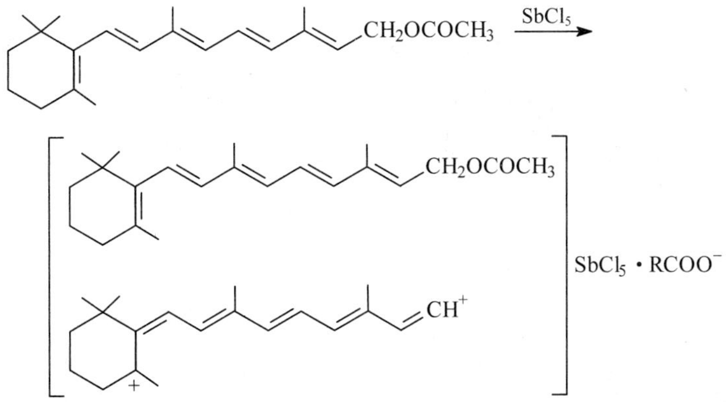

解析：维生素 A 在饱和无水三氯化锑的无醇三氯甲烷溶液中，形成不稳定的正碳离子，即显蓝色，渐变成紫红色。其机制为维生素 A 和氯化锑（Ⅲ）中存在的亲电试剂氯化高锑（Ⅴ）作用形成不稳定的蓝色碳正离子。

本反应需在无水、无醇条件下进行。因为水可使三氯化锑水解成氯化氧锑（SbOCl），而乙醇可以和碳正离子作用使其正电荷消失。所以仪器和试剂必须干燥无水，三氯甲烷中必须无醇。

三、维生素 A 检查

《中国药典》现行版规定本品需检查“酸值”和“过氧化值”。

（一）酸值

取乙醇与乙醚各 15 ml，置锥形瓶中，加酚酞指示液 5 滴，滴加氢氧化钠滴定液（0.1 mol/L）

至微显粉红色，再加本品 2.0 g，振摇使溶解，用氢氧化钠滴定液（0.1 mol/L）滴定，酸值不得超过 2.0。

解析：本项检查系检查游离酸的含量。

（二）**过氧化值**

取本品 1.0 g，加冰醋酸-三氯甲烷（6∶4）30 ml，振摇使溶解，加碘化钾的饱和溶液 1 ml，振摇 1 min，加水 100 ml 与淀粉指示液 1 ml，用硫代硫酸钠滴定液（0.01 mol/L）滴定至紫蓝色消失，并将滴定的结果用空白试验校正。消耗硫代硫酸钠滴定液（0.01 mol/L）不得超过 1.5 ml。

解析：维生素 A 分子结构中含共轭双键，性质不稳定，易被氧化生成过氧化物杂质。该杂质在酸性溶液中可将碘化钾氧化为碘，碘遇淀粉指示液显紫蓝色。

四、维生素 A 含量测定

维生素 A 及其制剂的含量测定，目前各国药典均采用紫外-可见分光光度法作为其法定的含量测定方法。取代了呈色不稳定、反应专属性差的三氯化锑比色法。但由于三氯化锑比色法操作较为简便、快速，目前仍为食品或饮料中维生素 A 含量测定的常用方法。

（一）**测定方法的建立**

维生素 A 在 325～328 nm 的波长范围内具有最大吸收峰，可用于含量测定。但其最大吸收峰的位置随溶剂的不同而异，维生素 A 在不同溶剂中的最大吸收波长、吸收系数及换算因子见表 6-20。

表 6-20 维生素 A 在不同溶剂中的紫外吸收数据

溶剂	维生素 A 醋酸酯			维生素 A 醇		
	λ_{max}/nm	$E_{1cm}^{1\%}$	换算因子	λ_{max}/nm	$E_{1cm}^{1\%}$	换算因子
环己烷	327.5	1 530	1 900	326.5	1 755	1 900
异丙醇	325.0	1 600	1 830	325.0	1 820	1 830

由于维生素 A 原料中常混有其他杂质，包括其多种异构体、氧化降解产物、合成中间体、副产物等有关物质，且维生素 A 制剂中常含稀释用油。这些杂质在紫外区也有吸收，为了得到准确的测定结果，消除非维生素 A 物质的吸收而引入的误差，故采用紫外-可见分光光度法（此法又称"三点校正法"）测定维生素 A 的含量时，在 3 个波长处测得吸光度后，在规定的条件下以校正公式进行校正，再计算含量。这样可消除无关吸收的干扰，求得维生素 A 的真实含量。

（二）**测定原理基于两点**

1．供试品中干扰物质（其他杂质和稀释用油）的吸收在 310～340 nm 的波长范围内呈线性，且随波长的增大而吸光度减小，即在维生素 A 最大吸收波长附近，干扰物质的吸收几乎为一直线。

2．物质对光的吸收具有加和性，即在供试品溶液的吸收曲线上，各波长的吸光度是维生素 A 与杂质吸收的代数和，因而吸收曲线也是两者吸收曲线的叠加。

（三）**三点波长的选择**

三点波长的选择原则为：其中一点是在维生素 A 的最大吸收波长处（即 λ_1）测定吸光度，

其余两点分别在 λ_1 两侧各选一点（λ_2 和 λ_3）测定吸光度。

（四）测定方法

《中国药典》现行版第二部附录维生素 A 测定法中收载了“第一法”和“第二法”两种方法。合成维生素 A 和天然鱼肝油中的维生素 A 均为酯式维生素 A，若供试品中干扰测定的杂质较少，能符合第一法测定的规定时，可直接用溶剂溶解供试品后测定；否则应按第二法，经皂化提取除去干扰后测定。即第一法是指直接测定法，适用于高纯度的维生素 A 醋酸酯；第二法是指皂化法，适用于维生素 A 醇。

维生素 A 的含量用生物效价即国际单位来表示：每“单位”相当于 0.344μg 全反式维生素 A 醋酸酯或 0.300μg 全反式维生素 A 醇。

以“第一法”为例简介维生素 A 的测定方法。

1．方法：取维生素 A 醋酸酯适量，精密称定，加环己烷溶解并定量稀释制成每 1 ml 中含 9～15 单位的溶液。依照紫外-可见分光光度法测定吸收峰的波长，并在表 6-21 所列波长处分别测定吸光度；计算各吸光度与波长 328 nm 处吸光度比值和波长 328 nm 处的 $E_{1cm}^{1\%}$ 值。

表 6-21 各吸光度与波长 328 nm 处吸光度比值

波长/nm	测得吸光度	吸光度比值		两个比值的差值（规定±0.02）
		药典规定值	计算值	
300	A_0	0.555	A_0/A_2	
316	A_1	0.907	A_1/A_2	
328	A_2	1.000	A_2/A_2	
340	A_3	0.811	A_3/A_2	
360	A_4	0.299	A_4/A_2	

2．计算：如果吸收峰波长在 326～329 nm 之间，且所测得各波长吸光度比值不超过表中规定±0.02，可用下式计算含量：

$$每\ 1\ g\ 供试品中含有的维生素\ A\ 的单位=E_{1cm(328)}^{1\%}\times 1\,900 \quad (6\text{-}10)$$

如果吸收峰波长在 326～329 nm 之间，且所测得各波长吸光度比值超过表中规定的±0.02，应按下式求出校正后的吸光度，然后再计算含量：

$$A_{328}（校正）=3.52（2A_{328}-A_{316}-A_{340}） \quad (6\text{-}11)$$

是否选择校正公式，计算时还应按下述方法进行判断：

如果吸收峰波长不在 326～329 nm 之间，则供试品须按“第二法”测定。有关“第二法”测定方法详见《中国药典》第二部附录维生素 A 测定法。

计算式（100%）	数值	结论
$[A_{328(校正)}-A_{328}]/A_{328}$	−3.0%～+3.0%	用 A_{328} 计算含量
	−15%～−3.0%	用 $A_{328(校正)}$ 计算含量
	＜15%或＞+3%	改用“第二法”测定

实例 紫外分光光度法测定维生素 A 胶丸含量

精密称取本品装量差异项下的内容物 0.102 7 g，加环己烷溶解并定量转移至 50 ml 量瓶中，用环己烷稀释至刻度，摇匀，精密量取 5 ml，置另一 50 ml 容量瓶中，用环己烷稀释至刻度，摇匀。测得各波长处的吸光度分别为 0.380（300 nm）、0.594（316 nm）、0.668（328 nm）、0.562（340 nm）、0.232（360 nm）。已知胶丸内容物平均装量（$\overline{W}$）为 0.082 46 g；胶丸标示量为 5 000 IU/丸。《中国药典》现行版规定每丸含维生素 A 应为标示量的 90.0%～120.0%。试判断本品是否符合《中国药典》现行版规定的含量限度。

解析：该法为维生素 A 测定方法的第一法。

1．计算 A_i/A_{328}，并与规定值（表 6-15）比较。其中比值 A_{340}/A_{328}，A_{360}/A_{328} 与规定比值之差均超过规定限度，应计算校正吸光度。

2．计算校正吸光度，并与实测值比较。

$$A_{328\text{校正}}=3.52(2A_{328}-A_{316}-A_{340})=3.52(2\times 0.668-0.594-0.562)=0.634$$

$$\frac{A_{328\text{校正}}-A_{328\text{实例}}}{A_{328\text{实例}}}\times 100\%=5.1\%$$

因校正吸光度与实测值之差已超过实测值的–3.0%，故以 $A_{328\text{校正}}$ 计算含量。

$$\text{标示量（\%）}=A_{328\text{校正}}\times D\times 1\,900\times \overline{W}\,\frac{A_{328\text{校正}}\times D\times 1\,900\times \overline{W}}{W\times 100\times L\times 5\,000}\times 100\%$$

3．计算维生素 A 胶丸标示量的百分数。

$$\text{标示量（\%）}=\frac{0.634\times\frac{50\times 50}{5}\times 1\,900\times 0.082\,46}{0.102\,7\times 100\times 1\times 5\,000}\times 100\%$$

$$=96.72\%$$

4．结论：本品符合《中国药典》现行版规定的含量限度。

任务二　维生素 C 的分析

【知识准备】

一、维生素 C 结构与性质

维生素 C（vitamin C）又称 *L*-抗坏血酸，在化学结构上和糖类十分相似，有 2 个手性碳原子，4 种光学异构体，其中以 *L*-构型右旋体的生物活性最强。《中国药典》现行版收载的有维生素 C 及其制剂（片剂、泡腾片、泡腾颗粒、注射剂及颗粒剂）。

（一）结构

维生素 C 分子中具有二烯醇结构和内酯环，且具有 2 个手性碳原子（C_4、C_5，因此性质极为活泼，且具有旋光性。

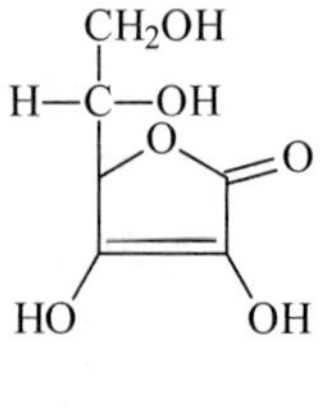

CH_2OH
H—C—OH
O
O
HO　OH

（二）性质

1．溶解性：维生素 C 为白色结晶或结晶性粉末。在水中易溶，水溶液呈酸性；在乙醇中略溶，在三氯甲烷或乙醚中不溶。

2．酸性：维生素 C 分子结构中 C_3 上的羟基由于受共轭效应的影响，酸性较强（pK_1=4.17）；C_2 上的羟基酸性极弱（pK_2=11.57），故维生素 C 一般表现为一元酸，可与碳酸氢钠作用生成钠盐。

3．还原性：分子结构中的连二烯醇基具有极强的还原性，易被氧化剂（如硝酸银、亚甲蓝、三氯化铁和二氯靛酚钠等）氧化为具有二酮基结构的去氢维生素 C，加氢又可还原为维生素 C。在碱性溶液或强酸性溶液中，去氢维生素 C 可进一步水解生成二酮古洛糖酸而失去活性，此反应为不可逆反应。

$$\text{L-抗坏血酸} \underset{+2H}{\overset{-2H}{\rightleftharpoons}} \text{L-去氢抗坏血酸} \xrightarrow[H_2O]{OH^-(H^+)} \text{L-二酮古洛糖酸 (COONa(H))}$$

L-抗坏血酸（有生物活性）　L-去氢抗坏血酸（有生物活性）　L-二酮古洛糖酸（无生物活性）

4．旋光性：分子结构中有 4 个光学异构体，其中 *L*（+）-抗坏血酸活性最强。含本品为 0.10 g/ml 的水溶液，比旋度为+20.5°～+21.5°。

5．水解性：维生素 C 和碳酸钠作用可生成单钠盐，不致发生水解，因双键使内酯环变得较稳定；但在强碱中，内酯环可水解，生成酮酸盐。

6．糖类的性质：维生素 C 的化学结构与糖类似，具有糖的性质和反应。

7．紫外吸收特性：由于维生素 C 分子结构中具有共轭双键，其稀盐酸溶液在 243 nm 波长处有最大吸收，$E_{1cm}^{1\%}$ 为 560，可用于鉴别和含量测定。若在中性或碱性条件下，则移至 265 nm 处。

二、鉴别

（一）与硝酸银及 2,6-二氯靛酚的反应

取本品 0.2 g，加水 10 ml 溶解后，分成 2 等份，在一份中加硝酸银试液 0.5 ml，即生成银的黑色沉淀。在另一份中加二氯靛酚钠试液 1～2 滴，试液的颜色即消失。

解析：维生素 C 分子中有二烯醇的结构，具有极强的还原性，可被硝酸银氧化为去氢维生素 C，同时产生黑色银沉淀。

$$\text{维生素 C} + 2AgNO_3 \longrightarrow \text{去氢维生素 C} + 2HNO_3 + 2Ag\downarrow\text{（黑色）}$$

而 2,6-二氯靛酚为一氧化性的染料，其氧化性在酸性介质中为玫瑰红色，在碱性介质中为蓝色。当 2,6-二氯靛酚与维生素 C 作用后，被还原成无色的酚亚胺，从而使颜色消失。

（二）红外光谱法

维生素 C 结构中含有羰基、羟基和二烯醇基，它们都可在红外光谱中产生特征吸收峰。峰的归属见表 6-22。

表 6-22 维生素 C 红外光谱中特征峰归属

波数/cm^{-1}	振动类型	归属
3 700～2 300	υ_{O-H}	羟基
1 670	$\upsilon_{C=O}$	羰基
1 270，1 320	υ_{C-C}	酯基
1 050，1 140	υ_{C-O}	羟基

此外，还可采用与其他氧化剂反应（如亚甲蓝、高锰酸钾等）、糖类的反应及紫外分光光度法等方法鉴别维生素 C。

三、检查

维生素 C 除需检查“炽灼残渣”和“重金属”等一般杂质外，还应检查以下杂质：

（一）溶液的澄清度与颜色

取本品 3.0 g，加水 15 ml，振摇使溶解，溶液应澄清无色；如显色，将溶液经 4 号垂熔玻璃漏斗滤过，取滤液，按照紫外-可见分光光度法，在 420 nm 的波长处测定吸光度，不得超过 0.03。

解析：维生素 C 及其制剂在贮存期间易变色，且颜色随贮存时间的延长而逐渐加深。这是因为维生素 C 的水溶液不稳定，在高于或低于 pH=5～6 时，易受空气、光线和温度的影响，分子中的内酯环经水解、脱羧、脱水生成糠醛聚合呈色。《中国药典》现行版采用紫外-可见分光光度法，通过测定吸光度来控制有色杂质的限量。

维生素 C 制剂加工过程中有色杂质增加，故限量比原料药宽一些。注射剂和片剂所含有色杂质的吸收峰略有不同，故测定限量时，所用波长也不同。如：片剂中测定的波长为 440 nm，杂质的吸光度不得超过 0.07；注射剂中杂质的吸光度不得超过 0.06。

（二）铁盐和铜盐的检查

由于微量的铁盐和铜盐会加速维生素 C 的氧化、分解，《中国药典》现行版对维生素 C 中所含铁和铜均采用原子吸收分光光度法进行检查。

（三）细菌内毒素

取本品，加碳酸钠（170℃加热 4 h 以上）适量，使混合，按照“细菌内毒素检查法”依法检查，每 1 mg 维生素 C 中含内毒素的量应小于 0.02EU。

解析：供注射用的维生素 C 需作此项检查。

四、含量测定

维生素 C 具有强还原性，可被不同的氧化剂定量氧化，故可用氧化还原滴定法测定其含量。如：碘量法、2,6-二氯靛酚法等。为适用于复方制剂和体液中微量维生素 C 的测定，又相继发展了紫外-可见分光光度法和高效液相色谱法等，而最常用的方法为碘量法。

（一）测定方法

取本品约 0.2 g，精密称定，加新沸过的冷水 100 ml 与稀醋酸 10 ml 使溶解，加淀粉指示液 1 ml，立即用碘滴定液（0.05 mol/L）滴定，至溶液显蓝色并在 30 s 内不褪色。每 1 ml 碘滴定液（0.05 mol/L）相当于 8.806 mg 的维生素 C（$C_6H_8O_6$）。

（二）含量计算

$$含量（\%）=\frac{V\times T\times F\times 10^{-3}}{m}\times 100\% \qquad (6\text{-}12)$$

式中，V 为消耗碘滴定液的体积，ml；F 为碘滴定液的浓度校正因数；T 为滴定度，mg/ml；m 为供试品的取样量，g。

解析：操作中加入稀醋酸使滴定在酸性溶液中进行。因在酸性介质中维生素 C 受空气中氧的氧化速度减慢，但供试品溶于稀酸后仍需立即滴定。使用新煮沸过的冷水溶解供试品是为了减少水中溶解的氧对测定的干扰。

任务三　维生素 E 的分析

【知识准备】

一、维生素 E 结构与性质

维生素 E（vitamin E）为α-生育酚（α-tocopherol）及其各种酯类，有天然型和合成型之分。天然型为右旋体，合成型为消旋体，右旋体与消旋体效价比为 1.4∶10，一般药用品为合成型，即消旋体。《中国药典》现行版收载的维生素 E 包括合成型维生素 E 和天然型维生素 E。合成型维生素 E 是消旋的α-生育酚醋酸酯，天然型维生素 E 为右旋的α-生育酚醋酸酯。收载的维生素 E 制剂有片剂、注射剂、胶丸及粉剂。

（一）结构

维生素 E 为苯骈二氢吡喃醇衍生物，苯环上有一个乙酰化的酚羟基。

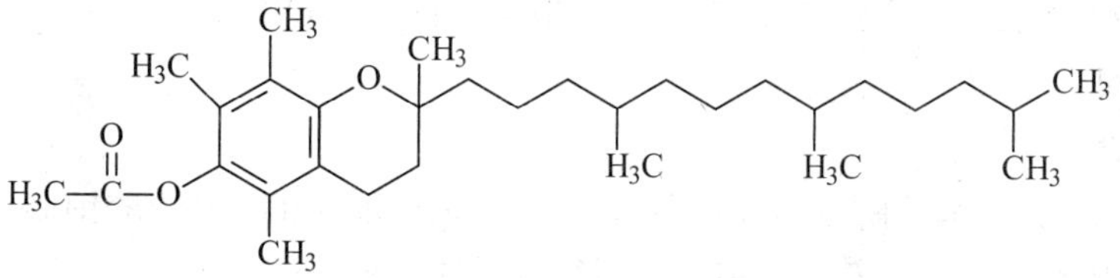

（二）性质

1．溶解性：维生素 E 为微黄色至黄色或黄绿色澄清的黏稠液体，在无水乙醇、丙酮、乙醚或植物油中易溶，在水中不溶。

2．水解性：维生素 E 苯环上有乙酰化的酚羟基，在酸性或碱性溶液中加热可水解生成游离生育酚，故常作为特殊杂质进行检查。

3．易被氧化：维生素 E 在无氧条件下对热稳定，加热 200℃也不破坏，但对氧十分敏感，遇光、空气可被氧化。游离生育酚在有氧或其他氧化剂存在时，则进一步氧化生成有色的醌型化合物，尤其在碱性条件下，氧化反应更易发生，所以游离生育酚暴露于空气和日光中，极易被氧化变色，故应避光保存。

4．紫外吸收特性：维生素 E 结构中有苯环，故有紫外吸收，可用于鉴别。本品的 0.01%

无水乙醇液，在 284 nm 的波长处有最大吸收，其吸收系数 $E_{1cm}^{1\%}$ 为 41.0～45.0。

二、鉴别

（一）硝酸反应

取本品约 30 mg，加无水乙醇 10 ml 溶解后，加硝酸 2 ml，摇匀，在 75℃加热约 15 min，溶液显橙红色。

解析：维生素 E 在酸性条件下加热，先水解生成生育酚，再进一步被硝酸氧化成生育红而显橙红色。本法简便、快速，呈色反应明显。

$$\text{维生素E（醋酸酯）} \xrightarrow[\text{[O]}]{HNO_3\quad 75℃} \text{生育红（橙红色）}$$

（二）红外光谱法

维生素 E 结构中含有苯环，苯环上有乙酰化的酚羟基，它们都可在红外光谱中产生特征吸收峰。

此外，《中国药典》现行版采用气相色谱法鉴别维生素 E 胶丸和维生素 E 粉，按含量测定项下的方法试验，供试品溶液主峰的保留时间应与维生素 E 对照品溶液主峰的保留时间一致。

三、检查

《中国药典》现行版规定本品需检查“酸度”、“游离生育酚”和“正己烷”。

（一）酸度

取乙醇与乙醚各 15 ml，置锥形瓶中，加酚酞指示液 0.5 ml，滴加氢氧化钠滴定液（0.1 mol/L）至微显粉红色，加本品 1.0 g，溶解后，用氢氧化钠滴定液（0.1 mol/L）滴定，消耗的氢氧化钠滴定液（0.1 mol/L）不得超过 0.5 ml。

解析：本项检查系检查维生素 E 制备过程中引入的游离醋酸，每 1 g 中，酸性杂质的量不得超过 0.05 mmol。

（二）生育酚

取本品 0.10 g，加无水乙醇 5 ml 溶解后，加二苯胺试液 1 滴，用硫酸铈滴定液（0.01 mol/L）滴定，消耗的硫酸铈滴定液（0.01 mol/L）不得超过 1.0 ml。

解析：本项检查系采用硫酸铈滴定法检查制备过程中未酯化的游离生育酚及在贮存过程中酯键水解产生的游离生育酚。利用游离生育酚具有较强的还原性，可被硫酸铈定量氧化，通过限制硫酸铈滴定液消耗的体积，控制游离生育酚的限量。每 1 ml 硫酸铈滴定液（0.01 mol/L）相当于 2.154 mg 的生育酚。按上述规定的检查方法，得出维生素 E 中含游离生育酚杂质限量为 2.15%。

因维生素 E 的酚羟基被乙酰化，故对游离生育酚的检查无干扰。

（三）正己烷

天然的维生素 E 需检查残留溶剂正己烷，采用气相色谱法进行检查。

测定时以正己烷为对照品，采用外标法计算供试品中正己烷的含量。《中国药典》现行版附录“残留溶剂测定法”规定，正己烷属第二类溶剂，其限度为 0.029%。

四、含量测定

维生素 E 含量测定的方法有很多。主要利用其水解产物游离生育酚的还原性，可用铈量法测定；或利用其将 Fe^{3+}还原为 Fe^{2+}，再与不同试剂生成配位化合物进行比色测定；也可用硝酸氧化、邻苯二胺缩合后荧光测定。目前，各国药典多采用气相色谱法，该法简便、快速、专属性强。《中国药典》现行版收载的维生素 E 及其制剂均采用气相色谱法测定含量。

（一）测定方法

采用内标法，具体方法如下：

1．色谱条件与系统适用性试验：以硅酮（OV-17）为固定相，涂布浓度为 2%，或以 HP-1 毛细管柱（100%二甲基聚硅氧烷）为分析柱；柱温为 265℃。理论板数（*n*）按维生素 E 峰计算应不低于 500（填充柱）或 5 000（毛细管柱），维生素 E 峰与内标物质峰的分离度（*R*）应符合要求。

2．校正因子测定：取正三十二烷适量，加正己烷溶解并稀释成每 1 ml 中含 1.0 mg 的溶液，作为内标溶液。另取维生素 E 对照品约 20 mg，精密称定，置棕色具塞瓶中，精密加内标溶液 10 ml，密塞，振摇使溶解，取 1～3μl 注入气相色谱仪，计算校正因子。

3．样品测定：取本品约 20 mg，精密称定，置棕色具塞瓶中，精密加内标溶液 10 ml，密塞，振摇使溶解，取 1～3μl 注入气相色谱仪，测定，按内标法计算。

（二）含量计算

1．计算校正因子

$$\text{校正因子}（f）=\frac{A_S/C_S}{A_R/C_R} \tag{6-13}$$

式中，A_S为对照品溶液中内标物的峰面积；A_R为对照品溶液中维生素 E 的峰面积；C_S为内标物的浓度，mg/ml；C_R为维生素 E 对照品的浓度，mg/ml。

2．计算供试品中测定组分的量

$$C_X = f\times\frac{A_X}{A_s/C_s} \tag{6-14}$$

式中，C_X为供试品溶液中测定组分的浓度，mg/ml；A_X为供试品溶液中维生素 E 的峰面积；A_S为供试品溶液中内标物的峰面积；C_S为内标物的浓度，mg/ml。

3．计算百分含量

$$\text{含量}（\%）=\frac{C_X\times D\times V}{m}\times 100\% \tag{6-15}$$

式中，C_X为供试品溶液中测定组分的浓度，ml/ml；D 为供试品的稀释倍数；V 为供试品溶液原始体积，ml；m 为供试品的取样量，g。

解析：气相色谱法是集分离与测定于一体的分析方法，适合于多组分混合物的定性、定量分析。该法具有高度选择性，可分离维生素 E 及其异构体，选择性地测定维生素 E，维生素 E 的沸点虽高达 350℃，但仍可不需经衍生化直接用气相色谱法测定含量。

项目九 抗生素类药物分析

项目分析

抗生素是指在低微浓度下可对某些生物的生命活动有特异性抑制作用的化学物质，是目前临床抗感染治疗的重要药物。因多数抗生素均由生物途径制备，结构复杂，稳定性较差，易于出现相关组分、降解产物、热原、细菌内毒素以及毒性物质等特殊杂质，常规检查项目较为复杂和特殊，常需做异常毒性、热原、细菌内毒素、降压物质、无菌等检查，含量测定亦多采用与临床治疗效果一致的微生物检定法。

任务一 抗生素类药物结构与性质

临床药用抗生素的种类繁多，结构各异，本任务主要介绍 β-内酰胺类、氨基苷类药物的结构与性质。

【知识准备】

一、β-内酰胺类抗生素结构与性质

本类抗生素分子结构中均具有β-内酰胺环，根据并合杂环结构的不同分为青霉素类（氢化噻唑环）和头饱菌素类（氢化噻嗪环），基本结构如下：

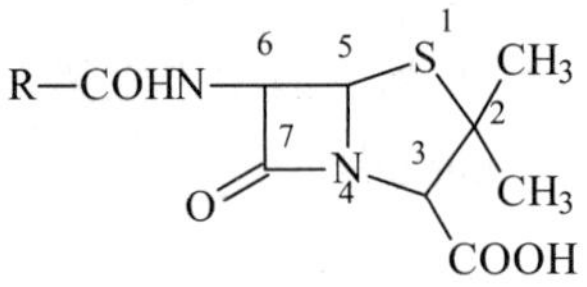

青霉素类 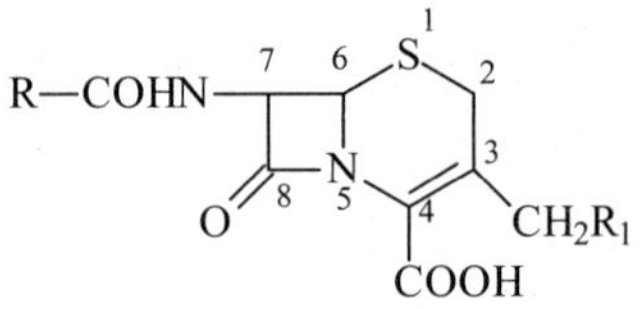　　　　头孢菌素类

根据取代基的不同，《中国药典》现行版收载的品种有阿莫西林及其钠盐、青霉素钠、哌拉西林及其钠盐、头孢氨苄、头孢克洛、头孢噻肟钠等20余种，均为白色、类白色或微黄色粉末或结晶性粉末，其钠盐或钾盐易溶于水，有机碱盐难溶于水，易溶于有机溶剂。典型β-内酰胺类抗生素的结构与性质见表6-23。

二、氨基苷类抗生素结构与性质

氨基苷类抗生素由碱性环己多元醇（苷元）与氨基糖缩合而成。《中国药典》现行版收载的品种有硫酸链霉素、硫酸卡那霉素、硫酸阿米卡星、硫酸庆大霉素、盐酸克林霉素、盐酸林可霉素等。均为白色或类白色粉末，无臭或微臭，味微苦，有引湿性。盐在水中易溶，在乙醇、三氯甲烷等有机溶剂中几乎不溶。典型氨基苷类抗生素的结构与性质见表6-24。

表 6-23　典型β-内酰胺类抗生素的结构与性质

<table>
<tr><th>药物</th><th>结构式</th><th>性质</th></tr>
<tr><td>阿莫西林</td><td>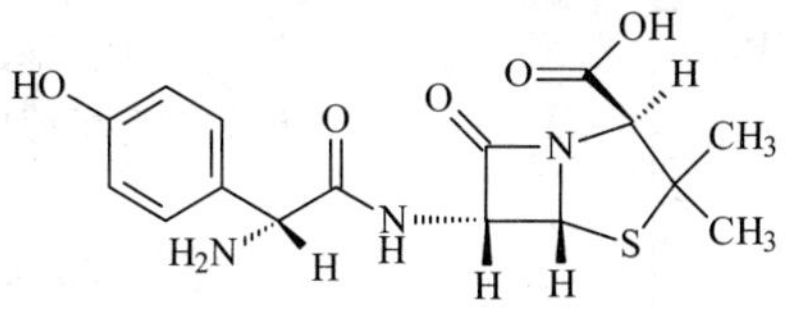 ，$3H_2O$</td><td rowspan="5">1. 酸性　具有游离羧基，显酸性，pKa 多介于 2.5～2.8，可与无机碱或有机碱成盐
2. 钠盐的性质　注射剂型多以钠盐使用，可显钠离子的特征鉴别反应
3. 旋光性　此类药物具有 3 个手性碳（青霉素类）或 2 个手性碳（头孢菌素类），有旋光性，原料药物需做比旋度测定
4. 紫外吸收　此类药物的取代基或母核有共轭结构，具有特征紫外吸收，原料药物需做吸收系数测定，亦可用于药物鉴别
5. 特征取代基　此类药物特征取代基的性质，可用于具体药物的鉴别。如氨苄取代基，具有典型的α-氨基酸性质，可发生双缩脲和茚三酮反应；酚羟基取代，可与重氮苯磺酸试液发生偶合反应
6. β-内酰胺环的不稳定性及羟肟酸铁反应　β-内酰胺环易于被酸、碱、酶、金属离子等破坏而开环失去活性。药品需要检查酸度或碱度
7. 羟肟酸铁反应　盐酸羟胺使β-内酰胺环开环形成羟肟酸，发生羟肟酸铁反应</td></tr>
<tr><td>青霉素钠</td><td>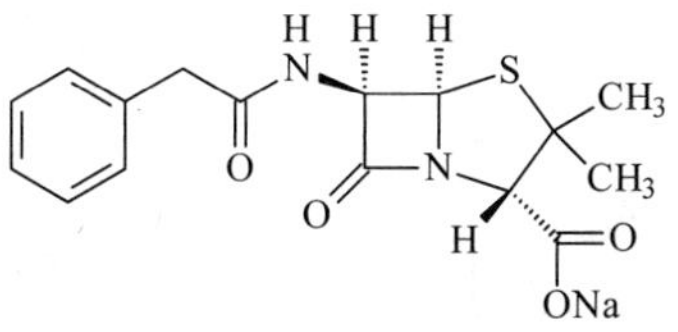</td></tr>
<tr><td>哌拉西林</td><td>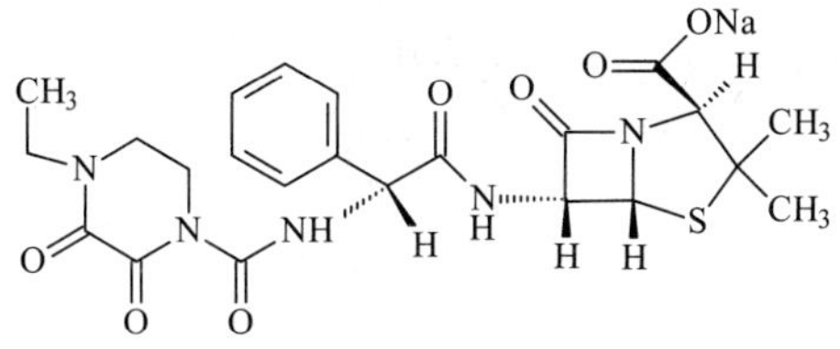</td></tr>
<tr><td>头孢氨苄</td><td>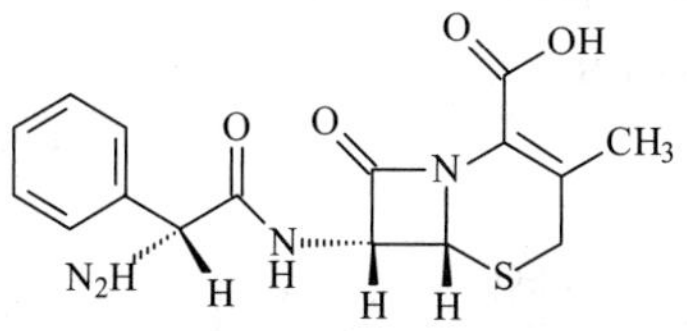 ，H_2O</td></tr>
<tr><td>头孢噻肟钠</td><td>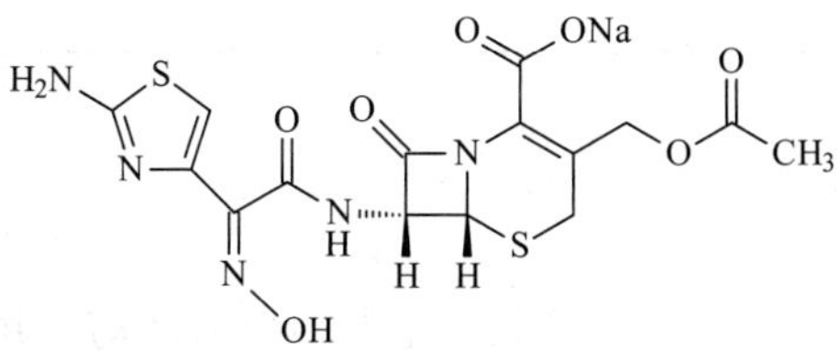</td></tr>
</table>

表 6-24 氨基苷类典型药物的结构及性质

药物	结构式	性质
硫酸链霉素	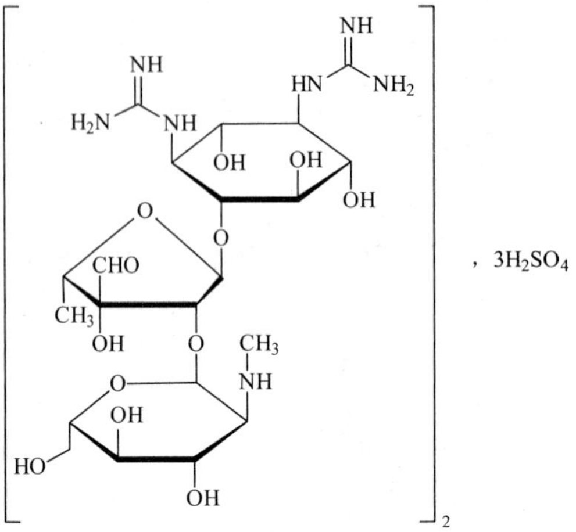	1．碱性 结构中含有碱性基团，如氨基和胍基，具有碱性，可与无机酸或有机酸成盐，药用多为硫酸盐 2．糖苷键的水解 糖苷键易于水解。配制注射液时需注意其 pH。可根据水解生成的氨基葡萄糖及碱性多元醇的化学性质，进行鉴别 3．旋光性 结构中具有多个手性中心，具有旋光性 4．共存物质 化合物由于生物制备特点，多含有一些结构彼此类似的化合物
硫酸庆大霉素	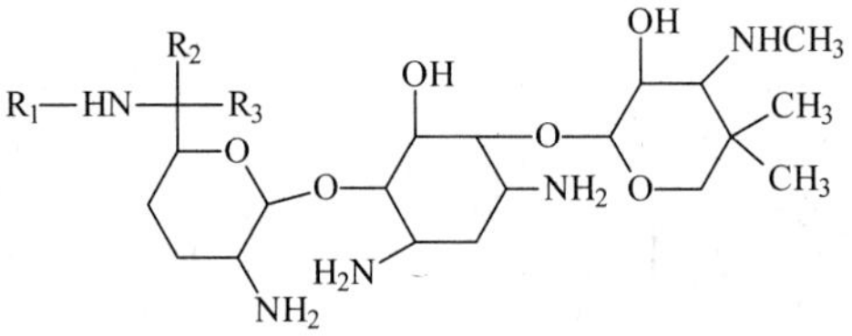 为庆大霉素 C 的复合物，R_1、R_2、R_3 的不同决定其为不同的 C 组分	
硫酸卡那霉素	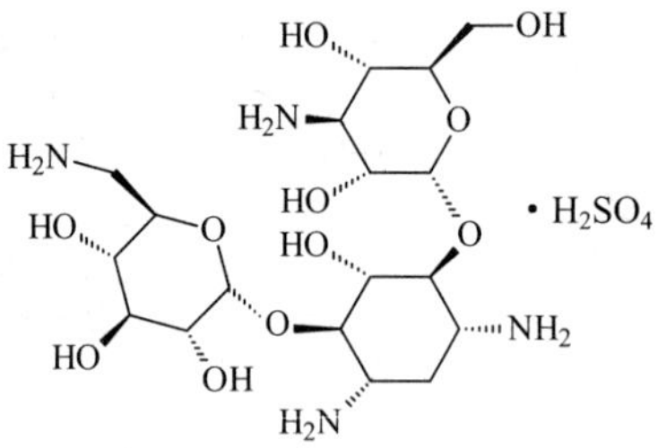	

三、大环内酯类抗生素结构与性质

大环内酯类抗生素结构中含有 1 个十四元或十六元大环内酯结构，并通过内酯环上的羟基和去氧氨基糖或 6-去氧糖缩合成碱性苷。《中国药典》现行版收载有十四元大环内酯红霉素 A、罗红霉素等，十六元大环内酯麦迪霉素、螺旋霉素、交沙霉素等以及半合成的十五元大环内酯阿奇霉素。均为白色或类白色粉末，无臭，味苦，微有引湿性。在水中溶解性差，在甲醇、乙醇、丙酮中溶解。氨基显碱性，可与酸成盐，盐易溶于水。典型大环内酯类抗生素的结构与性质见表 6-25。

表 6-25　大环内酯类抗生素典型药物的结构及性质

药物	结构式	性质
红霉素	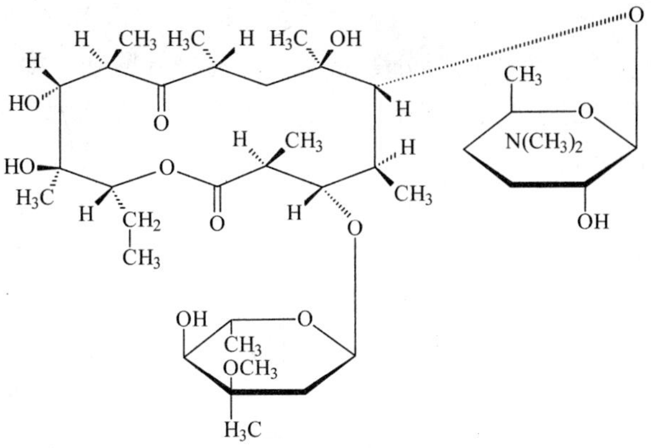	1．碱性　氨基显碱性，可与酸成盐 2．稳定性　内酯结构和苷键，对酸碱不稳定，可发生苷键水解、内酯环开环以及脱酰基反应，导致药物的抗菌活性降低或丧失 3．旋光性　结构中具有多个手性碳原子，原料药物均需测定旋光度
罗红霉素	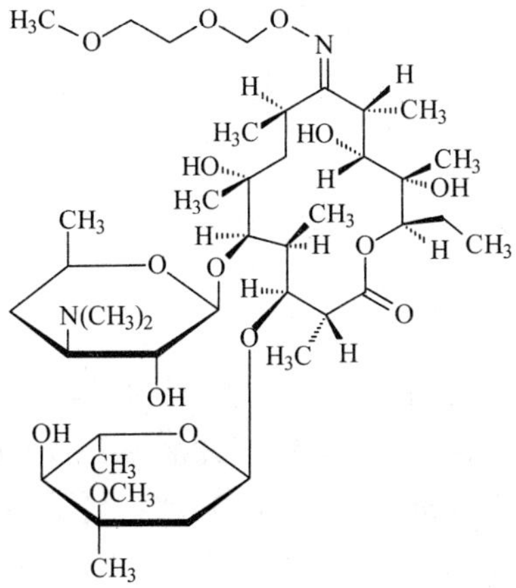	
阿奇霉素	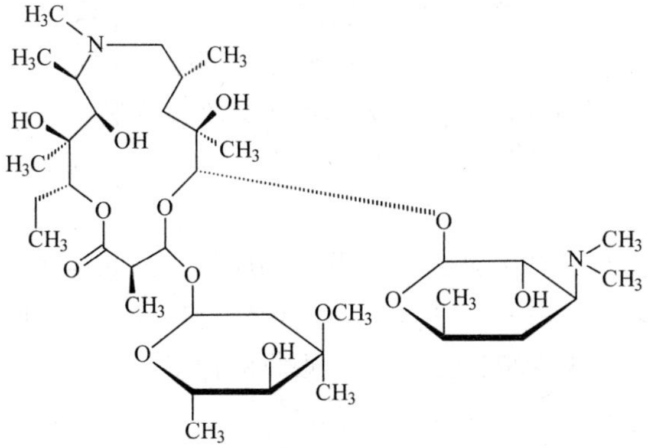	

任务二 抗生素类药物常用的分析

【知识准备】

抗生素因结构较为复杂，多含有相似组分等原因，在药物的鉴别、检查以及含量测定等项目上具有较大差别，药品的检定应遵照《中国药典》现行版的方法，本任务仅以头孢氨苄为代表介绍抗生素类药物常用的分析方法。

一、鉴别

（一）色谱法

薄层色谱法（TLC）和高效液相色谱法（HPLC）目前广泛应用于抗生素类药物的鉴别，多采用比较供试品与对照品主斑点颜色、位置（R_f）或主峰保留时间（t_R）的方法。

1．头孢氨苄鉴别方法：在含量测定项下记录的色谱图中，供试品溶液主峰保留时间应与对照品溶液主峰保留时间一致。

解析：鉴别方法为高效液相色谱法，色谱柱：十八烷基硅烷键合硅胶，流动相：水-甲醇-3.86%醋酸钠溶液-4%醋酸溶液（742∶240∶15∶3），检测波长 254 nm；分别注入头孢氨苄供试品和对照品，通过比较主峰保留时间的一致性来进行判断。

2．红霉素鉴别方法：在红霉素组分项下记录的色谱图中，供试品溶液主峰的保留时间应与红霉素标准品溶液中 A 峰的保留时间一致。

解析：红霉素中含有多种组分，其药物成分以 A 组分为主，标准品中含有 A、B、C 和红霉素烯醇醚成分，采用高效液相色谱法可将各组分分离后进行检定和测量。方法如下：色谱柱，十八烷基硅烷键合硅胶；流动相，0.2 mol/L 磷酸铵缓冲液-0.2 mo1/L 四甲基氢氧化铵溶液-乙腈-水（5∶20∶30∶45）；检测波长，215 nm。标准品中各组分色谱峰出峰顺序为红霉素 C 峰、红霉素 A 峰、红霉素 B 峰和红霉素烯醇醚峰。

3．硫酸庆大霉素鉴别方法：取本品与庆大霉素标准品，分别加水制成每 1 ml 中含 20 mg 的溶液，依照薄层色谱法试验，吸取上述两种溶液各 2μl，分别点于同一硅胶 G 薄层板上；另取三氯甲烷-甲醇-氨溶液（1∶1∶1）混合振摇，放置 1 h，分取下层混合液为展开剂，展开，取出于 20～25℃晾干，置碘蒸气中显色，供试品溶液所显主斑点数、颜色与位置应与标准品溶液斑点的颜色与位置相同。

（二）光谱法

1．红外光谱法：抗生素原料药物的红外吸收图谱均应与红外光谱集中对应图谱一致。

2．紫外光谱法：具有共轭体系的抗生素，亦可利用化合物的紫外吸收特征进行鉴别，如头孢替唑钠的鉴别即利用了化合物在 272 nm 有最大吸收的特征。

（三）盐的鉴别

1．β-内酰胺类抗生素多成钠盐或钾盐供注射使用，部分药物可利用钾离子或钠离子的特征性质进行鉴别。

2．氨基苷类抗生素多成硫酸盐供注射使用，原料药物在鉴别时多选择药典附录一般鉴别试验中硫酸盐的鉴别反应。

硫酸庆大霉素鉴别方法：本品的水溶液显硫酸盐的鉴别反应。

二、检查

（一）酸度或碱度

头孢氨苄中酸度的检查方法：取本品 50 mg，加水 10 ml 溶解后，依法测定，pH 应为 3.5～5.5。

硫酸庆大霉素中酸度的检查方法：取本品，加水制成每 1 ml 中含 40 mg 的溶液，依法测定，pH 应为 4.0～6.0。

红霉素中碱度的检查方法：取本品 0.1 g，加水 150 ml，振摇，依法测定，pH 应为 8.0～10.5。

解析：β-内酰胺类抗生素结构中的β-内酰胺环，氨基苷类抗生素结构中碱性环己多元醇与氨基糖形成的糖苷键，大环内酯类抗生素结构中的内酯环及糖苷键，对酸碱均不稳定，可发生开环及苷键水解等反应，导致药物的抗菌活性降低或丧失。《中国药典》现行版根据药物的稳定性研究规定了相关品种的最适宜 pH 范围，在检查项下列入。

抗生素由于生产工艺复杂，易引入较多杂质，《中国药典》现行版对β-内酰胺类、氨基苷类及其大环内酯类抗生素的检查中，与用药安全性有关的特殊检查项目主要有：酸碱度、有关物质、有关组分、高分子聚合物、细菌内毒素、热原等。

知识链接

依据特征结构及取代基的鉴别反应

β-内酰胺类及氨基苷类抗生素，由于具有较为典型的结构和取代基，亦可利用其特征的化学反应鉴别。

1\. 羟肟酸铁反应

哌拉西林的鉴别方法：取本品约 10mg，加水 2ml 与盐酸羟胺试液 3ml，振摇溶解后，放置 5 min，加酸性硫酸铁铵试液 1ml，摇匀，显红棕色。

解析：盐酸羟胺可将β-内酰胺类抗生素在碱性条件下开环，形成的羟肟酸可与高铁离子生成有色的羟肟酸铁配合物。

2\. 肤键特征反应

硫酸庆大霉素鉴别方法：取本品约 5mg，加水 1ml 溶解后，加 0.1%茚三酮的水饱和正丁醇溶液 1ml 与吡啶 0.5ml，水浴中加热 5 min，即显紫蓝色。

解析：氨基苷类抗生素结构中，具有特征的羟基胺和α-氨基酸的性质，易与茚三酮试液反应，生成特征的蓝紫色产物。

部分具有氨基苄取代的β-内酰胺类药物，如头孢氨苄、头孢拉定等，取代基的—CONH—具有典型的α-氨基酸性质，亦可发生双缩脲和茚三酮反应，如《中国药典》现行版头孢拉定 TLC 鉴别时，即采用茚三酮为显色试剂。

3\. 坂口（Sakaguchi）反应

硫酸链霉素碱性条件下水解后可生成特征的链霉胍 ，链霉胍可与 8-羟基喹啉、次溴酸钠反应生成橙红色产物，此为坂口反应，是链霉胍的特征反应。

4\. 麦芽酚（maltol）反应

硫酸链霉素碱性条件下水解并重排后可生成麦芽酚（α-甲基-β-羟基γ-吡喃酮），与硫酸铁铵中的 Fe^{3+} 在微酸性条件下生成紫红色配合物。此为麦芽酚（mAltol）反应，是链霉糖的特征反应。

5\. 糠醛反应（molish 试验）

氨基苷类抗生素具有五碳糖或六碳糖，在酸性条件下水解脱水生成糠醛或羟甲基糠醛，与蒽酮试液反应呈色，如《中国药典》现行版阿米卡星的鉴别。

（二）有关物质

β-内酰胺类抗生素多采用半合成方法制备，产物中易于引入原料及中间副反应产物、异构体等，由于结构不定，以有关物质定义。《中国药典》现行版规定需进行有关物质的检查。其他半合成抗生素品种，如阿奇霉素等亦有此项检查。有关物质的检查均采用高效液相色谱法，多采用对照品法或主成分高低浓度对比法，以杂质峰面积与主峰面积的比值进行限量。

（三）有关组分

基于微生物次级代谢途径的抗生素，由于生物合成过程的各种影响因素，常导致精制纯化后的产品中共存有结构相似的有关组分，多为取代基部分改变的衍生物。如硫酸庆大霉素即为 C 组分的混合物，硫酸链霉素中含有链霉素 B 组分、硫酸卡那霉素中含有卡那霉素 B，红霉素中含有 A、B、C 组分，各有关组分由于结构与主要药用成分不同，在生物活性、毒副作用上具有较大差别，其含量将直接影响药物的临床效价，因此需做相应项目的有关组分检查。庆大霉素和红霉素有关组分的结构见表 6-26。

表 6-26 庆大霉素及红霉素有关组分的结构

名称	基本结构	名称	取代基		
庆大霉素			R_1	R_2	R_3
		庆大霉素 C_1	CH_3	CH_3	H
		庆大霉素 C_2	CH_3	H	H
		庆大霉素 C_{1a}	H	H	H
		庆大霉素 C_{2a}	H	H	CH_3
红霉素			R_1	R_2	
		红霉素 A	OH	OCH_3	
		红霉素 B	H	OCH_3	
		红霉素 C	OH	OH	

《中国药典》现行版规定硫酸庆大霉素需检查庆大霉素 C 组分，红霉素需检查红霉素 A 组分、红霉素 B，C 组分及有关物质，均采用高效液相色谱法，使用相应标准品，以峰面积定量，并明确规定了有关组分的含量限度。亦可采用薄层色谱法，如硫酸链霉素中锌霉素 B 的检查。

（四）溶液的澄清度与颜色

硫酸庆大霉素检查中溶液澄清度与颜色检查方法：取本品 5 份，各 0.4 g，分别加水 5 ml 使溶解，溶液应澄清无色；如显浑浊，与 1 号浊度标准液比较，均不得更浓；如显色，与黄色或黄绿色 2 号标准比色液比较，均不得更深。

解析：溶液的澄清度与颜色检查，主要是用于对生产过程中引入的杂质、菌丝体、培养基、降解产物和色素等的限量控制。多数氨基苷类抗生素均做此项检查。

（五）细菌内毒素、热原检查

抗生素类药物由于制备工艺的特点，多含有能引起体温升高的杂质，主要来源于革兰阴性菌的细胞壁，《中国药典》现行版规定需要对此类药物做热原或细菌内毒素检查，此不赘述。

三、含量测定

《中国药典》现行版对抗生素类药物的含量测定，主要采用两种方法即抗生素微生物检定法和高效液相色谱法。

（一）抗生素微生物检定法

硫酸庆大霉素测定方法：精密称取本品适量，加灭菌水定量制成每 1 ml 中含 1 000 单位的溶液，按照抗生素微生物检定法测定。可信限率不得大于7%。1 000庆大霉素单位相当于1 mg庆大霉素。

解析：抗生素微生物检定法以抗生素抑制细菌生长的能力或其杀菌力来衡量抗生素活性（效价）。具有测定灵敏度高、供试品用量少、试验结果与临床效果一致的优点。但其操作步骤繁琐、试验周期长、误差和影响因素较多，正逐渐为一些适用范围广、灵敏度高的理化方法所代替。《中国药典》现行版中多数抗生素的含量测定仍旧采取此方法，如红霉素、硫酸庆大霉素。

知识链接

医用抗生素的效价

医用抗生素的含量一般用效价大小来表示，即每毫升或每毫克中含有的抗生素的有效成分的量，用单位表示。不同抗生素的效价表示方法不同，单位也不同。有的抗生素以纯游离碱 1μg 作为 1 个单位，如链霉素和红霉素，因此作为药品使用的硫酸链霉素为 798 单位/mg，乳糖酸红霉素则为 672 单位/mg。有的抗生素以其盐 1μg 作为 1 个单位，如盐酸四环素以 1μg 为 1 单位，四环素则为 1 082 单位/mg。而有的抗生素则以某种盐的一定重量作为 1 个单位，如青霉素以国际标准品青霉素 G 钠盐 0.598 8μg 为 1 单位，青霉素钠为 1 670 单位/mg，青霉素钾 1 598 单位/mg，普鲁卡因青霉素 1 009 单位/mg，苄星青霉素 1 211 单位/mg。

抗生素的效价均需要使用国际或国家标准品作为测定标准，其效价实际是指供试品与标准品的活性比值。

（二）高效液相色谱法

1．头孢氨苄原料药的含量测定方法

色谱条件与系统适用性试：用十八烷基硅烷键合硅胶为填充剂，以水-甲醇-3.86%醋酸钠溶液-4%醋酸溶液（742∶240∶15∶3）为流动相；检测波长为 254 nm；理论板数按头孢氨苄峰计算不低于 1 500。

测定法：取本品约 50 mg，精密称定，置 50 ml 容量瓶中，加流动相溶解并稀释至刻度，摇匀，精密量取 10 ml，置 50 ml 容量瓶中，用流动相稀释至刻度，摇匀，取 10μl 注入液相色谱仪，记录色谱图；另取头孢氨苄对照品适量，同法测定。按外标法以峰面积计算供试品中 $C_{16}H_{17}N_3O_4S$ 的含量。

2．含量计算：本法采用外标法计算头孢氨苄原料的含量。

$$含量（\%）=\frac{\frac{A_X}{A_R}\times C_R\times D\times V\times 10^{-3}}{m}\times 100\% \quad (6\text{-}16)$$

式中，A_X为头孢氨苄供试品峰面积；A_R为头孢氨苄对照品峰面积；C_R为对照品溶液的浓度，mg/ml（备注：需根据购买对照品的实际效价进行换算）；D 为头孢氨苄供试品溶液的稀释倍数；V为供试品溶液的原始体积，ml；m为头孢氨苄供试品取样量，mg。

解析：高效液相色谱法具有对混合物分离及定量检测的优点，不但可快速、准确地测定药物含量，更能够将抗生素中存在的有关物质及有关组分分别检测及定量，正成为逐渐替代微生物检定法的常规理化检定方法。《中国药典》现行版β-内酰胺类药物的含量测定多数品种目前均采用高效液相色谱法，使用十八烷基硅烷键合硅胶作为色谱固定相，采用峰面积外标法定量。

学法指导

学习本模块时，应重点从各类药物的结构分析出发，明确结构特点、性质与分析方法之间的关系，以实例解析为突破点，由点到面，学习类似结构药物的质量分析方法。

目标检测

一、选择题

1．阿司匹林中检查水杨酸，是利用杂质与药物

A．溶解性差异　　B．化学性质的差异

C．熔点差异　　D．对光的吸收性差异

2．《中国药典》规定，盐酸普鲁卡因注射液应检查的特殊杂质是

A．硝基苯　　B．氨基苯

C．对氨基酚　　D．对氨基苯甲酸

3．丙二酰脲类鉴别反应是下列哪类药物的一般鉴别试验

A．芳酸及酯类药物　　B．生物碱类药物

C．磺胺类药物　　D．巴比妥类药物

4．多数巴比妥类药物及其钠盐的原料和相应制剂的含量测定方法是

A．银量法　　B．溴量法

C．紫外-可见分光光度法　　D．高效液相色谱法

5．杂环类药物制剂的含量测定大多采用

A．非水溶液滴定法　　B．紫外分光光度法

C．比色法　　D．高效液相色谱法

6．在甾体激素类药物杂质检查中，应重点检查的特殊杂质是

A．其他甾体　　B．游离磷酸盐

C．甲醇和丙酮　　D．乙炔基

7．维生素 E 中应检查的特殊杂质为

A．游离肼　　B．游离水杨酸

C. 生育酚　　　　　　　　　　D. 间氨基酚

8. 目前各国药典测定维生素 A 的含量常采用的方法是

A. 高效液相色谱法　　　　　　B. 气相色谱法

C. 红外分光光度法　　　　　　D. 紫外-可见分光光度法

9.《中国药典》现行版规定葡萄糖注射液含量测定方法是

A. 紫外-可见分光光度法　　　B. 高效液相色谱法

C. 旋光度法　　　　　　　　　D. 电位法

10.《中国药典》现行版硫酸庆大霉素的含量测定方法为

A. 酸碱滴定法　　　　　　　　B. 紫外-可见分光光度法

C. 高效液相色谱法　　　　　　D. 微生物检定法

二、问答题

1. 阿司匹林及其制剂中的游离水杨酸是如何引入的？简述检查的原理及其限量。

2.《中国药典》现行版采用何种方法测定硫酸阿托品片的含量？说明此方法的原理，并分析影响其测定的因素有哪些？

三、实例分析

1. 从下列药物的结构及剂型出发，分析其性质，并设计出相应的定量分析方法，方法应包括原理、条件及含量计算方法。

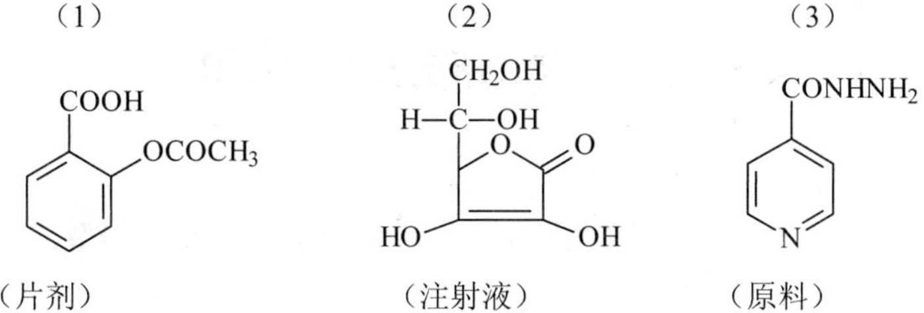

2. 根据对乙酰氨基酚的结构，总结其性质，分析对乙酰氨基酚及制剂（片剂、注射剂）的质量分析方法（鉴别、检查、含量测定）的原理、条件及方法。

模块七

药物分析与新药开发

模块分析

通过本模块的学习，了解新药研制开发的有关知识及药物分析的任务与作用，为从事药品研发岗位的工作奠定一定的理论基础。

学习目标

【知识目标】

1. 熟悉新药开发的基本程序及药物分析的任务与作用；
2. 了解新药申报的内容和要求。

【能力目标】

能够运用本模块相关知识进行新药研制开发和申报工作。

学习情境

任务一　有关新药开发的知识

【任务分析】

新药是指未在中国境内上市销售的药品。已上市药品，若改变剂型、改变给药途径和增加新适应证的药品，则按新药管理。

新药的研制与开发是一项多学科的综合工作，药物分析是其中一门重要的学科，随着科学技术的不断发展，我国的药物研究与开发工作已逐步由仿制药物向创新药物转化，因此对药物分析工作者也相应提出了更高的要求，即能够利用各种灵敏、简便、快速、专一、微量的分析方法和自动化、智能化、微型化的分析仪器解决新药研制与开发过程中的各种问题。

新药（成分）经过药理筛选，确认有效，药物分析即可开始介入研发工作，从化学结构的确认、物理化学性质的描述到鉴别、检查和含量测定方法的研究及稳定性的考察，都离不开药物分析提供的准确数据。在药物研究的初始阶段，就需要药物分析工作者根据药物的性质，建立切实可行的定性定量方法，制订药物的质量标准。药物研制开发的每个环节都需要有精确的分析数据，所以药物分析是贯穿在药物研制与开发的全过程之中的。

【知识准备】

一、新药研制开发的基本程序

（一）选题与论证

新药的选题与论证应从以下 3 个方面着手：

1．市场

在开发新药之前，首先要进行市场调查，选择市场需求量大、竞争产品少、价格适中的品种进行开发。

2．功能

一个新药能否长久地拥有市场，关键在于其是否有较好的功能，应从疗效和不良反应两个方面考虑。

3．效益

新药开发能否成功，需进行经济效益分析与预测，要对制造成本、盈亏平衡点和投资收益率进行评估。

（二）立题

新产品开发通过可行性论证后，即可进行立题。立题实质上是一个确立课题的过程，应按照科研课题管理的有关规定，确定研究方案，制定实施计划，落实研究经费，组织研究人员等。

（三）设计方案

在具体研究工作之前，应先进行文献和专利的检索工作，综合考虑相关学科的专业知识，结合产品的审批要求，设计出一套科学、完整的研究方案，并制定出一个详细的实施计划，以便研究工作有计划、规范化、高效率地进行。

（四）临床前研究

作为一个未知化合物，新药在临床前的研究工作至关重要。药理筛选是前提，系统研究是关键，动物毒理试验是保证。这个阶段的工作做得越广越深，新药发现的命中率就越高。

（五）临床试验的申报与审批

临床前研究工作完成后，应及时整理报批资料。由研究单位独立或与其他单位一起向审批单位提出申请，按程序进行报批。

（六）临床试验

得到行业管理部门正式的批文后，按批文的规定内容和现行的《药品临床试验质量管理规范》（GCP）规定进行临床试验。

（七）生产的申报与审批

临床试验工作完成后，应及时整理报批资料。由研究单位独立或与其他单位一起向审批单位提出申报要求，按程序进行报批。

（八）转让或保护

研究单位在完成新产品一个阶段的研究工作（如新药临床前研究）后，可以进行技术转让，也可以在研究工作基本完成后进行转让。

（九）投产与销售

企业取得生产文号后即可投产，进入新药监测期：新药在监测期要进一步完善工艺，提高产品质量，观察疗效、安全性及质量稳定性，做好副作用报告的收集。新产品投产后，应及时开展广告宣传，尽快开拓新产品的市场。

二、药物分析在新药研制开发过程中的任务和作用

新药研究属于高科技领域，是基础研究与前沿学科交叉相容的具体体现，不是某一个单位、某一个部门、某一个学科或某几个人能够独立完成的，它既需要个体的创造性又需要群体

的协同性。药物分析的主要任务是提供与分析有关的各种数据并制定质量标准，包括药物性状的描述；依据药物的理化特性提出定性鉴别方法；根据生产工艺和药物本身性质，考虑有可能存在的对人体有害的杂质，并提出其检查方法；根据有效成分的性质，制定定量分析方法；还要对原料和制剂进行稳定性考察等。

（一）结构研究

创新药物，无论是人工合成品、从天然植物中提取分离得到的单体还是经发酵得到的各种纯化学物质，都需要做结构的确认，这是新药研究的基础资料。化学结构的测定需要经过元素分析、官能团分析和波谱解析等过程，比如光谱、色谱、质谱、核磁共振谱等多种技术手段的并用，通过各种信息的相互补充，最终确定新药（单体）的化学结构。

（二）理化性质

结构决定性质，性质影响药物的体内过程，研究药物的理化性质是药效学研究的基础工作。它包括性状和理化常数的测定，例如溶解性、晶型、油水分配系数、解离值、立体异构等。

（三）鉴别

鉴别是对药物真伪的判断，在新药的研制和开发中，主要利用新药的化学结构和理化性质，建立化学和物理化学鉴别方法。鉴别方法的选择应遵循专属性强、重现性好、灵敏度高、操作简便、快速的原则。

（四）检查

纯度检查是控制药物质量的重要手段之一，也是新药研制开发的重要内容。要根据生产工艺和药物的性质确定检查项目和方法，同时对在研制过程中出现的未知杂质（含量≥0.1%），需明确判断其结构，在进一步的研制过程中，可通过改进工艺，避免该杂质的出现或纯化使之含量降低。

（五）含量测定

含量测定是控制药物有效成分保证药物疗效的重要环节，是新药研制开发必不可少的内容。依据药理筛选的信息，通过建立对有效成分进行定量分析的方法，达到确保药物疗效的目的。

（六）稳定性考察

对新药（原料药）进行稳定性考察是设计恰当的制剂处方及生产工艺的基础，是处方前研究的重要组成部分：新药（制剂）稳定性的考察是关系到它能否投产上市的重要因素。稳定性试验资料被《中华人民共和国新药审批法》列为必须报送的资料。

三、新药研发和申报的内容及要求

（一）对新药报送资料的要求

申请新药注册所报送的资料应当完整、规范、数据必须真实、可靠；引用文献资料应当注明著作名称、刊物名称及卷、期、页等；未公开发表的文献资料应当提供资料所有者许可使用的证明文件。外文资料应当按照要求提供中文译本。其基本内容和要求大致可归纳为：① 新药的结构或组分；② 工艺路线（质量标准）；③ 体外药效学试验；④ 安全性试验；⑤ 稳定性考察；⑥ 药代动力学及生物利用度试验。

（二）新药申报与审批程序

新药注册审批与申报，分为临床实验申报审批和生产上市申报审批两个阶段。两次申报与审批均由省级药品监督管理部门受理，最终由国家食品药品监督管理局审批。

任务二　新药申报

案例

以“丹参舒心胶囊”申报资料为例了解新药申报过程（药学研究资料 15）。

一、药品标准草案

丹参舒心胶囊

Danshen shuxin jiaonang

本品为丹参提取物制成的胶囊剂。

【制法】取丹参提取物 20 g，加淀粉 88 g，滑石粉 10 g，硬脂酸镁 2 g，混匀，装入胶囊，制成 1 000 粒，即得。

【性状】本品为胶囊剂，内容物为深棕色粉末；味淡、微涩。

【鉴别】取本品 1 粒的内容物，加乙醚 1.0 ml，超声处理 5 min，滤过，滤液挥干，残渣加醋酸乙酯 2 ml 使溶解，作为供试品溶液。另取丹参酮 II_A 对照品，加醋酸乙酯制成每 1 ml 含 1 mg 的溶液，作为对照品溶液。依照薄层色谱法试验，吸取上述两种溶液各 10μl，分别点于同一硅胶薄层板上，以正己烷-醋酸乙酯（17∶3）为展开剂，展开，取出，晾干。供试品色谱中，在与对照品色谱相应的位置上，显相同颜色的斑点。

【检查】应符合胶囊剂项下有关各项规定。

【含量测定】按照高效液相色谱法测定。

色谱条件及系统适用性试验　用十八烷基硅烷键合硅胶为填充剂；以甲醇-水（73∶27）为流动相；检测波长 270 nm。理论塔板数按丹参酮 II_A 计算应不低于 2 000。

对照品溶液的制备　精密称取丹参酮 II_A 对照品适量，精密称定，置棕色容量瓶中，加甲醇制成每 1 ml 含 30μg 的溶液，即得。

供试品溶液的制备　取装量差异项下的本品内容物 0.3 g，研细，精密称定，置具塞瓶中，精密加入甲醇 25 ml，密塞，称定重量，超声处理 15 min，放冷，再称定重量，用甲醇补足减失的重量，摇匀，滤过，取续滤液，即得。

测定方法　分别精密吸取对照品溶液与供试品溶液各 10μl，注入液相色谱仪，测定，即得。

本品每粒含丹参酮 II_A（$C_{19}H_{18}O_3$）计，不得少于 0.30 mg。

【功能主治】活血化瘀，镇静安神。用于冠心病引起的心绞痛，胸闷及心悸等。

【用法与用量】口服，一次 1～2 粒，一日 3 次。

【规格】每粒重 0.3 g。

【贮藏】密封。

二、质量标准起草说明

（一）命名依据

该药为丹参的制剂，有活血化瘀，镇静安神功效。根据药物名称加功效再加剂型而命名。

（二）制法

详见“申报资料附件制备工艺及其研究资料”。

（三）性状

正文中的性状是根据 10 批样品的实际观察描述的。

（四）鉴别

以中国药品生物制品检定所提供的丹参酮 II_A（批号：110766-200416）为对照，结果斑点分离较好，显色清晰，阴性样品无干扰。经 3 批样品试验，结果稳定。

（五）检查

对 3 批样品进行检查：含砷均未超过百万分之二，含重金属均未超过百万分之十，故未列入正文；对水分、装量差异、崩解时限、微生物限度进行检查，结果均符合规定。

（六）含量测定

本品采用高效液相色谱法测定含量。丹参提取物为该药的主要成分，故本标准用丹参酮 II_A 作为控制本品质量的指标性成分，其含量可以反映和控制本品的质量。经过方法学考察，证明此方法准确可靠。

1．方法学考察

（1）色谱条件与系统适用性试验：为了使被测成分的色谱峰达到要求，定量分析准确，规定了理论塔板数≥2 000，此条件下样品可得到较好的分离。

（2）检测波长的选择：用甲醇溶解对照品，在 200～350 nm 范围内进行紫外扫描，丹参酮 II_A 在 270 nm 处有最大吸收，故选择 270 nm 为检测波长。

（3）供试品溶液的制备

提取方法的考察：精密称取本品内容物 0.3 g 两份，加甲醇，分别进行加热回流提取及超声提取各 15 min，制成供试品溶液，按正文方法测定丹参酮 II_A 含量，结果见表 7-1。

根据实验结果，两种提取方法的含量无明显差别，超声处理操作简便、节省能源，故选择超声提取方法。

提取时间的考察：精密称取本品内容物 0.3 g 3 份，加甲醇分别超声提取 10 min、15 min、20 min，按正文方法测定丹参酮 II_A 含量，结果见表 7-1。

表 7-1 提取方法及提取时间的考察

提取方法	含量/（mg/粒）	超声时间/ min	含量/（mg/粒）
回流提取	0.698	10	0.694
超声提取	0.697	15	0.696
		20	0.698

根据实验结果，选择超声处理 15 min 作为正文方法。

（4）阴性对照试验：取阴性样品溶液，按正文方法测定结果，在与丹参酮 IIA 相同的保留时间处无色谱峰。

（5）线性：精密称取丹参酮 IIA 对照品 9.42 mg，置 50 ml 容量瓶中，加甲醇溶解并稀释至刻度，作为对照品贮备液。精密量取贮备液 0.5 ml、1.0 ml、1.5 ml、2.0 ml、2.5 ml 分别置 10 ml 容量瓶中，加甲醇至刻度，摇匀。按正文方法测定。结果见表 7-2。

表 7-2　线性关系测定结果

对照品的量/μg	0.094 2	0.188 4	0.282 6	0.376 8	0.471 0
对照品峰面积	616.8	1 184.4	1 723.2	2 246.1	2 796.3
回归方程	Y=5 792.68X+69.15			r=0.999 9（n=5）	

实验结果表明，丹参酮ⅡA 在 0.09～0.47μg 范围内，具有良好的线性关系。

（6）精密度试验：取同一浓度的对照品溶液，按正文色谱条件连续进样 5 次，测得峰面积，计算，结果见表 7-3。

表 7-3　精密度试验结果

进样次数	1	2	3	4	5
对照品峰面积	1 749.6	1 746.0	1 765.0	1 726.0	1 723.2
RSD/%	0.9				

实验结果表明，该法精密度良好。

（7）重现性试验：取同一批号（040901）的样品 5 份，精密称定，按正文方法测定其含量。结果见表 7-4。

表 7-4　重现性试验结果

样品	含量/（mg/粒）	平均含量/（mg/粒）	RSD/%
1	0.697	0.695	0.2
2	0.693		
3	0.695		
4	0.696		
5	0.694		

实验结果表明，该法重现性较好。

（8）稳定性试验：取同一样品，按正文方法分别在 0、1 h、2 h、4 h、8 h、12 h、24 h 测定样品中丹参酮$Ⅱ_A$峰面积，结果见表 7-5。

表 7-5　稳定性试验结果

时间/h	0	1	2	4	8	12	24
峰面积	1 722.5	1 727.4	1 723.5	1 722.3	1 725.5	1 728.5	1 716.5
RSD/%	0.2						

实验结果表明，样品在 24 h 内稳定。

（9）回收率试验：精密量取丹参酮ⅡA 对照品 9.96 mg 置 50 ml 容量瓶中，加甲醇溶解并稀释至刻度，作为对照品贮备液。精密量取对照品贮备液 2.0 ml 加入已知含量的样品（批号：040901，含量 0.699 mg/粒，平均装量：0.302 7 g）中。按正文方法测定，结果见表 7-6。

表 7-6 回收率试验结果

样品	取样量/g	样品中丹参酮 II_A 含量/mg	加入丹参酮 II_A 对照品含量/mg	测得丹参酮 II_A 总量/mg	回收率/%
1	0.154 5	0.356 9	0.398 4	0.751 5	99.0
2	0.154 1	0.356 0	0.398 4	0.749 2	98.7
3	0.155 2	0.358 5	0.398 4	0.756 8	100.0
4	0.157 7	0.364 3	0.398 4	0.760 9	99.5
5	0.157 3	0.363 4	0.398 4	0.760 0	99.6
6	0.157 9	0.364 7	0.398 4	0.764 0	100.2

样品的平均回收率为 99.5%（n=6），RSD=0.6%，表明本法准确度较好。

2．样品含量测定

取 10 批样品，按正文方法进行测定，结果见表 7-7。

表 7-7 样品含量测定结果

批号	含量/（mg/粒）	平均含量/（mg/粒）
040901	0.698 5　0.698 8	0.699
040902	0.675 8　0.675 6	0.676
040903	0.699 0　0.700 8	0.700
040904	0.670 7　0.674 3	0.672
040905	0.679 6　0.678 7	0.679
041001	0.701 7　0.701 3	0.702
041002	0.687 3　0.684 4	0.686
041003	0.702 8　0.701 6	0.702
041004	0.689 2　0.689 9	0.690
041005	0.663 3　0.665 2	0.664

3．含量限度的确定

根据 10 批样品含量测定结果及 3 批丹参药材中丹参酮 II_A 含量，考虑到丹参药材产地、质量的不确定性及生产工艺的波动性等因素，暂定每粒含丹参以丹参酮 II_A（$C_{19}H_{18}O_3$）计，不得少于 0.30 mg。

学法指导

本模块的学习应结合实例及前面章节的有关知识，了解新药研制开发中药物分析工作者的主要任务。

目标检测

问答题

1．新药开发的一般程序有哪些？

2．在新药的研制开发中药物分析的任务有哪些？

附录一

常用缓冲液及其配制

邻苯二甲酸氢钾-氢氧化钠缓冲液（pH=5.0） 取 0.2 mol/L 的邻苯二甲酸氢钾 100 ml，用 0.2 mol/L 氢氧化钠溶液约 50 ml 调节 pH 至 5.0，即得。

枸橼酸-磷酸氢二钠缓冲液（pH=4.0） 甲液：取枸橼酸 21 g 或无水枸橼酸 19.2 g，加水使溶解成 1 000 ml，置冰箱中保存。乙液：取磷酸氢二钠 71.63 g，加水使溶解成 1 000 ml。取上述甲液 61.45 ml 与乙液 38.55 ml 混合，摇匀，即得。

枸橼酸-磷酸氢二钠缓冲液（pH=7.0） 甲液：取枸橼酸 21 g 或无水枸橼酸 19.2 g，加水使溶解成 1 000 ml，置冰箱中保存。乙液：取磷酸氢二钠 71.63 g，加水使溶解成 1 000 ml。取上述甲液 17.65 ml 与乙液 82.35 ml 混合，摇匀，即得。

氨-氯化铵缓冲液（pH=8.0） 取氯化铵 1.07 g，加水使溶解成 100 ml，再加稀氨溶液（1→30）调节 pH 至 8.0，即得。

氨-氯化铵缓冲液（pH=10.0） 取氯化铵 5.4 g，加水 20 ml 溶解后，加浓氨溶液 35 ml，再加水稀释至 100 ml，即得。

醋酸盐缓冲液（pH=3.5） 取醋酸铵 25 g，加水 25 ml 溶解后，加 7 mol/L 盐酸溶液 38 ml，用 2 mol/L 盐酸溶液或 5 mol/L 氨溶液准确调节 pH 至 3.5（电位法指示），用水稀释至 100 ml，即得。

醋酸-醋酸钠缓冲液（pH=3.7） 取无水醋酸钠 20 g，加水 300 ml 溶解后，加溴酚蓝指示液 1 ml 及冰醋酸 60～80 ml，至溶液从蓝色转变为纯绿色，再加水稀释至 1 000 ml，即得。

醋酸-醋酸钠缓冲液（pH=4.5） 取醋酸钠 18 g，加冰醋酸 9.8 ml，再加水稀释至 1 000 ml，即得。

醋酸-醋酸钠缓冲液（pH=6.0） 取醋酸钠 54.6 g，加 1 mol/L 醋酸溶液 20 ml 溶解后，加水稀释至 500 ml，即得。

醋酸-醋酸铵缓冲液（pH=4.5） 取醋酸铵 7.7 g，加水 50 ml 溶解后，加冰醋酸 6 ml 与适量的水使成 100 ml，即得。

醋酸-醋酸铵缓冲液（pH=4.8） 取醋酸铵 77 g，加水约 200 ml 使溶解，加冰醋酸 57 ml，再加水至 1 000 ml，即得。

醋酸-醋酸铵缓冲液（pH=6.0） 取醋酸铵 100 g，加水 300 ml 使溶解，加冰醋酸 7 ml，摇匀，即得。

磷酸盐缓冲液（pH=6.8） 取 0.2 mol/L 磷酸二氢钾溶液 250 ml，加 0.2 mol/L 氢氧化钠溶液 118 ml，用水稀释至 1 000 ml，即得。

磷酸盐缓冲液（含胰酶）（pH=6.8） 取磷酸二氢钾 6.8 g，加水 300 ml 使溶解，用 0.1 mol/L 氢氧化钠溶液调节 pH 至 6.8；另取胰酶 10 g，加水适量使溶解，将两液混合后，加水稀释至 1 000 ml，即得。

磷酸盐缓冲液（pH=7.6） 取磷酸二氢钾 27.22 g，加水使溶解成 1 000 ml，取 50 ml，加 0.2 mol/L 氢氧化钠溶液 42.4 ml，再加水稀释至 200 ml，即得。

附录二

指示剂与指示液

二苯胺磺酸钠指示液 取二苯胺磺酸钠 0.2 g，加水 100 ml 使溶解，即得。

二苯偕肼指示液 取二苯偕肼 1 g，加乙醇 100 ml 使溶解，即得。

儿茶酚紫指示液 取儿茶酚紫 0.1 g，加水 100 ml 使溶解，即得。变色范围 pH=6.0～7.0～9.0（黄→紫→紫红）。

二硫腙指示液 取二硫腙 50 mg，加乙醇 100 ml 使溶解，即得。

石蕊指示液 取石蕊粉末 10 g，加乙醇 40 ml，回流煮沸 1 h，静置，倾去上清液，再用同一方法处理 2 次，每次用乙醇 30 ml，残渣用水 10 ml 洗涤，倾去洗液，再加水 50 ml 煮沸，放冷，滤过，即得。变色范围 pH=4.5～8.0（红→蓝）。

甲酚红指示液 取甲酚红 0.1 g，加 0.05 mol/L 氢氧化钠溶液 5.3 ml 使溶解，再加水稀释至 100 ml，即得。变色范围 pH=7.2～8.8（黄→红）。

甲酚红-麝香草酚蓝混合指示液 取甲酚红指示液 1 份与 0.1%麝香草酚蓝溶液 3 份，混合，即得。

甲基红指示液 取甲基红 0.1 g，加 0.05 mol/L 氢氧化钠溶液 7.4 ml 使溶解，再加水稀释至 200 ml，即得。变色范围 pH=4.2～6.3（红→黄）。

甲基红-亚甲蓝混合指示液 取 0.1%甲基红的乙醇溶液 20 ml，加 0.2%亚甲蓝溶液 8 ml，摇匀，即得。

甲基红-溴甲酚绿混合指示液 取 0.1%甲基红的乙醇溶液 20 ml，加 0.2%溴甲酚绿的乙醇溶液 30 ml，摇匀，即得。

甲基橙指示液 取甲基橙 0.1 g，加水 100 ml 使溶解，即得。变色范围 pH=3.2～4.4（红→黄）。

甲基橙-二甲苯蓝 FF 混合指示液 取甲基橙与二甲苯蓝 FF 各 0.1 g，加乙醇 100 ml 使溶解，即得。

邻二氮菲指示液 取硫酸亚铁 0.5 g，加水 100 ml 使溶解，加硫酸 2 滴与邻二氮菲 0.5 g，摇匀，即得。本液应临用新制。

茜素磺酸钠指示液 取茜素磺酸钠 0.1 g，加水 100 ml 使溶解，即得。变色范围 pH=3.7～5.2（黄→紫）。

荧光黄指示液 取荧光黄 0.1 g，加乙醇 100 ml 使溶解，即得。

钙黄绿素指示剂 取钙黄绿素 0.1 g，加氯化钾 10 g，研磨均匀，即得。

钙紫红素指示剂 取钙紫红素 0.1 g，加无水硫酸钠 10 g，研磨均匀，即得。

姜黄指示液 取姜黄粉末 20 g，用水浸渍 4 次，每次 100 ml，除去水溶性物质后，残渣在 100℃干燥，加乙醇 100 ml，浸渍数日，滤过，即得。

结晶紫指示液 取结晶紫 0.5 g，加冰醋酸 100 ml 使溶解，即得。

酚酞指示液 取酚酞 1 g，加乙醇 100 ml 使溶解，即得。变色范围 pH=8.3～10.0（无色→红）。

铬黑 T 指示剂　取铬黑 T 0.1 g，加氯化钠 10 g，研磨均匀，即得。

淀粉指示液　取可溶性淀粉 0.5 g，加水 5 ml 搅匀后，缓缓倾入 100 ml 沸水中，随加随搅拌，继续煮沸 2 min，放冷，倾取上清液，即得。本液应临用新制。

硫酸铁铵指示液　取硫酸铁铵 8 g，加水 100 ml 使溶解，即得。

溴酚蓝指示液　取溴酚蓝 0.1 g，加 0.05 mol/L 氢氧化钠溶液 3.0 ml 使溶解，再加水稀释至 200 ml，即得。变色范围 pH=2.8～4.6（黄→蓝绿）。

溴麝香草酚蓝指示液　取溴麝香草酚蓝 0.1 g，加 0.05 mol/L 氢氧化钠溶液 3.2 ml 使溶解，再加水稀释至 200 ml，即得。变色范围 pH=6.0～7.6（黄→蓝）。

麝香草酚酞指示液　取麝香草酚酞 0.1 g，加乙醇 100 ml 使溶解，即得。变色范围 pH=9.3～10.5（无色→蓝）。

麝香草酚蓝指示液　取麝香草酚蓝 0.1 g，加 0.05 mol/L 氢氧化钠溶液 4.3 ml 使溶解，再加水稀释至 200 ml，即得。变色范围 pH=1.2～2.8（红→黄）；pH8.0～9.6（黄→紫蓝）。

附录三

常用试剂标准滴定溶液和制备

一、乙二胺四醋酸二钠滴定液（0.05 mo1/L）

$C_{10}H_{14}N_2Na_2O_8 \cdot 2H_2O$＝372.24　18.61 g→1 000 ml

【配制】 取乙二胺四醋酸二钠 19 g，加适量的水使溶解成 1 000 ml，摇匀。

【标定】 取于约 800℃灼烧至恒重的基准氧化锌 0.12 g，精密称定，加稀盐酸 3 ml 使溶解，加水 25 ml，加 0.025%甲基红的乙醇溶液 1 滴，滴加氨试液至溶液显微黄色，加水 25 ml 与氨-氯化铵缓冲液（pH=10.0）10 ml，再加铬黑 T 指示剂少量，用本液滴定至溶液由紫色变为纯蓝色，并将滴定的结果用空白试验校正。每 1 ml 乙二胺四醋酸二钠滴定液（0.05 mol/L）相当于 4.069 mg 的氧化锌。根据本液的消耗量与氧化锌的取用量，算出本液的浓度，即得。

【贮藏】 置玻璃塞瓶中，避免与橡皮塞、橡皮管等接触。

二、乙醇制氢氧化钾滴定液（0.5 mol/L）

KOH＝56.11　　28.06 g→1 000 ml

【配制】 取氢氧化钾 35 g，置锥形瓶中，加无醛乙醇适量使溶解并稀释成 1 000 ml，用橡皮塞密塞，静置 24 h 后，迅速倾取上清液，置具橡皮塞的棕色玻瓶中。

【标定】 精密量取盐酸滴定液（0.5 mol/L）25 ml，加水 50 ml 稀释后，加酚酞指示液数滴，用本液滴定。根据本液的消耗量，算出本液的浓度，即得。

本液临用前应标定浓度。

【贮藏】 置橡皮塞的棕色玻瓶中，密闭保存。

三、四苯硼钠滴定液（0.02 mol/L）

$(C_6H_5)_4BNa$=342.22　　6.845 g→1 000 ml

【配制】 取四苯硼钠 7.0 g，加水 50 ml 振摇使溶解，加入新配制的氢氧化铝凝胶（取三氯化铝 1.0 g，溶于 25 ml 水中，在不断搅拌下缓缓滴加氢氧化钠试液至 pH=8～9），加氯化钠 16.6 g，充分搅匀，加水 250 ml，振摇 15 min，静置 10 min，滤过，滤液中滴加氢氧化钠试液至 pH=8～9，再加水稀释至 1 000 ml，摇匀。

【标定】 精密量取本液 10 ml，加醋酸-醋酸钠缓冲液（pH=3.7）10 ml 与溴酚蓝指示液 0.5 ml，用烃铵盐滴定液（0.01 mol/L）滴定至蓝色，并将滴定的结果用空白试验校正。根据烃铵盐滴定液（0.01 mol/L）消耗量，算出本液的浓度，即得。

本液临用前应标定浓度。

如需用四苯硼钠滴定液（0.01 mol/L）时，可取四苯硼钠滴定液（0.02 mol/L）在临用前加水稀释制成。必要时标定浓度。

【贮藏】 置棕色玻瓶中，密闭保存。

四、甲醇钠滴定液（0.1 mol/L）

CH_3ONa＝54.02　　5.402 g→1 000 ml

【配制】取无水甲醇（含水量 0.2%以下）150 ml，置于冰水冷却的容器中，分次加入新切的金属钠 2.5 g，待完全溶解后，加无水苯（含水量 0.02%以下）适量，使成 1 000 ml，摇匀。

【标定】取在五氧化二磷干燥器中减压干燥至恒重的基准苯甲酸约 0.4 g，精密称定，加无水甲醇 15 ml 使溶解，加无水苯 5 ml 与 1%麝香草酚蓝的无水甲醇溶液 1 滴，用本液滴定至蓝色，并将滴定的结果用空白试验校正。每 1 ml 甲醇钠滴定液（0.1 mol/L）相当于 12.21 mg 的苯甲酸。根据本液的消耗量与苯甲酸的取用量，算出本液的浓度，即得。

本液标定时应注意防止二氧化碳的干扰和溶剂的挥发，每次临用前均应重新标定。

【贮藏】置密闭的附有滴定装置的容器内，避免与空气中的二氧化碳及湿气接触。

五、亚硝酸钠滴定液（0.1 mol/L）

$NaNO_3$＝69.00　　6.900 g→1 000 ml

【配制】取亚硝酸钠 7.2 g，加无水碳酸钠（Na_2CO_3）0.10 g，加水适量使溶解成 1 000 ml，摇匀。

【标定】取在 120℃干燥至恒重的基准对氨基苯磺酸约 0.5 g，精密称定，加水 30 ml 与浓氨试液 3 ml，溶解后，加盐酸（1→2）20 ml，搅拌，在 30℃以下用本液迅速滴定；滴定时将滴定管尖端插入液面下约 2/3 处，随滴随搅拌；至近终点时，将滴定管尖端提出液面，用少量水洗涤尖端，洗液并入溶液中，继续缓缓滴定，用永停滴定法（《中国药典》附录Ⅷ A）指示终点。

每 1 ml 亚硝酸钠滴定液（0.1 mol/L）相当于 17.32 mg 的对氨基苯磺酸。根据本液的消耗量与对氨基苯磺酸的取用量，算出本液的浓度，即得。

如需用亚硝酸钠滴定液（0.05 mol/L）时，可取亚硝酸钠滴定液（0.1 mol/L）加水稀释制成。必要时，标定浓度。

【贮藏】置玻璃塞的棕色玻瓶中，密闭保存。

六、草酸滴定液（0.05 mol/L）

$C_2H_2O_4 \cdot 2H_2O$＝126.07　　6.304 g→1 000 ml

【配制】取草酸 6.4 g，加水适量使溶解成 1 000 ml，摇匀。

【标定】精密量取本液 25 ml，加水 200 ml 与硫酸 10 ml，用高锰酸钾滴定液（0.02 mol/L）滴定，至近终点时，加热至 65℃，继续滴定至溶液显微红色，并保持 30 s 不褪；当滴定终了时，溶液温度应不低于 55℃。根据高锰酸钾滴定液（0.02 mol/L）的消耗量算出本液的浓度，即得。

如需用草酸滴定液（0.25 mol/L）时，可取草酸约 32 g，按照上法配制与标定，但改用高锰酸钾滴定液（0.1 mol/L）滴定。

【贮藏】置玻璃塞的棕色玻璃瓶中，密闭保存。

七、氢氧化四丁基铵滴定液（0.1 mol/L）

$(C_4H_9)_4NOH$＝259.48　　25.95 g→1 000 ml

【配制】取碘化四丁基铵 40 g，置具塞锥形瓶中，加无水甲醇 90 ml 使溶解，置冰浴中放冷，加氧化银细粉 20 g，密塞，剧烈振摇 60 min，取此混合液数毫升，离心，取上清液检查碘化物，若显碘化物正反应，则在上述混合液中再加氧化银 2 g，剧烈振摇 30 min 后，再做碘化物试验，直至无碘化物反应为止。混合液用垂熔玻璃滤器滤过，容器和垂熔玻璃滤器用无水甲苯洗涤 3 次，每次 50 ml；合并洗液和滤液，用无水甲苯-无水甲醇（3∶1）稀释至 1 000 ml，摇匀，并通入不含二氧化碳的干燥氮气 10 min。若溶液不澄清，可再加少量无水甲醇。

【标定】取在五氧化二磷干燥器中减压干燥至恒重的基准苯甲酸约 90 mg，精密称定，加二甲基甲酰胺 10 ml 使溶解，加 0.3%麝香草酚蓝的无水甲醇溶液 3 滴，用本液滴定至蓝色（以电位法校对终点），并将滴定的结果用空白试验校正。每 1 ml 氢氧化四丁基铵滴定液（0.1 mol/L）相当于 12.21 mg 的苯甲酸。根据本液的消耗量与苯甲酸的取用量，算出本液的浓度，即得。

【贮藏】置密闭的容器内，避免与空气中的二氧化碳及湿气接触。

八、氢氧化钠滴定液（1 mol/L、0.5 mol/L 或 0.1 mol/L）

NaOH＝40.00　40.00 g→1 000 ml；20.00 g→1 000 ml；4.000 g→1 000 ml

【配制】 取氢氧化钠液适量，加水振摇使溶解成饱和溶液，冷却后，置聚乙烯塑料瓶中，静置数日，澄清后备用。

氢氧化钠滴定液（1 mol/L）取澄清的氢氧化钠饱和溶液 56 ml，加新沸过的冷水使成 1 000 ml，摇匀。

氢氧化钠滴定液（0.5 mol/L） 取澄清的氢氧化钠饱和溶液 28 ml，加新沸过的冷水使成 1 000 ml。

氢氧化钠滴定液（0.1 mol/L） 取澄清的氢氧化钠饱和溶液 5.6 ml，加新沸过的冷水使成 1 000 ml。

【标定】氢氧化钠滴定液（1 mol/L） 取在 105℃干燥至恒重的基准邻苯二甲酸氢钾约 6 g，精密称定，加新沸过的冷水 50 ml，振摇，使其尽量溶解；加酚酞指示液 2 滴，用本液滴定；在接近终点时，应使邻苯二甲酸氢钾完全溶解，滴定至溶液显粉红色。每 1 ml 氢氧化钠滴定液（1 mol/L）相当于 204.2 mg 的邻苯二甲酸氢钾。根据本液的消耗量与邻苯二甲酸氢钾的取用量，算出本液的浓度，即得。

氢氧化钠滴定液（0.5 mol/L） 取在 105℃干燥至恒重的基准邻苯二甲酸氢钾约 3 g，按照上法标定。每 1 ml 氢氧化钠滴定液（0.5 mol/L）相当于 102.1 mg 的邻苯二甲酸氢钾。

氢氧化钠滴定液（0.1 mol/L） 取在 105℃干燥至恒重的基准邻苯二甲酸氢钾约 0.6 g，按照上法标定。每 1 ml 氢氧化钠滴定液（0.1 mol/L）相当于 20.42 mg 的邻苯二甲酸氢钾。

如需用氢氧化钠滴定液（0.05 mol/L、0.02 mol/L 或 0.01 mol/L）时，可取氢氧化钠滴定液（0.1 mol/L）加新沸过的冷水稀释制成。必要时，可用盐酸滴定液（0.05 mol/L、0.02 mol/L 或 0.01 mol/L）标定浓度。

【贮藏】置聚乙烯塑料瓶中，密封保存；塞中有 2 孔，孔内各插入玻璃管 1 支，1 管与钠石灰管相连，1 管供吸出本液使用。

九、重铬酸钾滴定液（0.016 67 mol/L）

$K_2Cr_2O_7$＝294.18　　4.903 g→1 000 ml

【配制】取基准重铬酸钾，在 120℃干燥至恒重后，称取 4.903 g，置 1 000 ml 量瓶中，加水适量使溶解并稀释至刻度，摇匀，即得。

十、烃铵盐滴定液（0.01 mol/L）

【配制】取氯化二甲基苄基烃铵 3.8 g，加水溶解后，加醋酸-醋酸钠缓冲液（pH=3.7）10 ml，再加水稀释成 1 000 ml，摇匀。

【标定】取在 150℃干燥 1 h 的分析纯氯化钾约 0.18 g，精密称定，置 250 ml 量瓶中，加醋酸-醋酸钠缓冲液（pH=3.7）使溶解并稀释至刻度，摇匀，精密量取 20 ml，置 50 ml 量瓶中，精密加入四苯硼钠滴定液（0.02 mol/L）25 ml，用水稀释至刻度，摇匀，经干燥滤纸滤过，精密量取续滤液 25 ml，置 150 ml 锥形瓶中，加溴酚蓝指示液 0.5 ml，用本液滴定至蓝色，并将滴定的结果用空白试验校正。每 1 ml 烃铵盐滴定液（0.01 mol/L）相当于 0.745 5 mg 的氯化钾。

十一、盐酸滴定液（1 mol/L、0.5 mol/L、0.2 mol/L 或 0.1 mol/L）

HCl=36.46　36.46 g→1 000 ml；18.23 g→1 000 ml；7.292 g→1 000 ml；3.646 g→1 000 ml.

【配制】盐酸滴定液（1 mol/L）　取盐酸 90 ml，加水适量使成 1 000 ml，摇匀。

盐酸滴定液（0.5 mol/L、0.2 mol/L 或 0.1 mol/L）：按照上法配制，但盐酸的取用量分别为 45 ml、18 ml 或 9.0 ml。

【标定】盐酸滴定液（1 mol/L）　取在 270～300℃干燥至恒重的基准无水碳酸钠约 1.5 g，精密称定，加水 50 ml 使溶解，加甲基红-溴甲酚绿混合指示液 10 滴，用本液滴定至溶液由绿色转变为紫红色时，煮沸 2 min，冷却至室温，继续滴定至溶液由绿色变为暗紫色。每 1 ml 盐酸滴定液（1 mol/L）相当于 53.00 mg 的无水碳酸钠。根据本液的消耗量与无水碳酸钠的取用量，算出本液的浓度，即得。

盐酸滴定液（0.5 mol/L）按照上法标定，但基准无水碳酸钠的取用量改为约 0.8 g。每 1 ml 盐酸滴定液（0.5 mol/L）相当于 26.50 mg 的无水碳酸钠。

盐酸滴定液（0.2 mol/L）按照上法标定，但基准无水碳酸钠的取用量改为约 0.3 g，每 1 ml 盐酸滴定液（0.2 mol/L）相当于 10.60 mg 的无水碳酸钠。

盐酸滴定液（0.1 mol/L）按照上法标定，但基准无水碳酸钠的取用量改为约 0.15 g。每 1 ml 盐酸滴定液（0.1 mol/L）相当于 5.30 mg 的无水碳酸钠。

如需用盐酸滴定液（0.05 mol/L、0.02 mol/L 或 0.01 mol/L）时，可取盐酸滴定液（1 mol/L 或 0.1 mol/L）加水稀释制成。必要时，标定浓度。

十二、高氯酸滴定液（0.1 mol/L）

$HClO_4$＝100.46　　10.05 g→1 000 ml

【配制】取无水冰醋酸（按含水量计算，每 1 g 水加醋酐 5.22 ml）750 ml，加入高氯酸（70%～72%）8.5 ml，摇匀，在室温下缓缓滴加醋酐 23 ml，边加边摇，加完后再振摇均匀，放冷，加无水冰醋酸适量使成 1 000 ml，摇匀，放置 24 h。若所测供试品易乙酰化，则须用水分测定法（现行《中国药典》第二部附录Ⅷ m 第一法 A）测定本液的含水量，醋酐调节至本液的含水量为 0.01%～0.2%。

【标定】取在 105℃干燥至恒重的基准邻苯二甲酸氢钾约 0.16 g，精密称定，加无水冰醋酸 20 ml 使溶解，加结晶紫指示液 1 滴，用本液缓缓滴定至蓝色，并将滴定的结果用空白试验校正。每 1 ml 高氯酸滴定液（0.1 mol/L）相当于 20.42 mg 的邻苯二甲酸氢钾。根据本液的消耗量与邻苯二甲酸氢钾的取用量，算出本液的浓度，即得。

如需用高氯酸滴定液（0.05 mol/L 或 0.02 mol/L）时，可取高氯酸滴定液（0.1 mol/L）用无水冰醋酸稀释制成，并标定浓度。

本液也可用二氧六环配制：取高氯酸（70%～72%）8.5 ml。加异丙醇 100 ml 溶解后，再加二氧六环稀释至 1 000 ml。标定时，取在 105℃干燥至恒重的基准邻苯二甲酸氢钾约 0.16 g，精密称定，加丙二醇 25 ml 与异丙醇 5 ml。加热使溶解，放冷。加二氧六环 30 ml 与甲基橙-二甲苯蓝 FF 混合指示液数滴，用本液滴定至由绿色变为蓝灰色。并将滴定的结果用空白试验校正，即得。

【贮藏】置棕色玻瓶中，密闭保存。

十三、高锰酸钾滴定液（0.02 mol/L）

$KmnO_4$＝158.03　　3.161 g→1 000 ml

【配制】取高锰酸钾 3.2 g，加水 1 000 ml，煮沸 15 min，密塞。静置 2 d 以上，用垂熔玻璃滤器滤过，摇匀。

【标定】取在 105℃干燥至恒重的基准草酸钠约 0.2 g，精密称定，加新沸过的冷水 250 ml 与硫酸 10 ml，搅拌使溶解。自滴定管中迅速加入本液约 25 ml（边加边振摇，以避免产生沉淀），待褪色后，加热至 65℃，继续滴定至溶液显微红色并保持 30 s 不褪；当滴定终了时，溶液温度应不低于 55℃，每毫升高锰酸钾滴定液（0.02 mol/L）相当于 6.70 mg 的草酸钠，根据本液的消耗量与草酸钠的取用量，算出本液的浓度，即得。

如需用高锰酸钾滴定液（0.002 mol/L）时，可取高锰酸钾滴定液（0.02 mol/L）加水稀释，煮沸，放冷，必要时滤过，再标定其浓度。

【贮藏】置玻璃塞的棕色玻瓶中，密闭保存。

十四、硝酸汞滴定液（0.05 mol/L）

$Hg(NO_3)_2 \cdot H_2O$＝342.62　　17.13 g→1 000 ml

【配制】取硝酸汞 17.2 g，加水 400 ml 与硝酸 5 ml 溶解后，滤过，再加水适量使成 1 000 ml，摇匀。

【标定】取在 110℃干燥至恒重的基准氯化钠约 0.15 g，精密称定，加水 100 ml 使溶解，加二苯偕肼指示液 1 ml，在剧烈振摇下用本液滴定至显淡玫瑰紫色。每 1 ml 硝酸汞滴定液（0.05 mol/L）相当于 5.844 mg 的氯化钠。根据本液的消耗量与氯化钠的取用量，算出本液的浓度，即得。

十五、硝酸银滴定液（0.1 mol/L）

【配制】取硝酸银 17.5 g，加水适量使溶解成 1 000 ml，摇匀。

【标定】取在 110℃干燥至恒重的基准氯化钠约 0.2 g，精密称定，加水 50 ml 使溶解，再加糊精溶液（1→50）5 ml，碳酸钙 0.1 g 与荧光黄指示液 8 滴，用本液滴定至浑浊液由黄绿色变为微红色。每 1 ml 硝酸银滴定液（0.1 mol/L）相当于 5.844 mg 的氯化钠。根据本液的消耗量与氯化钠的取用量，算出本液的浓度，即得。

如需用硝酸银滴定液（0.01 mol/L）时，可取硝酸银滴定液（0.1 mol/L）在临用前加水稀释制成。

【贮藏】置玻璃塞的棕色玻瓶中，密闭保存。

十六、硫代硫酸钠滴定液（0.1 mol/L）

$Na_2S_2O_3 \cdot 5H_2O$＝248.19　　24.82 g→1 000 ml

【配制】取硫代硫酸钠 26 g 与无水碳酸钠 0.20 g，加新沸过的冷水适量使溶解成 1 000 ml。摇匀，放置 1 个月后滤过。

【标定】取在 120℃干燥至恒重的基准重铬酸钾 0.15 g，精密称定，置碘瓶中，加水 50 ml 使溶解，加碘化钾 2.0 g，轻轻振摇使溶解，加稀硫酸 40 ml，摇匀，密塞；在暗处放置 10 min 后，加水 250 ml 稀释，用本液滴定至近终点时，加淀粉指示液 3 ml，继续滴定至蓝色消失而显亮绿色，并将滴定的结果用空白试验校正。每毫升硫代硫酸钠滴定液（0.1 mol/L）相当于 4.903 mg 的重铬酸钾。根据本液的消耗量与重铬酸钾的取用量，算出本液的浓度，即得。

室温在 25℃以上时，应将反应液及稀释用水降温至约 20℃。

如需用硫代硫酸钠滴定液（0.01 mol/L 或 0.005 mol/L）时，可取硫代硫酸钠滴定液（0.1 mol/L）在临用前加新沸过的冷水稀释制成。

十七、硫氰酸铵滴定液（0.1 mol/L）

NH_4SCN＝76.12　　7.612 g→1 000 ml

【配制】取硫氰酸铵 8.0 g，加水使溶解成 1 000 ml，摇匀。

【标定】精密量取硝酸银滴定液（0.1 mol/L）25 ml，加水 50 ml、硝酸 2 ml 与硫酸铁铵指示液 2 ml，用本液滴定至溶液微显淡棕红色，经剧烈振摇后仍不褪色，即为终点。根据本液的消耗量算出本液的浓度，即得。

硫氰酸钠滴定液（0.1 mol/L）或硫氰酸钾滴定液（0.1 mol/L）均可作为本液的代用品。

十八、硫酸滴定液

（0.5 mol/L、0.25 mol/L、0.1 mol/L 或 0.05 mol/L）

H_2SO_4＝98.08　49.04 g→1 000 ml；24.52 g→1 000 ml；9.81 g→1 000 ml；4.904 g→1 000 ml

【配制】硫酸滴定液（0.5 mol/L） 取硫酸 30 ml 缓缓注入适量水中，冷却至室温，加水稀释至 1 000 ml，摇匀。

硫酸滴定液（0.25 mol/L、0.1 mol/L 或 0.05 mol/L） 按照上法配制，但硫酸的取用量分别为 15 ml、6.0 ml 及 3.0 ml。

【标定】按照盐酸滴定液（1 mol/L、0.5 mol/L、0.2 mol/L 或 0.1 mol/L）项下的方法标定，即得。

如需用硫酸滴定液（0.01 mol/L）时，可取硫酸滴定液（0.5 mol/L、0.1 mol/L 或 0.05 mol/L）加水稀释制成。必要时，标定浓度。

十九、硫酸铈滴定液（0.1 mol/L）

$Ce(SO_4)_2 \cdot 4H_2O$＝404.30　　40.43 g→1 000 ml

【配制】取硫酸铈 42 g（或硫酸铈铵 70 g），加含有硫酸 28 ml 的水 500 ml。加热溶解后，放冷，加水适量使成 1 000 ml，摇匀。

【标定】取在 105℃干燥至恒重的基准三氧化二砷 0.15 g，精密称定。加氢氧化钠滴定液（1 mol/L）10 ml，微热使溶解，加水 50 ml、盐酸 25 ml、一氯化碘试液 5 ml 与邻二氮菲指示液 2 滴，用本液滴定至近终点时，加热至 50℃，继续滴定至溶液由浅红色转变为淡绿色。每毫升硫酸铈滴定液（0.1 mol/L）相当于 4.946 mg 的三氧化二砷。根据本液的消耗量与三氧化二砷的取用量，算出本液的浓度，即得。

如需用硫酸铈滴定液（0.01 mol/L）时，可精密量取硫酸铈滴定液（0.1 mol/L），用每 100 ml 中含硫酸 2.8 ml 的水定量稀释制成。

二十、锌滴定液（0.05 mol/L）

Zn＝65.39　　3.270 g→1 000 ml

【配制】取硫酸锌 15 g（相当于锌约 3.3 g），加稀盐酸 10 ml 与水适量使溶解成 1 000 ml，摇匀。

【标定】精密量取本液 25 ml，加 0.025%甲基红的乙醇溶液 1 滴，滴加氨试液至溶液显微黄色，加水 25 ml、氨-氯化铵缓冲液（pH=10.0）10 ml 与铬黑 T 指示剂少量，用乙二胺四醋酸二钠滴定液（0.05 mol/L）滴定至溶液由紫色变为纯蓝色。并将滴定的结果用空白试验校正。根据乙二胺四醋酸二钠滴定液（0.05 mol/L）的消耗量，算出本液的浓度，即得。

二十一、碘滴定液（0.05 mol/L）

I_2＝253.81　　12.69 g→1 000 ml

【配制】取碘 13.0 g，加碘化钾 36 g 与水 50 ml 溶解后，加盐酸 3 滴与水适量使成 1 000 ml，摇匀，用垂熔玻璃滤器滤过。

【标定】取在 105℃干燥至恒重的基准三氧化二砷约 0.15 g，精密称定，加氢氧化钠滴定液（1 mol/L）10 ml，微热使溶解，加水 20 ml 与甲基橙指示液 1 滴，加硫酸滴定液（0.5 mol/L）适量使黄色转变为粉红色，再加碳酸氢钠 2 g，水 50 ml 与淀粉指示液 2 ml，用本液滴定至溶液显浅蓝紫色。每毫升碘滴定液（0.05 mol/L）相当于 4.946 mg 的三氧化二砷。根据本液的消耗量与三氧化二砷的取用量，算出本液的浓度，即得。

如需用碘滴定液（0.025 mol/L）时，可取碘滴定液（0.05 mol/L）加水稀释制成。

【贮藏】置玻璃塞的棕色玻瓶中，密闭，在凉处保存。

二十二、碘酸钾滴定液（0.05 mol/L 或 0.016 67 mol/L）

KIO_3＝214.00　　10.700 g→1 000 ml；3.566 7 g→1 000 ml

【配制】碘酸钾滴定液（0.05 mol/L）　取基准碘酸钾，在 105℃干燥至恒重后，精密称取 10.700 g，置 1 000 ml 量瓶中，加水适量使溶解并稀释至刻度，摇匀，即得。

碘酸钾液（0.016 67 mol/L）　取基准碘酸钾。在 105℃干燥至恒重后，精密称取 3.566 7 g，置 1 000 ml 量瓶中，加水适量使溶解并稀释至刻度，摇匀，即得。

二十三、溴滴定液（0.05 mol/L）

Br_2＝159.81　　7.990 g→1 000 ml

【配制】取溴酸钾 3.0 g 与溴化钾 15 g，加水适量使溶解成 1 000 ml，摇匀。

【标定】精密量取本液 25 ml，置碘瓶中，加水 100 ml 与碘化钾 2.0 g，振摇使溶解，加盐酸 5 ml，密塞，振摇，在暗处放置 5 min，用硫代硫酸钠滴定液（0.1 mol/L）滴定至近终点时，加淀粉指示液 2 ml，继续滴定至蓝色消失。根据硫代硫酸钠滴定液（0.1 mol/L）的消耗量，算出本液的浓度，即得。

室温在 25℃以上时，应将反应液降温至约 20℃。本液每次临用前均应标定浓度。

如需用溴滴定液（0.005 mol/L）时，可取溴滴定液（0.05 mol/L）加水稀释制成，并标定浓度。

【贮藏】置玻璃塞的棕色玻瓶中，密闭，在凉处保存。

二十四、溴酸钾滴定液（0.016 67 mol/L）

$KBrO_3$＝167.00　　2.784 g→1 000 ml

【配制】 取溴酸钾 2.8 g，加水适量使溶解成 1 000 ml，摇匀。

【标定】 精密量取本液 25 ml，置碘瓶中，加碘化钾 2.0 g 与稀硫酸 5 ml，密塞，摇匀，在暗处放置 5 min 后，加水 100 ml 稀释，用硫代硫酸钠滴定液（0.1 mol/L）滴定至近终点时，加淀粉指示液 2 ml，继续滴定至蓝色消失。根据硫代硫酸钠滴定液（0.1 mol/L）的消耗量，算出本液的浓度，即得。

室温至 25℃以上时，应将反应液及稀释用水降温至约 20℃。

参考文献

[1] 国家药典委员会．中华人民共和国药典. 2010 年版第一部. 北京：中国医药科技出版社，2010.

[2] 国家药典委员会．中华人民共和国药典．2010 年版第二部．北京：中国医药科技出版社，2010.

[3] 孙莹，吕洁．药物分析．北京：人民卫生出版社，2009.

[4] 刘文英．药物分析．北京：人民卫生出版社，2007.

[5] 牛彦辉．药物分析．北京：高等教育出版社，2006.

[6] 梁述忠，王炳强．药物分析．北京：化学工业出版社，2008.

[7] 徐玫．药物分析实验．郑州：郑州大学出版社，2008.

[8] 倪坤仪，王志群．药物分析化学．南京：东南大学出版社，2001.

[9] 徐正．药物化学学习指导与习题集．北京：人民卫生出版社，2009.

[10] 国家标准化管理委员会．生活饮用水卫生标准（GB/T 5750.4—2006）．北京：中国标准出版社，2006.

[11] 马长清．药物分析学习与解题指南．武汉：华中科技大学出版社，2006.